James DiNicolantonio

Der Salz-Irrtum

James DiNicolantonio

Der Salz-Irrtum

Warum Salz so wichtig ist und eine salzarme Ernährung krank macht

VAK Verlags GmbH
Kirchzarten bei Freiburg

Titel der amerikanischen Originalausgabe:
The Salt Fix: Why the Experts Got It All Wrong – And How Eating More Might Save Your Life

ISBN 978-0-451-49696-6
This translation published by arrangement with Harmony Books, an imprint of the Crown Publishing Group, a division of Penguin Random House LLC

Aus Gründen der besseren Lesbarkeit wurde im Text die männliche Form gewählt; alle Angaben beziehen sich selbstverständlich auf Angehörige beider Geschlechter.

Bibliografische Information der Deutschen Nationalbibliothek
Die Deutsche Nationalbibliothek verzeichnet diese Publikation in der Deutschen Nationalbibliografie; detaillierte bibliografische Daten sind im Internet über http://dnb.d-nb.de abrufbar.

VAK Verlags GmbH
Eschbachstraße 5
79199 Kirchzarten
Deutschland
www.vakverlag.de

2. Auflage 2019

Übersetzung: Isolde Seidel
Lektorat: Nadine Britsch
Layout: Karl-Heinz Mundinger
Umschlag: X-Design, München
Umschlagabbildungen: beide Shutterstock,
Hintergrund © photocell, Löffel © mything
Satz & Druck: Friedrich Pustet GmbH & Co. KG, Regensburg
Printed in Germany
ISBN: 978-3-86731-210-3

Für meine wunderbare Frau Megan
und meine großartigen Kinder Alexander und Emmalyn

Hinweise des Verlags

Dieses Buch dient der Information über Möglichkeiten der Gesundheitsvorsorge, insbesondere über die zusätzliche Aufnahme von Salz als Teil der Ernährung. Wer diese Informationen anwendet, tut dies in eigener Verantwortung. Autor und Verlag beabsichtigen nicht, Diagnosen zu stellen oder Therapieempfehlungen zu geben. Jede Ernährungsumstellung sollte ärztlich begleitet werden, um dem individuellen Gesundheitszustand gerecht werden zu können. Die vorgestellten Vorgehensweisen sind nicht als Ersatz für professionelle Behandlung bei ernsthaften Beschwerden zu verstehen.

Inhalt

Einleitung

Kein Stress mit dem Salzstreuer!

Denken Sie über die berühmte Zeile der dänischen Schriftstellerin Tania Blixen nach: „Salzwasser heilt alles: Schweiß, Tränen oder das Meer."

In dieser Aussage steckt eine poetische Wahrheit, doch sie bestätigt auch unsere biologische Wirklichkeit als Mensch. Unsere körperliche Innenwelt wurde aus dem Meer geboren und wir tragen den Salzgehalt des Meeres in uns. Salz ist ein entscheidender Nährstoff, den unser Körper zum Leben unbedingt braucht. Sein ausgewogenes Gleichgewicht strebt unser Körper immer wieder an.

Doch im Laufe des letzten Jahrhunderts hat sich unsere Kultur diesem Drang des Körpers widersetzt, hat das Verlangen nach Salz als selbstzerstörerische „Sucht" verunglimpft. Wir kennen alle Richtlinien. Wir wissen, wir sollen uns fettarm ernähren, Nein sagen zu Zigaretten, wie sollen joggen und lernen, uns zu entspannen – und Salz drastisch einschränken. Diese Liste mit Ermahnungen enthält sicher viel Richtiges. Doch ein Punkt daran ist sehr problematisch: Die meisten von uns brauchen sich in Wirklichkeit gar nicht salzarm zu ernähren. Vielmehr wäre bei den meisten von uns *mehr* Salz für die Gesundheit besser, nicht weniger.

Unterdessen hat das weiße Kristall, das wir all die Jahre verteufelt haben, den Kopf für ein anderes hingehalten, eines, das so süß ist, dass wir uns sträuben, an seine Nicht-Harmlosigkeit zu glauben. Ein weißes Kristall, das, im Übermaß verzehrt, zu Bluthochdruck, Herz-Kreislauf-Erkrankungen und chronischer Nierenerkrankung führen kann: nicht Salz, sondern Zucker.

Glücklicherweise begreift die etablierte Presse allmählich, dass Zucker ein Wolf im Schafspelz ist; und zuckerarme Ernährung wird jeden Tag populärer. Sogar Fett sieht man mittlerweile mit neuen Augen, denn jetzt werden wir dazu angehalten, die nützlichen Fette in fettem Fisch, Avocados und Oliven aufzuspüren.

Warum also sehen wir immer noch Etiketten auf salzigen Lebensmitteln, die den Salzstreuer regelrecht giftig wirken lassen? Warum lesen wir nach wie vor Angst machende Überschriften über Salz in etablierten und angesehenen Medien, wie diese?

Übermäßiger Salzverzehr tötet Millionen Menschen
Forbes, 24. März 2014

1,6 Millionen Herztote jährlich durch zu hohen Salzkonsum
Healthline News, 14. August 2014

US-Teenager essen zu viel Salz und riskieren so Fettsucht!
HealthDay, 3. Februar 2014

Zum Wohle Ihres Herzens – halten Sie sich beim Salz zurück!
Harvard Health Blog, 11. Juli 2016

Wahr ist, unsere ehrwürdigsten Gesundheitsinstitutionen halten an überholten und widerlegten Theorien zu Salz fest – und ihr Widerstand gegen die Wahrheit gefährdet die Volksgesundheit. Bis mit dem Dogma eines geringen Salzkonsums erfolgreich gebrochen ist, bleiben wir in dieser Endlosschleife stecken, in der unser Körper weiterhin zu wenig Salz bekommt, zuckersüchtig ist und ihm letztlich zahlreiche wichtige Nährstoffe fehlen. Viele von uns werden weiter von unstillbarem Hunger geplagt und müssen mit dickem Bauch herumlaufen, obwohl sie sich an die Empfehlungen halten.

Wenn Sie sich gewissenhaft um Ihre Gesundheit kümmern, bemühen Sie sich vielleicht bereits, die Richtlinien für einen niedrigen Salzkonsum einzuhalten; Sie ziehen die Grenze bei 2 300 mg Natrium pro Tag (praktisch 1 Teelöffel Salz) – oder sogar bei 1 500 mg (⅔ Teelöffel Salz), falls Sie älter sind, Afroamerikaner sind oder hohen Blutdruck haben. Ja, der amerikanischen Gesundheitsbehörde CDC (Centers for Disease Control and Prevention) zufolge achten derzeit mehr als 50 Prozent der US-Amerikaner auf ihre Natriumzufuhr oder verringern sie; und fast 25 Prozent hören von ihrem Arzt, sie sollten ihre Natriumaufnahme reduzieren.[1]

Falls Sie zu dieser Gruppe gehören, dann haben Sie vielleicht die weniger schmackhaften „salzarmen“ Varianten Ihrer Lieblingsnahrungsmittel gekauft. Vielleicht durchzuckt Sie ein Schuldgefühl, wenn Sie im Kino von Ihrem Partner eine Handvoll Popcorn stibitzen. Vielleicht haben Sie die Oliven aus Ihrem Salat gefischt und in jedem Rezept die Aufforderung ignoriert, „nach Belieben mit Salz abschmecken“. Möglicherweise ist es schon Jahre her, seit Sie das letzte Mal eine warme Salzbrezel gegessen haben oder eine Schüssel mit einer scharf-würzigen Tomatensoße, voll mit pikanten Kapern, aus Angst vor diesem bösen Gramm Natrium.

Vielleicht fällt es Ihnen auch schwer, sich einzuschränken und dabei wissen Sie nicht, dass Ihr Verlangen nach Salz biologisch völlig normal ist, ähnlich wie wir Durst auf Wasser haben. Wenn Menschen die Natriumaufnahme völlig freigestellt ist, dann pendelt sich diese in allen Bevölkerungen gewöhnlich bei 3 000 bis 4 000 mg Natrium pro Tag ein, das haben Wissenschaftler festgestellt. Diese Menge gilt gleichermaßen auf beiden Hemisphären, in allen Klimazonen, allen Kulturen und Gesellschaftsschichten. Bei freiem Zugang zu Salz fühlen sich alle Menschen in ihrem Salzkonsum zu der gleichen Menge hingezogen; und wie wir wissen, stellt diese Menge bei der Natriumaufnahme den Schwankungsbereich für optimale Gesundheit dar.

Ihr Körper spricht mit Ihnen, und jetzt ist es an der Zeit, ihm zuzuhören. Die gute Nachricht lautet, Sie brauchen Ihren Salzkonsum wahrscheinlich gar nicht zu reduzieren. In Wirklichkeit brauchen Sie vielleicht sogar *mehr* Salz. Statt Ihr Verlangen nach Salz zu ignorieren, sollten Sie ihm nachgeben – es führt Sie zu besserer Gesundheit.

Auf diesen Seiten werde ich den Sachverhalt richtigstellen und Alltagsmythen über die angeblich negativen Auswirkungen von Salz auf den Kopf stellen. Ich werde die Geschichte erzählen, wie sich die Menschen aus dem salzigen Meerwasser entwickelt haben, wie unsere Biologie unsere Vorliebe für Salz prägt – und wie diese Vorliebe uns tatsächlich unfehlbar leitet. Ich erzähle die Geschichte der Salz-Kriege des letzten Jahrhunderts – die wechselnden Ernährungsrichtlinien, die uns so weit vom rechten Weg abgebracht haben. Ich werde erklären, inwiefern die

Anforderungen des modernen Lebens unser physiologisches Grundbedürfnis nach Salz erhöhen und inwiefern wir tatsächlich stärker für einen Salzmangel gefährdet sind als je zuvor. (Zwei Drittel der Weltbevölkerung kämpfen mittlerweile mit drei oder mehr chronischen Gesundheitsproblemen, von denen viele das Risiko eines Salzmangels im Körper erhöhen.) Ich werde darüber sprechen, wie viele der häufig verschriebenen Medikamente, der lieb gewonnenen koffeinhaltigen Getränke und stark beworbenen Ernährungsstrategien in Wirklichkeit einen Salzmangel *begünstigen*. Ich werde untersuchen, wie viele negative Auswirkungen auf die Gesundheit dem Salz angelastet werden, die in Wirklichkeit übermäßigem *Zucker*konsum zuzuschreiben sind – und wie sich mit dem Verzehr von mehr Salz der Kreislauf der Zuckersucht durchbrechen lässt.

Außerdem nehme ich auch Empfehlungen mit auf, wie Sie mit Salz Ihre sportliche Leistungsfähigkeit verbessern, den Muskelaufbau steigern und eine Unterversorgung mit lebensnotwendigem Jod vermeiden können. Ich spreche konkrete Empfehlungen aus, wie Sie systematisch mehr von den richtigen Salzarten zu sich nehmen können, und zwar in den Mengen, die *Ihr* Körper braucht (weil manche Menschen mehr Salz brauchen als andere). Sie erfahren, wie der Verzehr des Salzes, das sich Ihr Körper wünscht, alles verbessern kann: von Ihrem Schlaf, über Ihr Energieniveau und Ihre Konzentrationsfähigkeit, bis hin zu Ihrer Fruchtbarkeit und sogar Ihrer sexuellen Leistungsfähigkeit. Abschließend werde ich auf verschiedene Medikamente, Krankheitsstadien und selbst gewählte Lebensstile eingehen, die zu einem Salzverlust führen, damit Sie besser einschätzen können, ob Sie von einem Salzmangel betroffen sind.

Neben diesen Forschungsergebnissen berichte ich Ihnen auch von Menschen, die an chronischen Erkrankungen wie Bluthochdruck, Herzschwäche, Übergewicht oder Nierenerkrankungen leiden. Sie finden hier aber auch Geschichten von ehrgeizigen Spitzensportlern, die auf einen Vorteil im Wettkampf hoffen. Sie erfahren, wie der Verzehr der richtigen Salzarten – oder wenn Sie einfach dem Verlangen nach Salz nachgeben – diesen Menschen geholfen hat, sich gesünder zu fühlen, mehr Energie zu haben, ihre sportliche Leistung zu verbessern, lang bestehende chronische Erkrankungen aufzulösen und sogar abzunehmen. Ich erzähle von Menschen wie AJ, einem jungen Mann Anfang 30 mit Bluthochdruck, dem man geraten hatte, seinen Salzkonsum zu reduzieren – doch sein Blutdruck blieb unverändert, sein Energieniveau sank drastisch und er litt immer wieder unter scheußlichen Kopfschmerzen. Erst als AJ wieder – nach Belieben – Salz und gleichzeitig weniger Kohlenhydrate zu sich nahm, hörten seine Kopfschmerzen auf. Er nahm fast 30 Kilo ab und sein Blutdruck sank um 80 Punkte. (Seine vollständige Geschichte lesen Sie im Kasten.) Und im letzten Kapitel dieses Buches füge ich all diese Lektionen zusammen und lege in fünf einfachen Schritten dar, wie Sie sich Ihren Salzinstinkt zunutze machen können, mehr von den gesündesten Salzarten bekommen und Jahre eines Salzungleichgewichts in Ihrem Körper umkehren können.

Wenn Sie die Geschichte der wahren Kraft des Salzes hören, sind Sie vielleicht genauso verblüfft wie ich über den anhaltenden Widerstand gegen eindeutige Forschungsergebnisse. Ich werde die Kräfte untersuchen hinter dieser sturen Weigerung, die Wahrheit anzuerkennen. Und ich werde belegen, dass die Zeit gekommen ist, um mit diesem überholten Dogma aufzuräumen. Wir müssen erkennen, dass die Wissenschaft sich weiterentwickelt hat und das müssen auch unsere Ernährungsrichtlinien tun. Im Namen unseres Herzens, unserer Gesundheit und unserer Zufriedenheit müssen wir dafür sorgen, dass Salz wieder seinen rechtmäßigen und zentralen Platz auf unserem Esstisch einnimmt. Einfach ausgedrückt: Unser Leben und unser Glück hängen davon ab.

Mehr Salz – weniger Gewicht

Als mein Freund und Arzt Jose Carlos Souto seinen Patienten AJ zum ersten Mal behandelte, war dieser fettleibig und hatte Bluthochdruck (220/170 mmHg), außerdem litt er häufig unter Kopfschmerzen. Den üblichen Empfehlungen folgend, hatte AJ versucht, seinen Salzkonsum zu reduzieren, in dem Glauben, das würde seine Gesundheit verbessern. Doch schon wenig später war er nur noch müde und hatte immer wieder unerklärlichen Schüttelfrost; sein Blutdruck blieb hoch. Dr. Souto entschied, es mit einer anderen Herangehensweise zu versuchen. Er riet ihm, sich kohlenhydratarm zu ernähren und so viel Salz zu sich zu nehmen, wie sein Körper verlangte. Praktisch sofort kam die Energie zurück und der Schüttelfrost verschwand. Seine Kopfschmerzen besserten sich drastisch. Der Blutdruck blieb zwar noch eine Zeit lang erhöht, doch als er Gewicht abnahm, sank gleichzeitig sein Blutdruck. Ein Jahr später hatte er fast 30 Kilo abgenommen – und siehe da, sein Blutdruck hatte sich ohne Medikamente bei 140/90 mmHg stabilisiert.

KAPITEL 1

Aber Salz verursacht doch Bluthochdruck?

Seit mehr als 40 Jahren pochen unsere Ärzte, die Regierung und führende Gesundheitsverbände darauf, dass der Verzehr von Salz den Blutdruck erhöhe und somit chronischen Bluthochdruck verursache.

In Wirklichkeit hat es niemals irgendeinen stichhaltigen wissenschaftlichen Nachweis gegeben, der diese Vorstellung stützt. Bereits 1977, als in den von der Regierung herausgegebenen Ernährungszielen für die USA empfohlen wurde, die Amerikaner sollten ihren Salzkonsum einschränken, räumte der Surgeon General, also der Leiter der amerikanischen Gesundheitsbehörde, in einem Bericht ein, es gebe keinen Beleg dafür, dass eine salzarme Ernährung einen häufig mit fortschreitendem Alter auftretenden Blutdruckanstieg verhindere.[1] Die erste systematische Überprüfung und Metaanalyse, wie sich eine Natriumeinschränkung auf den Blutdruck auswirkt, erschien erst 1991; und diese stützte sich fast vollständig auf unzureichende, nicht-randomisierte wissenschaftliche Daten – doch damals wurden die Amerikaner schon fast 15 Jahre lang angehalten, ihren Salzkonsum zu verringern. Zu dem Zeitpunkt waren diese weißen Kristalle in den Köpfen der Menschen bereits als Hauptursache für Bluthochdruck verankert – und an der Botschaft hat sich bis heute nichts geändert.

Der Rat ging hauptsächlich auf die einfachste aller wissenschaftlichen Erklärungen zurück: die „Salz-Blutdruck-Hypothese“. Dieser Hypothese zufolge führt ein höherer Salzkonsum zu höheren Blutdruckwerten – Ende der Geschichte. Doch das war natürlich nur die halbe Wahrheit. Wie bei so vielen alten Theorien in der Medizin ist die wahre Geschichte ein wenig komplexer.

Die Hypothese lautete folgendermaßen: Wir messen den Blutdruck im Körper auf zweierlei Arten. Die erste Zahl des klassischen Blutdrucks ist der *systolische* Wert, der Druck in den Arterien während der Kontraktion des Herzens. Die zweite Zahl ist der *diastolische* Wert, der Druck in den Arterien, wenn sich das Herz wieder entspannt. Wenn wir Salz essen, so die Theorie, bekommen wir auch Durst, deshalb trinken wir mehr Wasser. Nach der Salz-Blutdruck-Hypothese führt dieses übermäßige Salz dann dazu, dass der Körper das zusätzlich aufgenommene Wasser zurückhält, um die Salzkonzentration im Blut zu verdünnen. Das daraus resultierende höhere Blutvolumen führt dann automatisch zu höherem Blutdruck.

So jedenfalls lautet die Theorie. Klingt durchaus logisch – oder etwa nicht?

Das alles *ergab* – in der Theorie – *durchaus* Sinn, und eine Zeit lang gab es Anhaltspunkte, die diese Behauptung stützten. In verschiedenen Bevölkerungsgruppen wurden Daten zu Salzkonsum und Blutdruck gesammelt, und dabei wurden in einigen Fällen Korrelationen festgestellt. Doch selbst falls diese Korrelationen durchgängig wären, ist eine Korrelation – also ein Zusammenhang –, wie wir alle wissen, nicht gleichbedeutend mit Kausalität, dem Prinzip von Ursache und Wirkung. Nur weil etwas (Salz) manchmal zu etwas anderem (Bluthochdruck) führen kann, was zufällig mit etwas weiterem (Herz-Kreislauf-Erkrankungen) korreliert, belegt das nicht zwingend, dass das Erste das Dritte auch *verursacht*.

Gewiss, neben Daten, die die Salz-Blutdruck-Theorie stützten, wurden kontinuierlich auch Daten veröffentlicht, die zu ihr im Widerspruch standen. Die Wissenschaftsgemeinde debattierte hitzig darüber, ob Salz chronisch erhöhten Blutdruck (Bluthochdruck) hervorrief oder nur zu einem flüchtigen, unbedeutenden Anstieg des Blutdrucks führte, und in beiden Lagern gab es Befürworter und Skeptiker. Tatsächlich hat Salz im Vergleich zu allen anderen Nährstoffen, sogar Cholesterin oder gesättigte Fette, die größte Kontroverse ausgelöst. Und sobald wir auf diesen Salz-Bluthochdruck-Zug aufgesprungen waren, kamen wir nur schwer wieder herunter. Regierungen und Gesundheitsbehörden hatten Stellung bezogen zu Salz, und durch ein Eingeständnis ihres Irrtums würden sie ihr Gesicht verlieren. Sie hielten an ihrem immer gleichen Mantra einer salzarmen Ernährung fest und weigerten sich, ihr vorschnelles Urteil über Salz zu revidieren, bis sie erdrückende Gegenbeweise auf den Tisch bekamen. Niemand war bereit, aus dem Zug auszusteigen, bis es den endgültigen Nachweis gab, dass die eigenen Vermutungen falsch waren – statt zu fragen: „Hatten wir überhaupt jemals einen wissenschaftlichen Beleg, eine Natriumeinschränkung zu empfehlen?“

Wir glaubten so fest an den Segen einer verringerten Natriumzufuhr, weil wir so fest an den Blutdruck als Gradmesser für die Gesundheit glaubten. Die Verfechter einer salzarmen Ernährung postulieren, dass bereits eine Senkung des Blutdrucks um einen Punkt (übertragen auf Millionen von Menschen) tatsächlich einer Reduzierung von Schlaganfällen und Herzinfarkten gleichkommen würde. Doch in der medizinischen Literatur gibt es Hinweise, wonach etwa 80 Prozent der Menschen mit normalem Blutdruck (niedriger als 120/80 mmHg) *überhaupt nicht* empfindlich auf die blutdrucksteigernde Wirkung von Salz reagieren. Von den Personen mit Prähypertonie (einem Vorläufer von Bluthochdruck) sind ungefähr 75 Prozent nicht salzsensitiv, also salzempfindlich. Und selbst von Personen mit ausgeprägtem Bluthochdruck sind rund 55 Prozent völlig immun gegen die Auswirkungen von Salz auf den Blutdruck.[2]

Ja, sogar die Blutdruckwerte der Hälfte der Menschen mit dem *höchsten* Blutdruck werden von Salz überhaupt nicht beeinflusst.

Die strengen Richtlinien für eine salzarme Ernährung basierten auf einer Vermutung: Im Grunde genommen spekulierten wir, dass der geringe Nutzen für den Blutdruck, den wir bei einigen Patienten feststellten, sich zu einem großen Nutzen für die ganze Bevölkerung ausweiten würde. Und bei unserer Spekulation kehrten wir den wichtigsten Punkt unter den Teppich: *Warum* Salz bei *manchen* Menschen den Blutdruck erhöhen kann, bei anderen hingegen nicht. Hätten wir uns auf diesen Punkt konzentriert, dann hätten wir erkannt, dass die Behandlung des zugrunde liegenden Problems – das mit einem zu hohen Salzkonsum nichts zu tun hat – die „Salzsensitivität“ völlig korrigiert. Auch gingen wir davon aus, Salz wirke sich *immer* auf den Blutdruck aus, einen flüchtigen Wert, der sich bekanntlich abhängig von zahlreichen Gesundheitsfaktoren ständig ändert. Und wegen dieser ungesicherten Gewissheit folgerten wir, ein übermäßiger Salzkonsum würde *logischerweise* zu schwerwiegenden gesundheitlichen Folgen wie Schlaganfällen und Herzinfarkten führen.

Unser Fehler kam daher, dass wir eine so kleine Personengruppe – skrupellos klein! – beobachteten und deren Nutzen einer salzarmen Ernährung hemmungslos hochrechneten, ohne jemals die Risiken zu erwähnen. Stattdessen konzentrierten wir uns auf die minimalen Blutdrucksenkungen und ließen dabei zahlreiche andere Gesundheitsrisiken völlig außer Acht, die eine niedrige Salzaufnahme mit sich bringt – darunter mehrere Nebenwirkungen, die das Risiko einer Herzerkrankung in Wirklichkeit erhöhen –, etwa erhöhte Herzfrequenz, eingeschränkte Nierenfunktion und Nebenniereninsuffizienz, Schilddrüsenunterfunktion, höhere Werte bei den Triglyceriden, beim Cholesterin und Insulin und letztlich Insulinresistenz, Fettleibigkeit und Typ-2-Diabetes.

Die Herzfrequenz veranschaulicht diese halsstarrige Missachtung des Risikos am besten. Die Herzfrequenz steigt bei einer salzarmen Ernährung nachweislich. Diese schädliche Wirkung tritt bei fast allen Menschen auf, die ihre Salzzufuhr einschränken. Obwohl diese Wirkung in der medizinischen Literatur recht gründlich dokumentiert ist, heißt es in keiner Lebensmittelwerbung oder Ernährungsrichtlinie: „Eine salzarme Ernährung kann Ihr Risiko für eine erhöhte Herzfrequenz steigern." Und was wirkt sich stärker auf die Gesundheit aus: eine Senkung des Blutdrucks um einen Punkt oder eine Erhöhung der Herzfrequenz um vier Schläge pro Minute? (In Kapitel 4 gehe ich genauer darauf ein, was diese Kennwerte bedeuten, und dann lasse ich Sie entscheiden.)

Wenn unser Körper uns jedes dieser Risiken isolieren ließe, könnten wir mit Bestimmtheit sagen, dass das eine oder das andere am wichtigsten ist. Doch wenn Sie alle *bekannten* Gefahren einer Salzeinschränkung verbinden, lässt sich leicht erkennen, dass die Nachteile schwerer wiegen als alle möglichen Vorteile. Anders ausgedrückt, wir konzentrieren uns auf nur einen einzigen Kennwert, der sich mit einer salzarmen

Ernährung ändern könnte – auf den Blutdruck –, ignorieren dabei aber alle anderen schädlichen Auswirkungen völlig.

Da wir unsere Torheit jetzt erkennen, sind wir an einen Punkt für die Volksgesundheit gekommen, an dem wir uns fragen müssen: Setzen wir Generationen von Menschen, besonders solche, deren Gesundheit bereits beeinträchtigt war, einer „Behandlung" aus, die ihre Gesundheit deutlich verschlechtern könnte?

Diese Frage wird immer drängender, weil die Hektik der modernen Welt von unserem Körper einen mehrfachen Tribut fordert. Zusätzlich zu dem Salz, das wir durch eine kohlenhydratarme, ketogene oder Paleo-Ernährung verlieren, nehmen wir auch Medikamente, die einen Salzverlust hervorrufen. Unser Darm wird stärker geschädigt (etwa durch Morbus Crohn, Colitis ulcerosa, das Reizdarmsyndrom [RDS] und das Leaky-Gut-Syndrom), was die Salzresorption herabsetzt, und wir schädigen unsere Nieren in höherem Maße, indem wir mehr raffinierte Kohlenhydrate und Zucker verzehren (wodurch die Nieren weniger Salz zurückhalten können).

Die neuere Forschung liefert sogar Hinweise darauf, dass ein chronischer Salzmangel ein Faktor sein kann bei der „internal starvation", dem innerlichen Verhungern, wie Endokrinologen diesen Zustand nennen. Wenn Sie Ihren Salzkonsum einschränken, gerät der Körper in Panik. Dagegen wehrt er sich unter anderem dadurch, dass er den Insulinspiegel erhöht, denn Insulin hilft den Nieren, mehr Natrium zurückzuhalten. Bedauerlicherweise „sperrt" ein hoher Insulinspiegel die Energie auch in unseren Fettzellen „ein", sodass Sie das gespeicherte Fett für die Energiegewinnung nur schwer in Fettsäuren und das gespeicherte Eiweiß nur schwer in Aminosäuren aufspalten können. Bei einem erhöhten Insulinspiegel können Sie als einzigen Makronährstoff Kohlenhydrate wirksam für die Energiegewinnung nutzen.[3]

Sehen Sie, worauf das hinausläuft?

Sie entwickeln einen extremen Heißhunger auf Zucker und raffinierte Kohlenhydrate, weil Ihr Körper Kohlenhydrate für die einzige brauchbare Energiequelle hält. Und, so geht die mittlerweile bekannte Geschichte weiter, je mehr raffinierte Kohlenhydrate Sie essen, desto stärker nimmt tendenziell Ihr Heißhunger darauf zu. Dieses übermäßige Essen verarbeiteter Kohlenhydrate und zuckerreicher Nahrungsmittel garantiert quasi eine Anhäufung von Fettzellen, Gewichtszunahme, Insulinresistenz und letztlich Typ-2-Diabetes.

Klar ist, wir haben uns die ganze Zeit auf das falsche weiße Kristall konzentriert. Wir haben Natrium verteufelt, bevor wir einen Beweis dafür hatten. Und den Preis dafür zahlen wir mit unserer Gesundheit. Hätten wir das Salz auf dem Tisch gelassen, wären unsere Gesundheitsprobleme allgemein – und besonders die rund um Zucker – vielleicht etwas weniger dramatisch.

Es ist an der Zeit, den Sachverhalt richtigzustellen. Es ist an der Zeit, das Schuldgefühl loszulassen, zum Salzstreuer zu greifen und Salz wieder zu genießen!

Zeit für die Wahrheit

Ich war immer schon sportlich, zu Highschool-Zeiten machte ich Geländelauf und war Ringer, deshalb weiß ich viel darüber, wie sich die Ernährung (oder eben ihr Mangel) auf die Leistungsfähigkeit auswirkt. Dank all dieser Nachmittage beim Geländelauf und all der ausgiebigen Saunabesuche als Ringer, weil ich abnehmen wollte, weiß ich die Bedeutung des Salzes für Sportler zu würdigen.

Nach der Highschool studierte ich in Buffalo Pharmazie und schloss mein Studium mit einer Promotion in diesem Fach ab, danach arbeitete ich dort als Apotheker. Ich interessierte mich noch stärker für Salz, als ich mitbekam, dass eine meiner Kundinnen über Abgeschlagenheit, Benommenheit und Lethargie klagte. Als ich das mit ihr ausklamüserte, fiel mir ein, dass sie ein Medikament einnahm (das Antidepressivum Sertralin), das das Risiko eines niedrigen Natriumspiegels im Blut erhöhen kann. Als ich die Anweisungen ihres Arztes, ihren Salzkonsum zu reduzieren, mit der zusätzlichen Verschreibung eines Diuretikums in Verbindung brachte, vermutete ich sofort, dass sie wegen der Salzarmut dehydriert und ihr Natriumspiegel im Blut niedrig war. Ich schlug vor, sie solle vielleicht wieder mehr Salz essen, riet ihr aber, zuerst ihren

Natriumspiegel im Blut messen zu lassen, um meinen Verdacht zu bestätigen.

Tatsächlich war ihr Natriumwert extrem niedrig. Ihr Arzt halbierte die Dosis des Diuretikums und forderte sie auf, mehr Salz zu essen. Nicht lange darauf verschwanden alle Symptome. In der Woche darauf kam sie in die Apotheke, um mir mitzuteilen, ich hätte Recht gehabt und enorm zur Verbesserung ihrer Lebensqualität beigetragen – das ist so ziemlich das Beste, was man jemandem sagen kann, der im Gesundheitsbereich arbeitet. Ich war außerordentlich erleichtert und ermutigt, dass die Lösung für ihre Symptome so einfach, so preiswert und so unmittelbar wirksam war.

Diese Erfahrung brachte mich dazu, mir die Richtlinien einer salzarmen Ernährung gründlicher anzusehen. Je intensiver ich mich damit beschäftigte, desto deutlicher erkannte ich: Vielleicht war der Rat, den wir den Menschen gegeben hatten, nämlich ihren Salzkonsum zu reduzieren, gar nicht richtig. Etwa zur gleichen Zeit, im Jahr 2013, trat ich eine Stelle als Wissenschaftler in der Herz-Kreislauf-Forschung am Saint Luke's Mid America Heart Institute an. Während meiner Tätigkeit dort veröffentlichte ich fast zweihundert medizinische Artikel in der wissenschaftlichen Literatur; in vielen davon ging es um die Auswirkungen von Salz und Zucker auf die Gesundheit. Auf der Grundlage dieser akademischen Veröffentlichungen wurde mir im selben Jahr eine Stelle als Mitherausgeber des *BMJ Open Heart* angeboten, einer offiziellen Fachzeitschrift der British Cardiovascular Society.

Insgesamt untersuche ich bereits fast zehn Jahre lang die Forschung zu Salz und arbeite mit Klinikern daran, die Komplexität unserer Salzaufnahme zu entwirren und zum Kern des Themas vorzudringen. Sollten wir mit diesen überholten Einschränkungen aufräumen? Wer braucht wirklich weniger Salz – und wer braucht mehr? Wie viel Salz und welche Salzarten sind optimal? Und vielleicht am faszinierendsten: Wie kann uns ein höherer Salzkonsum tatsächlich helfen, die Welle der Fettleibigkeit umzukehren und die zunehmende Epidemie von Typ-2-Diabetes einzudämmen, die unser Land und die ganze Welt zu überwältigen droht?

Wir können damit beginnen, die Wahrheit zu sagen:

> Wenig Salz ist ein Elend.
>
> Wenig Salz ist gefährlich.
>
> Unser Körper hat sich so entwickelt, dass er Salz braucht.
>
> Die Richtlinien einer salzarmen Ernährung beruhen auf ererbter „Weisheit“, nicht auf wissenschaftlichen Fakten.
>
> Der wahre Übeltäter ist Zucker, die ganze Zeit schon.
>
> Und schlussendlich: Salz könnte eine der Lösungen sein für die chronischen Krankheitskrisen unseres Landes – statt eine ihrer Ursachen.

Ihr Körper drängt Sie dazu, täglich mehrere Gramm Salz zu essen (ungefähr 8 bis 10 g, was 3 000 bis 4 000 mg Natrium entspricht), um die Homöostase aufrechtzuerhalten, also den optimalen Zustand, in dem Sie den Körper am wenigsten belasten. Aber Sie könnten buchstäblich den Rest Ihres Lebens leben – und wahrscheinlich würden Sie auch viel länger leben –, wenn Sie niemals ein weiteres Gramm zugesetzten Zucker essen würden.

Mir ist klar, dass es eine Weile dauert, um die jahrelange Indoktrination zu den Übeln von Salz zu verlernen, darum habe ich dieses Buch geschrieben. Hier erfahren Sie die ganze Geschichte. (Am Ende, in den Kapiteln 7 und 8, finden Sie spezielle Empfehlungen, wie Sie Ihren idealen Salzkonsum ermitteln und umsetzen können.) Doch dieses Verständnis beginnt mit einer Umschulung über die zahllosen Möglichkeiten, wie wir gesünder, stärker und länger leben können, wenn wir Salz wieder in unserem Leben willkommen heißen.

Wenn Salz immer schon eine so entscheidende Rolle für die menschliche Gesundheit gespielt hat, warum begannen wir dann überhaupt, diese anzuzweifeln? Vielleicht trug die Allgegenwart des Salzes zu seinem Niedergang bei; vielleicht sahen wir Salz einfach als selbstverständlich an. Um zu verstehen, wie wir so weit vom Weg abkommen konnten, müssen wir zuerst die entscheidende Rolle verstehen, die Salz schon immer für die menschliche Gesundheit spielt, von dem Moment, als das Leben aus dem Meer kam, bis zum Beginn der modernen Medizin. Indem wir die entscheidende Rolle des Salzes in unserer Vergangenheit genau betrachten, können wir nach und nach seinen angeschlagenen Ruf wiederherstellen und den Platz des Salzes in unserer Zukunft würdigen.

KAPITEL 2

Wir sind Salzmenschen

Im Grunde genommen sind wir Salzmenschen.

Unsere Tränen enthalten Salz, unser Schweiß enthält Salz und unsere Körperzellen sind von einer salzhaltigen Flüssigkeit umgeben. Ohne Salz könnten wir nicht leben.

Nur eine kleine Prise Salz kann alle Geschmacksnuancen eines faden Essens stärker hervortreten lassen und ihm einen außergewöhnlichen Geschmack verleihen. Salz nimmt Nahrungsmitteln ihren bitteren Geschmack und lässt sie süßer schmecken, wodurch wir weniger Zucker brauchen. Und genau wie wir die Befriedigung und die pikante Herzhaftigkeit genießen, die Salz unserem Essen verleiht, so spielt Salz auch bei Dutzenden lebenswichtigen Körperfunktionen eine entscheidende Rolle.

Unser Körper braucht Salz, um die optimale Blutmenge im Körper aufrechtzuerhalten; ja sogar das Herz braucht Salz, um Blut durch den Körper zu pumpen. Salz ist unerlässlich für die Verdauung, die Kommunikation zwischen den Zellen, für die Bildung und Stärke der Knochen und dafür, eine Dehydrierung, also einen Flüssigkeitsmangel, zu verhindern. Natrium ist auch entscheidend für die Fortpflanzung, für die volle Funktionsfähigkeit von Zellen und Muskeln und für die optimale Weiterleitung von Nervenimpulsen zu und von Organen wie dem Herzen und dem Gehirn. Tatsächlich ist unser Körper angewiesen auf in den Körperflüssigkeiten gelöste Elemente, die man als Elektrolyte bezeichnet, zum Beispiel Natrium, Kalium, Magnesium und Kalzium. Diese Elektrolyte sind an der Weiterleitung elektrischer Impulse zur Steuerung zahlreicher Körperfunktionen beteiligt. Ohne eine ausreichende Natriumzufuhr nimmt unser Blutvolumen ab, was dazu führen könnte, dass bestimmte Organe wie Gehirn und Nieren abschalten.

Einfach ausgedrückt: Streichen wir Natrium komplett aus unserer Ernährung, dann sterben wir.

Unser Gehirn und unser Körper entscheiden selbst, wie viel Natrium wir essen, resorbieren und ausscheiden. Die Fähigkeit unseres Körpers, mit Salz und Wasser sparsam umzugehen, wird, so nimmt man an, vom Hypothalamus gesteuert, einer Gehirnregion, die die Homöostase, also das innere Milieu des Körpers, aufrechterhält. Der Hypothalamus empfängt jene Signale und sendet sie aus, die uns nach Salz verlangen lassen oder ein Durstgefühl vermitteln.

Wenn wir diese Signale anerkennen, führen sie dazu, dass sich in unserem Körper ganz von selbst die optimale Wasser- und Salzmenge einstellt, weil dieser machtvolle instinktive Drang unmittelbar aus den evolutionsbedingten Gegebenheiten des Lebens resultiert. Die ersten Lebewesen auf dem Planeten waren im Meerwasser beheimatet, und als sie an Land kamen, brachten sie das Salz aus dem Meer mit.[1] Und heute, Millionen Jahre später, bildet die Zusammensetzung der menschlichen Körperflüssigkeiten immer noch die des urzeitlichen Meeres nach.

Aus dem Meer

Das Meer bedeckt 71 Prozent der Erdoberfläche, doch aufgrund seines riesigen Volumens bildet das Meer auch 99 Prozent des Lebensraumes der Erde insgesamt.[2] Natriumchlorid (NaCl), auch bekannt als Salz, macht 90 Prozent des gesamten Mineralgehalts des Meeres aus,[3] dieselbe prozentuale Zusammensetzung, wie sie auch unser Blut aufweist. Beide unterscheiden sich nur in der Konzentration – das Meer ist vier- bis fünfmal so salzig wie unser Blut (ungefähr 3,5 Prozent NaCl versus 0,82 Prozent NaCl).[4] Neben dem Meer findet sich Salz auch in kleineren Seen sowie in Steinsalz, Brackwasser, Salzlecken und sogar im Regenwasser. Die riesige Menge Salz, die wir in zahlreichen Gegenden weltweit finden, unterstreicht die Bedeutung des Salzes für alle Lebensformen.

Die Ähnlichkeit des Mineralgehalts und der Konzentration von Blut und Meerwasser ist seit Jahrzehnten bekannt.[5] Zellen können nur innerhalb der engen Grenzen des Elektrolythaushalts in der Zwischenzellflüssigkeit überleben, in der sie sich befinden. Damit eine Spezies das Meer verlassen und auf dem Land überleben konnte, mussten sich mehrere Systeme zur Salzregulierung ausbilden und entwickeln. Diese Systeme wirken überall im Körper, etwa in der Haut, den Nebennieren und den Nieren.

Die präzise Ionenverteilung, die das Leben der Zellen ermöglicht, hat sich seit der Entstehung des Lebens selbst nicht wesentlich verändert.[6] Auch jetzt hält unser Körper in Zeiten der Knappheit Salz zurück und er scheidet überschüssiges Salz aus, wenn wir es nicht brauchen. Aufgrund dieser Fähigkeit, den Salzgehalt im Körper zu regulieren und es in Zeiten der Not aufzuspüren, können wir überleben und in fast allen geografischen Regionen auf der Welt gut und erfolgreich leben – doch im Wesentlichen spiegelt unser Blut das urzeitliche Meer wider, in dem das Leben begann und aus dem heraus es sich entwickelt hat.

Verglichen mit den drastischen Veränderungen in Form, Struktur und Funktion der Organe, die in der Evolution der Wirbeltiere stattfanden, zeigt die Tatsache, dass die Zusammensetzung der Zwischenzellflüssigkeit weitgehend konstant geblieben ist: Der Salzhaushalt ist eine evolutionäre Anpassung. Diese Anpassung bleibt eng reguliert, um das Leben aller Wirbeltiere aufrechtzuerhalten, darunter auch der Meeres- und Süßwasserfische und Schildkröten, der Reptilien, Vögel, Amphibien und, ja, der Säugetiere.[8] Diese Gegebenheit ist grundlegend für die Theorie, dass sich alle Tiere – auch die Menschen –, aus Lebewesen entwickelt haben sollen, die aus dem Meer stammen.[9]

Sobald die wirbellosen Lebewesen des Meeres ein geschlossenes Kreislaufsystem entwickelt hatten, mussten sie auch Organe entwickeln, Nieren genannt, mit denen sie (unter anderem) Salz und Wasser resorbieren und ausscheiden konnten. Bis dahin entsprach der Salzgehalt im Körperinneren der wirbellosen Lebewesen dem des Meereswassers. Vom Blickwinkel der Evolution aus entwickelten sich die Nieren wahrscheinlich zuerst *im* Meer und betrachteten Salz daher als Freund, nicht als Feind. Dieser Umstand ist in unserer heutigen Debatte über die optimale Salzzufuhr anscheinend in Vergessenheit geraten.

Dass ein Organismus Salz zurückhalten und ausscheiden kann, ist entscheidend für eine einwandfreie Zellfunktion und die lebenserhaltende Hydrierung. Dafür gibt es kein besseres Beispiel als Fische, die sowohl in Süßwasser als auch in Salzwasser leben können. Die meisten dieser Fische können Natrium aktiv über die Kiemen resorbieren und ausscheiden, sodass sich der Salzgehalt der Umgebung auch drastisch verändern darf.[10] Die Kiemen dieser Fische erfüllen eine ähnliche Funktion wie die menschlichen Nieren; sie resorbieren Natrium oder scheiden es aus, je nachdem, ob zu viel oder zu wenig Salz im Körper ist. So erhalten sie einen normalen Elektrolyt- und Wasserhaushalt mit aufrecht. Eine weitere evolutionäre Anpassung, um die Homöostase von Wasser und Salz zu garantieren, ist der schwere Panzer, den man bei Süßwasser-Reptilien findet. Durch diese Anpassung kann der normale Elektrolyt- und Wasserhaushalt gewahrt werden, weil der Panzer dem drastischen Unterschied im osmotischen Stress entgegenwirkt, den das Leben im Süßwasser mit sich bringt, wo die Salzkonzentration viel niedriger ist als die des Blutes.[11]

Trotz erheblich verändertem Salzgehalt im Lebensraum der Tiere entwickelten sich ihre Organe weiter, um eine normale Salzkonzentration und damit einen normalen Flüssigkeitshaushalt im Blut beizubehalten, ganz unabhängig davon, wohin ihr Weg sie führte – und das sogar dann, als sie diese ersten entscheidenden „Schritte“ aufs Land unternahmen.

An Land kriechen

Landwirbeltiere, die ersten Wirbeltiere mit vier Gliedmaßen, gelten als die letzten gemeinsamen Vorfahren von Amphibien, Reptilien und Säugetieren. Diese Tiere konnten als Erste das Meer verlassen, indem sie Luft schluckten.[12] Als diese Lebewesen an Land waren, mussten sich ihre Nieren vom salzhaltigen Lebensraum des Meeres an eine relativ salzarme Umgebung anpassen.

Es gibt zwar viele Theorien über den Ursprung der Landtiere und die Entwicklung der Wirbeltiere aus den Wirbellosen, doch unsere Nieren und unser Verlangen nach Salz sind wichtige Hinweise, dass wir uns mit höherer Wahrscheinlichkeit aus Meerestieren als aus Süßwassertieren entwickelt haben.[13] Falls wir tatsächlich aus dem Meer kamen, wäre die evolutionäre Fähigkeit, Natrium zurückzuhalten, eine Voraussetzung gewesen, eine, durch die wir den Blutdruck und die Blutzirkulation durch das Gewebe auch an Land beibehalten konnten.[14] Diese Tiere, die einst im Salzwasser lebten, waren nun mit der relativen Salzarmut der Wüste, des Regenwaldes, der Berge und anderer nicht-maritimer Lebensräume konfrontiert. Somit war es nicht nur wichtig, Salz zurückzuhalten, sondern es musste sich in diesen Tieren auch ein „Verlangen" nach Salz entwickeln, um sicherzustellen, dass ihre Bedürfnisse erfüllt würden. Dieses „Verlangen" würde ein physiologisches Signal darstellen – den Drang, Salz aufzunehmen, wann immer sich ein Mangel abzeichnete. Mit ihrem neuen geschlossenen Kreislaufsystem würden sie ein Natrium- und Wassergleichgewicht besser aufrechterhalten können, hauptsächlich weil sich Nieren, Blase, Haut, Darm und endokrine Drüsen entwickelt hatten, die bei den urzeitlichen wirbellosen Meerestieren nicht vorhanden waren.[15]

Im Tierreich gibt es natürlich keine Ernährungsrichtlinien – keine medizinischen Vorschriften, sich bewusst um einen reduzierten Salzkonsum zu bemühen. Tatsächlich nehmen viele Tiere (besonders die Räuber des Meeres) jeden Tag selbstverständlich Salz in großen Mengen auf. Als Beispiele könnten Sie etwa Reptilien nehmen, Vögel und Meeressäugetiere wie Seelöwen, Seeotter, Robben, Walrosse und Eisbären, die im Meer lebende Beute jagen. Diese Tiere nehmen bei einem Beutezug viel Salz auf, sowohl über das Beutetier als auch über das Salzwasser, insbesondere wenn sie im Meer lebende Wirbellose fressen, die dieselbe Salzkonzentration haben wie das Meer.[16] Der Salzgehalt des Blutes dieser Meeressäugetiere unterscheidet sich nicht stark von dem der Landsäugetiere[17] – und da Meeressäuger Meerwasser mit dem vier- bis fünffachen Salzgehalt ihres Blutes aufnehmen, muss dieses Salz über die Nieren ausgeschieden werden.

Oder, um es ganz direkt zu sagen: Ihre Nieren müssen *massive* Salzmengen ausscheiden können.

Die grundlegende Physiologie der Nieren ist bei den Menschen die gleiche. Wie die Forschung gezeigt hat, können Personen mit normalem

Blutdruck und normaler Nierenfunktion tatsächlich leicht *zehnmal* so viel Salz ausscheiden, wie wir normalerweise an einem Tag zu uns nehmen.[18] Warum Menschen nicht von Meerwasser allein leben können, liegt nicht daran, dass unsere Nieren es nicht schaffen, den hohen Salzgehalt auszuscheiden, sondern vielmehr daran, dass wir damit gleichzeitig auch Wasser ausscheiden müssten, was irgendwann zu einer Dehydrierung, also Austrocknung, führen würde (und letztlich zum Tod!). Doch wenn wir ausreichend Süßwasser zur Verfügung hätten, um das mit der Salzausscheidung ausgeschiedene Wasser zu ersetzen, könnten Menschen durchaus Meerwasser trinken.

Fast ausnahmslos ist die Salz- und Wasserregulation bei fast allen Tieren ein gut angepasster Überlebensmechanismus – und damit auch bei allen Primaten und den Menschen.

Primaten vor der Entstehung des Menschen

Noch heute glauben die meisten Menschen, Primaten (wie Orang-Utans, Affen, Paviane und Makaken) hätten sich hauptsächlich von Früchten und der Vegetation an Land ernährt. Daher pocht eine Gruppe von Wissenschaftlern darauf, der vormenschliche Körper habe sich mit einer salzarmen Ernährung entwickelt. Doch das ist eindeutig nicht der Fall.

Vor Jahrmillionen sollen Klimaveränderungen, die durch sehr trockene Jahreszeiten gekennzeichnet waren, nicht-menschliche Primaten gezwungen haben, Feuchtgebiete aufzusuchen.[19] Sie müssten sich von Wasservegetation ernährt haben mit einem Natriumgehalt, der fünfhundertfach über dem von Landpflanzen lag.[20] Das könnte auch der Fall gewesen sein, als nicht-menschliche Primaten Fleisch zu essen begannen, auf das sie erstmals gestoßen sein dürften, wenn Fische und wirbellose Wassertiere sich in der Wasservegetation verfingen – was den Primaten ganz ursprünglichen Meeresfrüchtesalat bescherte.[21] Als die nicht-menschlichen Primaten diese Nahrung „unbeabsichtigterweise" aßen, kamen sie wahrscheinlich auf den Geschmack und begannen, gezielt danach zu suchen. Ihre ersten Fische dürften eine recht leichte Beute gewesen sein, etwa verletzte Welse, die ans Ufer gespült wurden oder in seichten Teichen gefangen waren. (Welse gab es reichlich dort, wo die Ur-Primaten und die frühen Menschen umherstreiften, was diese Vorstellung plausibel macht.)

Diese veränderten Ernährungsgewohnheiten – hin zu mehr Fett und Omega-3-Fettsäuren – ergibt zweifellos einen Sinn, denn sie kann die Entwicklung eines größeren (in seinen Ausmaßen menschlichen) Gehirns fördern. Dutzende nicht-menschliche Primaten sollen den Aufzeichnungen zufolge Fisch und andere Wasserfauna gefressen haben, wodurch sie viel Salz aufnahmen.[22] Sie wären dann in beiden Wasserarten mit unterschiedlichem Salzgehalt auf Hai-Eier gestoßen, auf Krabben, Krebse, Muscheln, Schwertmuscheln, Schnecken, Tintenfisch, Austern, andere gepanzerte Wirbellose und Laubfrösche, auf Wirbellose im Flussschlamm, auf Eier der Schnappschildkröte, Wasserkäfer, Napfschnecken, Kaulquappen, Sandflöhe, Seehundläuse und Regenwürmer.[23] Diese gab es an Meeresküsten und in Sümpfen, im Süß- und Meerwasser und an anderen tropischen und gemäßigten Orten in Hülle und Fülle. Aus dieser Liste geht hervor, dass die Nahrung der vormenschlichen Primaten (und somit der frühen Menschen) nicht salzarm war; ja, sie könnte sogar außerordentlich *salzreich* gewesen sein.

Wegen dieser Vorliebe für Fisch und andere Wasserlebewesen könnten diese vormenschlichen Primaten gezielt versucht haben, Fische mit der Hand zu fangen und irgendwann auch mit Hilfsmitteln wie Stöcken, Sand und Nahrung – was einen riesigen Sprung in der kognitiven Entwicklung darstellte. Was für eine Wendung des Schicksals: Weil die frühen Primaten zufällig Fisch fraßen, konnten sich Gehirn und Geist überhaupt erst so entwickelt haben, um Fische aktiv mit Werkzeugen zu fangen. Wie sie genau an diese salzhaltigen Lebewesen herankamen, ist noch immer ein Rätsel, doch man glaubt, dass sie die Panzer mit Steinen öffneten und auf Bambus klopften, um die darin lebenden Frösche zu finden. Wie festgestellt wurde, verwendeten mindestens fünf andere Arten neben Orang-Utans Werkzeuge, um Fische und andere salzhaltige im Wasser lebende Beute zu fangen. Im Folgenden wandten die Hominini – sowohl die heutigen als auch die ausgestorbenen Menschen – die Fischfangtechniken der Primaten an.[24]

Frühe Menschen

Interessanterweise kam der Fischfang mit Werkzeugen beim frühen *Homo* vor rund 2,4 Millionen Jahren auf. Dass Primaten gewohnheitsmäßig Fisch fraßen, legt nahe, dass die Hominini ebenfalls zuerst Wasserpflanzen aßen und dann zufällig die Wassertiere probierten, die an ihrem „Abendessen" hingen. Nachdem sie Geschmack an dem neu entdeckten Fleisch gefunden hatten, gingen sie irgendwann dazu über, Fisch und andere im Wasser lebende Beute zu fangen.[25] Einige Forscher behaupten, ein früher Mensch, *Paranthropus boisei*, und ein früher *Homo* hätten in den Sümpfen gegraben, um ihre vorher überwiegend pflanzliche Ernährung um Wirbeltiere und Wirbellose zu ergänzen. Diese essbaren Wassertiere boten reichlich Salz und neuartige qualitativ hochwertige Nährstoffe, wie Docosahexaensäure (DHA). Ähnlich wie diese essenziellen Fettsäuren bei den vormenschlichen Primaten das Gehirnwachstum angeregt haben können, so konnte sich das Gehirn der frühen Menschen durch DHA vergrößern.[26]

Salz hilft ihr atmen

Einer meiner Freunde und Kollegen, der Arzt und Gesundheitswissenschaftler Dr. Sean Lucan, Privatdozent am Institut für Familien- und Sozialmedizin am Montefiore Medical Center des Albert Einstein College of Medicine, sagte mir, er habe seine Meinung zu Salz völlig geändert. „Früher war ich sehr gegen Salz eingestellt. Ich besaß keinen Salzstreuer und riet meinen Eltern, beim Kochen kein Salz zu verwenden und ihr Essen nicht zu salzen", erinnert er sich. „Ich glaubte an das Argument, Salz sei kurzfristig gleichzusetzen mit hohem Blutdruck und langfristig mit Herzinfarkten und Schlaganfällen. Doch als ich mich zunehmend für Ernährung interessierte und mir die Datenlage anschaute, sah ich den Nutzen meiner eigenen Salzvermeidung und den Rat, den ich meinen Eltern gab, zunehmend skeptisch."

Vor einigen Jahren nahm Sean Lucan an einem Symposium für Ernährung und Kochen am Culinary Institute of America teil, dem er seinen Sinneswandel zuschreibt: „Ich begann, Salz als kulinarische Zutat zu schätzen, und ich begann, selbst mit Salz zu kochen.

Die Ergebnisse zeigten sich sofort und waren drastisch und fantastisch. Ich kochte nur mit natürlichen Nahrungsmitteln. Und jetzt schmeckte dieses natürliche Essen richtig gut."

Seine Familie war begeistert, wie Salz den Geschmack ihres gesamten Essens verbesserte, und niemand erlitt irgendwelche unerwünschten Gesundheitsfolgen infolge der höheren Natriumzufuhr. An diese Erfahrung erinnerte er sich, als er in die Behandlung einer Frau mit fortgeschrittener Herzinsuffizienz eingebunden wurde, der eine streng natriumarme Diät verordnet war. „Sie wollte nur ihr Essen schmecken. Doch die Ärzte hatten Salz von ihrem Tisch verbannt und ihre Familie hatte es aus dem Haus geschafft", erinnert er sich. „Als ihr Leben sich dem Ende zuneigte, überredete ich die Familie endlich, ihr etwas Salz zuzugestehen. Sie gestatteten es nur widerwillig, denn sie befürchteten, ihr Herz würde weiteren Schaden nehmen." Doch weil sie ihre Verzweiflung erkannten und ihr einen so aufrichtigen Wunsch nicht abschlagen wollten, willigten sie ein.

„Und weißt du was? Es ging ihr besser. Nein, ihre Herzinsuffizienz verschwand nicht – aber ihr Blutdruck wurde dadurch nicht in Mitleidenschaft gezogen, sie hörte auf, nach Luft zu schnappen, und sie musste nicht mehr ins Krankenhaus, wie es vorher regelmäßig der Fall gewesen war. Außerdem genoss sie ihre übrigen Mahlzeiten und die restlichen Tage ihres Lebens – im Gegensatz zu einem unnötigen Leiden unter einer rational nur schwer erklärbaren Entbehrung.

„Ich habe noch das Bild vor mir, wie einer ihrer Urenkel auf ihrem Schoß sitzt. Er ist mittlerweile einige Jahre älter, doch anders als andere Kinder seines Alters nimmt er keine verarbeiteten Nahrungsmittel zu sich. Er salzt sein Essen nach seinem Geschmack; er ist gesund, es geht ihm gut und er ist uns allen ein Vorbild."

Die Tatsache, dass DHA wichtig ist für die Entwicklung des menschlichen Gehirns, führt zu der zwangsläufigen Vermutung, dass aus dem Wasser stammende Nahrung – und der Salzhunger, der unsere Vorfahren zu dieser hinzog – eine bedeutende Rolle spielt für die Entwicklung des menschlichen Gehirns, wie es heute ist.[27] Landpflanzen enthalten nur wenig DHA, was nahelegt, dass dieser Übergang zur Wasservegetation und zu im Wasser lebender Beute entscheidend war für die Größenzunahme unseres Gehirns.[28] Stellen Sie sich vor: Unser Salzhunger kann Anteil gehabt haben an einem großen Entwicklungssprung des frühen Menschen.

Selbst frühe Menschen, die weit entfernt von Brackwasserzonen des Meeres lebten, hatten dieses Bedürfnis nach Salz. Den Daten zufolge könnten frühe Menschen, die vor 2,4 bis 1,4 Millionen Jahren die küstenfernen Regionen Ostafrikas durchstreiften, ausgesprochen viel Salz gegessen haben. Ein urzeitlicher Vorfahr der Menschen, der sogenannte „Nussknacker-Mensch", soll sich von großen Mengen Erdmandeln (Tigernüssen) ernährt haben.[29] Die 1959 in Tansania gefundenen Fossilien dieses frühen Menschen zeigen kräftige Kiefermuskeln und eine Abnützung der Backenzähne, was auf eine Ernährung mit hohem Anteil an Erdmandeln hinweist. Diese enthalten *extrem* viel Salz (bis zu 3 383 mg Natrium pro 100 g, das ist die durchschnittliche Natriummenge, die wir heutigen Menschen an einem ganzen Tag zu uns nehmen).[30] Schon eine Handvoll (etwa 90 g) dieser nussartigen Knollen hätte in der heutigen Welt eine ganze Tagesration an Natrium geliefert.

Doch der Nussknacker-Mensch ernährte sich nicht nur von Nüssen, sondern seine Ernährung bestand zu einem großen Teil auch aus Heuschrecken. Eine nahe Verwandte der Heuschrecke, die Grille, enthält reichlich Natrium (ungefähr 152 mg Natrium pro fünf Grillen).[31] Höchstwahrscheinlich haben bestimmte Insekten einen so hohen Natriumanteil, weil sie sich dadurch schneller bewegen und schneller fliegen können, und so ihren Fressfeinden entkommen können.[32] Wie Wissenschaftler beobachtet haben, kann ein Natriummangel bei Insekten (und wahrscheinlich auch bei anderen Tieren) zu Kannibalismus führen.[33] Der Theorie zufolge wissen die Tiere instinktiv, dass Salz im Blut vorkommt, in der Zwischenzellflüssigkeit, der Haut, den Muskeln und in anderen Körperteilen. Wenig überraschend nehmen Menschen nach Ansicht der Experten Proteine und Mikronährstoffe seit Jahrmillionen über wilde Insekten auf – und tun das vor allem in Teilen Afrikas, Asiens und Mexikos heute noch.[34]

Der Fall ist klar

Vom Standpunkt der Evolution aus weist nichts darauf hin, dass wir uns mit einer salzarmen Ernährung entwickelt haben. Vielmehr scheint unsere Evolutionstheorie weitgehend die Tatsache zu bestätigen, dass wir uns dank einer salzreichen Ernährung entwickelt haben. Woher kommt also diese sich hartnäckig haltende Fehlannahme bezüglich unserer ursprünglichen Ernährung?

Die Vorstellung, dass unsere menschlichen Vorfahren sehr wenig Salz aßen, allgemein weniger als 1 500 mg Natrium pro Tag, ist sowohl alt als auch aktuell.[35] Die Diskussion über die Entwicklungsgeschichte der Ernährung geht anscheinend teilweise auf einen einflussreichen Artikel zu dem Thema zurück, der 1985 im *New England Journal of Medicine* veröffentlicht wurde, einer der weltweit angesehensten medizinischen Fachzeitschriften. Nach Schätzung der Autoren dieses Artikels nahmen wir in der Altsteinzeit (von vor rund 2,6 Millionen Jahren bis vor etwa 10 000 Jahren) nur 700 mg Natrium pro Tag zu uns.[36] Doch diese Zahl beruhte auf dem Natriumgehalt ausgewählter Landtiere (und nur dem des Fleisches) sowie dem Natriumgehalt der Landpflanzen, die Jägern und Sammlern zur Verfügung standen. Diese Schätzung beinhaltet nicht das Natrium, das wir über Erdmandeln, Insekten oder Wasserpflanzen und im Wasser lebende Beutetiere aufnahmen. Ebenso wenig beinhaltet sie andere große Natriummengen, die in Tieren zusätzlich zum Fleisch vorkommen, etwa in der Haut, in der Zwischenzellflüssigkeit, im Blut und im Knochenmark (was die Jäger und Sammler sehr wohl aßen, wie wir wissen). Nicht zu vergessen ist dabei, dass Tiere an sich (Muskeln, Organe, Eingeweide, Haut und Blut), ausgesprochen gute Salzquellen sind. Muskeln beispielsweise enthalten ungefähr 1 150 mg Natrium pro Kilo. Australische Ureinwohner aßen bei einer Mahlzeit zwei bis drei Kilo Fleisch eines Beutetieres.[37] Das entspricht 3 450 mg Natrium pro Tag, genau die Natriummenge, die Amerikaner heute verzehren (das heißt, solange sie nicht mühsam die Richtlinien einer salzarmen Ernährung einzuhalten versuchen!). Andere Teile und die Organe von Tieren enthalten sogar noch mehr Salz als das Fleisch: Nur etwa 250 g Bisonrippen liefern 1 500 mg Natrium, die gleiche Menge befindet sich in nur

400 g Bisonnieren oder rund 900 g Bisonleber. Und denken Sie daran, darin enthalten ist noch nicht einmal das Salz, das in Haut, Zwischenzellflüssigkeit, Blut und Knochenmark vorkommt.

Wahrscheinlich kamen die frühen Menschen auch noch auf andere Arten an Salz. Einige sollen auch Erde gegessen haben, wie es Kikuyu-Frauen aus Afrika heute noch tun, die bekannt dafür sind, dass sie Gerichte aus natriumhaltiger Erde zubereiten.[38] Unsere Vorfahren hatten wahrscheinlich auch Salzlecksteine und tranken Regenwasser, was eindeutig darauf hinweist, dass frühere Schätzungen zur Salzzufuhr in unserer Evolution höchstwahrscheinlich drastisch zu niedrig lagen.

Doch leider lautet das Mantra immer: Die streng vegetarische Ernährung unserer frühen Vorfahren liefert nur rund 230 mg Natrium am Tag, und selbst eine fleischhaltige Ernährung bietet nur rund 1 400 mg Natrium täglich. Diese niedrigen Schätzungen brachten die meisten Fachleute zu der Ansicht, unser heutiger Salzkonsum liege zwei- bis zwanzigmal über dem unserer Vorfahren. Und da wir in unserer Evolution nicht so viel Salz aßen, dann kann unsere heutige Aufnahme auch nicht gut für uns sein! (So ähnlich geht das Mantra.)

Niemand weiß wirklich, wie viel Salz unsere Vorfahren in der Altsteinzeit zu sich nahmen oder mit wie viel Salz sich unser menschliches Gehirn entwickelte – doch wahrscheinlich ist es viel mehr, als die meisten Experten glauben. Einige meinen, 45 bis 60 Prozent ihrer Kalorien bezogen unsere Vorfahren in der Altsteinzeit aus tierischen Nahrungsmitteln,[39] die naturgemäß salzreich sind.

Die Menschen brauchen schon immer Salz

Wir wissen, dass Salz für die frühen Menschen wichtig war, weil es die Meeresumgebung widerspiegelt und imitiert, aus der sie kamen. Doch wir haben uns vermutlich weit über dieses Stadium hinaus entwickelt – was bewirkt Salz heute für uns?

Salz (alias Natriumchlorid oder NaCl) ist die weiße Substanz, die wir alle vom Esstisch kennen. NaCl wird zum Elektrolyt, sobald es sich im

Blut und anderen Körperflüssigkeiten auflöst; dabei bildet es das positiv geladene Natriumion (Na+) und das negativ geladene Chloridion (Cl-). Na+ ist der häufigste positiv geladene Elektrolyt. Er bildet die Flüssigkeit, in dem unsere Zellen schwimmen; Chlorid ist der wichtigste negativ geladene Elektrolyt in unserem Blut. Verglichen mit allen anderen Elektrolyten (wie Kalium, Magnesium oder Kalzium) sind Na+ und Cl- die Elektrolyte mit der höchsten Konzentration in unserem Blut.

Jod ist ebenfalls ein Mineral, wie Natrium und Chlorid, doch es ist im Körper nur in Spuren zu finden. Auch wenn Jod ein Spurenelement ist, ist es lebenswichtig für die Gesundheit unseres ganzen Körpers. Jod ist der Hauptbaustein der Schilddrüsenhormone; dabei bilden drei Jodatome das Schilddrüsenhormon T_3 (Trijodthyronin) und vier Jodatome T_4 (Thyroxin). Ein Jodmangel verringert die Bildung von T_3 und T_4 im Körper und kann das Schilddrüsengewebe wachsen lassen; so kann es zu einem Kropf kommen und möglicherweise zu einer Unterfunktion (Hypothyreose) oder Überfunktion der Schilddrüse (Hyperthyreose).

Die Wassermenge und die Natriumkonzentration im Körper gleichen sich ständig aus, dieser Vorgang wird auch als Osmoseregulation bezeichnet. Wann immer die Natriumkonzentration im Blut steigt, resorbieren die Nieren einfach weniger Natrium, das überschüssige wird mit dem Urin ausgeschieden und der Körper hält so einen normalen Natriumspiegel im Blut aufrecht. Durch diesen Mechanismus wird eine Zellschädigung verhindert, wenn Wasser in die Zellen ein- und wieder austritt.

Sinkt der Natriumspiegel im Blut zu stark, tritt Wasser aus dem Blut in unsere Gewebezellen, um das Natrium im Blut wieder auf den Normalwert zu erhöhen; durch diese Flüssigkeitsverschiebung können die Zellen jedoch anschwellen. Sobald die Natriumkonzentration im Blut steigt, wird das Wasser aus den Gewebezellen heraus und ins Blut gezogen, um den Natriumspiegel wieder auf den Normalwert zu senken; dabei können die Zellen schrumpfen. Sowohl das Anschwellen der Zellen als auch ihr Schrumpfen können außerordentlich schädlich sein, weshalb unser Körper alles unternimmt, um einen normalen Natriumspiegel im Blut aufrechtzuerhalten; darum sind Salzaufnahme und

Salzhaushalt so eng reguliert. Wäre unser Körper dazu nicht in der Lage, könnte ein Natriummangel im Blut zu einem Wasserüberschuss im Gehirn führen, was letztlich zum Tod führt.

Damit wir den Salzhaushalt an Land besser im Gleichgewicht halten können, wurde in einer evolutionären Anpassung die Bildung der Nebennierenhormone verändert. In salzhaltiger Umgebung lebende niedere Wirbeltiere bilden Cortisol und Corticosteron. An Land lebende Tiere haben sich hingegen so entwickelt, dass sie Corticosteron und Aldosteron bilden.[40] Die Menschen wiederum bilden Cortisol und Aldosteron. Diese Nebennierenhormone sind wichtig für die Kampf-oder-Flucht-Reaktion (Cortisol) unseres Nervensystems und gleichzeitig für unseren Salzhaushalt (Cortisol und Aldosteron).

Cortisol, das vielleicht bekannteste „Stresshormon", ist das wichtigste von den Nebennieren produzierte Glucocorticoid. Cortisol scheint auch beteiligt zu schein, wenn zu unserer Unterstützung in Stresszeiten Natrium aus den Speichern in der Haut freigesetzt wird. Erinnern Sie sich, wie Insekten offenbar schneller fliegen können, wenn sie salzhaltiger „geladen" sind? Nun, das Gleiche könnte auch bei Menschen stattfinden, die versuchen, nicht von einem Löwen gefressen zu werden.

Aldosteron, ein anderes von den Nebennieren ausgeschüttetes Hormon, sorgt dafür, dass Natrium in der Haut gespeichert wird, gleichsam wie man Geld zurücklegt; dadurch können wir in Zeiten eines Mangels oder Bedarfs mehr Salz über die Nieren rückresorbieren. Aldosteron ist also ein „Salz-Speicherer", Cortisol hingegen anscheinend ein „Salz-Freisetzer", und über das Zusammenspiel beider Hormone können wir unseren Salzhaushalt insgesamt bestimmen.

Physiologisch wird unser Salzhaushalt auch durch Rezeptoren reguliert, die sich in der Halsschlagader und in der Aorta befinden und das Blutvolumen überwachen. Diese Rezeptoren nehmen Druckveränderungen wahr, die Signale im Gehirn auslösen, wodurch die Nieren entweder mehr Salz und Wasser zurückhalten oder ausscheiden, je nach Natriumreserve des Körpers.[41] Unsere Nieren können im Durchschnitt täglich etwa zwischen 1,4 und 1,6 *Kilogramm* Salz filtern (das sind zwischen 0,58 und 0,65 Kilo Natrium)[42] – also ungefähr die 150-fache Salzmenge, die wir pro Tag aufnehmen. Zur Verdeutlichung: Die meisten Gesundheitsbehörden sagen uns, der Verzehr von nur 6 g Salz (etwa 2 300 mg Natrium oder 1 Teelöffel Salz) sei zu viel, doch unsere Nieren filtern diese Salzmenge *alle fünf Minuten*.

Die Empfehlungen zur Salzeinschränkung ergeben aus physiologischer Sicht kaum Sinn, doch durch einen Blick auf diese Zahlen können wir die Situation veranschaulichen. Die Salzmenge, die wir jeden Tag zu uns nehmen, ist wirklich nur ein Tropfen auf dem heißen Stein verglichen mit der Menge, die die Nieren täglich filtern. Ja, die Belastung für unsere Nieren kommt hauptsächlich daher, dass sie Salz zurückhalten und die gesamten 1,4 bis 1,6 Kilo Salz *rückresorbieren* müssen, die sie jeden Tag filtern.[43] Für diese Rückresorption verbrauchen wir Adenosintriphosphat (ATP), die allgemeine „Energiewährung" unseres Körpers; diese Energie gewinnen wir aus unserer Nahrung und unsere Zellen nutzen sie für viele Körperfunktionen. Allein die Funktion der Natriumpumpe entspricht etwa 70 Prozent des Grundenergiebedarfs der Nieren,[44] was eine salzarme Ernährung zu einem Energiefresser und zu einer enormen Belastung für die Nieren macht. Das ist nur eine Art und Weise, wie eine salzarme Ernährung zu Gewichtszunahme führen kann, indem sie unsere Energiespeicher erschöpft und dazu führt, dass wir mehr sitzen. Welcher Organismus will sich schon gern bewegen (und wertvolles Natrium ausschwitzen), wenn ihm zu wenig Salz zur Verfügung steht?

Ähnlich wie eine salzarme Ernährung die Energie der Nieren erschöpft, wirkt sie sich auch auf das Herz aus.[45] Wenn wir unseren Salzkonsum einschränken, steigt unsere Herzfrequenz, wodurch im ganzen Körper weniger Blut und Sauerstoff zirkulieren und das Herz mehr Sauerstoff braucht.[46] Jede dieser Folgen, alle durch eine salzarme Ernährung hervorgerufen, könnte unser Herzinfarktrisiko erhöhen.

Genügend Salz zu essen, ist entscheidend für so vieles. Durchfall, Erbrechen und Schwitzen können zu Salzmangel führen. Ein Salzmangel kann bei Sportlern Geschwindigkeit, Ausdauer und Wärmeregulation einschränken.[47] Genügend Salz zu sich zu nehmen, sorgt für das richtige Gleichgewicht zwischen Flüssigkeit und Natrium, deshalb verhindert es eine Dehydrierung, niedrigen Blutdruck, Benommenheit, Stürze und kognitive Beeinträchtigungen. Und was für das Schicksal der menschlichen Rasse vielleicht am wichtigsten ist, Salz ist auch entscheidend für die Fortpflanzung.

Salz und Sex

Eine der faszinierendsten Eigenschaften von Salz ist seine Bedeutung für viele Aspekte der Fortpflanzung – von sexuellem Verlangen und Zeugung bis hin zu Schwangerschaft und Milchbildung[48], – und diese Verbindung ist mindestens seit der griechischen Antike bekannt. In der ägäischen Welt regte die Liebesgöttin Aphrodite Sexualität und Fortpflanzung an und verhinderte Unfruchtbarkeit. Aphrodite wird häufig dargestellt als aus dem salzigen Schaum des Meeres geboren und ist als „Schaumgeborene" oder auch „Salzgeborene" bekannt. Sie soll die „generative" Kraft des Salzes symbolisieren und die Überzeugung der alten Griechen, wonach die Menschheit aus dem Salzschaum entstand.[49]

Der griechische Denker und Philosoph Aristoteles beobachtete diese Kraft bei den damals in der Landwirtschaft genutzten Tieren, wenn er sagt: „Schafe sind in einem besseren Zustand, wenn ihr Wasser- und Mineralhaushalt im Gleichgewicht ist. Die Tiere, die salzhaltiges Wasser saufen, können sich früher fortpflanzen. Sie müssen Salz bekommen, bevor sie Junge auf die Welt bringen und diese säugen." Aristoteles' Zeitgenossen wussten, dass Tiere, die viel Salz fressen, mehr Milch geben – und Salz macht die Tiere kraftvoll und paarungsfreudig.[50]

Heute beobachten die Bauern bei ihren Tieren die gleiche Wirkung. Wie man feststellte, senkt eine reduzierte Natriumzufuhr das Geburtsgewicht und die Wurfgröße.[51] Wenn im Futter säugender Mutterschweine das Salz reduziert wird, verdoppelt sich im Durchschnitt die Zeit vom Abstillen zur Geschlechtsreife; weniger Salz verschlechtert erfolgreiches Paarungsverhalten erwachsener Sauen. Auch bei Mäusen löst Natriummangel nachweislich Fortpflanzungsstörungen aus.

Unter allen Rahmenbedingungen setzen Tiere, wenn sie in einen Natriummangel geraten, alles daran, dieses lebenswichtige Mineral zu finden. Ein Verlangen nach Salz lässt die Elefanten in Kenia die pechschwarzen Höhlen des Mount Elgon aufsuchen, damit sie dort Natriumsulfat von den Höhlenwänden lecken können. In Gabun entwurzeln Elefanten mit Salzmangel ganze Bäume, um an die natriumhaltige Erde unter den Wurzeln heranzukommen. Sogar Gorillas folgen Elefanten, um ebenfalls von dieser salzreichen Erde zu fressen und auf verrottendem Holz zu kauen und die salzhaltigen Mikroben zu fressen.[52] Affen, die sich gegenseitig putzen, tun das nicht, wie allgemein vermutet, um die Flöhe zu fressen, sondern vielmehr, um sich gegenseitig ihre salzhaltigen Hautausscheidungen abzulecken.[53] Viele Tiere tummeln sich auch in Pfützen, um Salz aus der Erde aufzunehmen,[54] und trinken sogar Urin, um an Salz zu kommen. Wie man feststellte, trinkt der *Kleine Mormon*, ein Schmetterling der Schwalbenschwänze, bei Ebbe Meerwasser, um seinen Salzbedarf zu decken.[55]

Eine salzarme Ernährung scheint sowohl bei Tieren als auch bei Menschen wie eine natürliche Empfängnisverhütung zu wirken, und zwar bei Männer und bei Frauen. Eine salzarme Ernährung mindert den Sexualtrieb, verringert die Wahrscheinlichkeit einer Schwangerschaft, führt bei Tieren zu verringerter Wurfgröße und zu geringerem Gewicht der Babys, sie führt zu erektiler Dysfunktion, Abgeschlagenheit, Schlafproblemen und zu einer späteren Menarche (Beginn der Fruchtbarkeit) bei Frauen.[56] Die Yanomamo-Indianer bringen nur alle vier bis sechs Jahre eine einzige Lebendgeburt zur Welt, obwohl sie sexuell aktiv sind und keine Verhütungsmittel verwenden.[57] Wie die Forschung festgestellt hat, sind Frauen, deren Nieren aufgrund einer angeborenen Nebennierenerkrankung Salz ausscheiden, weniger fruchtbar und bringen weniger Kinder zur Welt.[58]

Die moderne Medizin führte uns von unserem Entwicklungspfad weg, als sie entschied, Salz sei ein giftiger, suchterzeugender, unnötiger Lebensmittelzusatz. Die Samen dieses schädlichen Mythos wurden vor einhundert Jahren gesät, doch die Kosten tragen wir noch heute.

Kapitel 3

Der Krieg gegen Salz – warum wir uns den falschen Feind ausgesucht haben

Mit unserem heutigen Salzkonsum sind wir vielleicht „schuldig im Sinne der Anklage", denn wir essen *tatsächlich* tendenziell mehr Salz als die lebensnotwendige *Minimalmenge*.

Oberflächlich betrachtet, kann dieser Überschuss als überzeugendes Argument für eine Salzreduzierung erscheinen. Warum mehr essen als nötig? Doch genau wie jeder andere Nährstoff hat auch Salz eine optimale Einnahmemenge, die Langlebigkeit und ideale Gesundheit verleiht – doch diese Menge hat eine obere *und* eine untere Grenze.

Denken Sie darüber nach: Niemand käme auf den Gedanken, bei der Kalzium- oder Vitamin-D-Einnahme die lebensnotwendige *Minimalmenge* zu empfehlen. Die Folgen einer Unterversorgung sind wohl bekannt, etwa ein erhöhtes Risiko für Osteoporose und Skorbut. Selten besteht die Sorge, dass man zu viel Kalzium oder Vitamin D zu sich nimmt, sondern vielmehr zu wenig. Wesentlich weniger weiß man über die Schäden unzureichenden Salzkonsums – und in diesem Vakuum machte sich die Angst breit, ein übermäßiger Salzverzehr würde zu „durch Natrium bedingten" Bluthochdruck führen. Wir wissen jetzt, wie dumm, kurzsichtig und gefährlich diese Unkenntnis ist.

Um Unterstützung für eine Salzeinschränkung zu finden, argumentierten viele Befürworter eines verringerten Salzkonsums jahrelang energisch und unerbittlich, die erhöhte Salzaufnahme verlaufe weltweit parallel zu einem Anstieg von Bluthochdruck und Herz-Kreislauf-Erkrankungen.[1] Uns wurde gesagt, Menschen hätten seit Jahrmillionen höchstens etwa 1 g Salz am Tag verzehrt (ungefähr 400 mg Natrium), eine Ansicht, die heute noch viele teilen, trotz der eindeutigen Belege aus der Evolution, über die Sie im letzten Kapitel gelesen haben.[2] Ja, wenn wir unsere Thesen einmal beiseitelassen und nur die historischen Daten betrachten, erkennen wir, dass genau das Gegenteil der Fall war: Als Bluthochdruck und chronische Erkrankungen in der westlichen Welt zunahmen, nahm der Salzkonsum bereits ab.

Wie konnten sich diese eklatanten Widersprüche in der Medizin nur etablieren? Dass Menschen schon immer nur einen Bruchteil der Salzmenge zu sich nahmen, die wir heute verzehren, dass Salz Bluthochdruck verursacht und dass Bluthochdruck zu Herzerkrankungen führt? Und wie haben sich diese Widersprüche und ihr eiserner Griff fast ein Jahrhundert lang gehalten?

Wahr ist, einige wenige nachdrücklich vertretene Annahmen behinderten den wissenschaftlichen Fortschritt über Jahrzehnte, wenn nicht gar über Generationen hinweg. Um den Ursprung dieser Annahmen ausfindig zu machen und die Wahrheit dahinter ans Licht zu bringen, wollen wir zuerst betrachten, wie die Menschen im Laufe der Entwicklung der Zivilisation mit Salz umgingen. Indem wir die Geschichte und die Psychologie unserer Beziehung zu Salz verstehen, können wir die Entwicklung aus den irrigen Annahmen weniger Forscher nachverfolgen und erkennen, wie diese Annahmen in der Medizin zu geltendem Dogma und zu Richtlinien für die Volksgesundheit wurden. Dies geschah durch eine tödliche Kombination aus Trägheit, Publikationsbias, also der Tendenz zu einseitigen Veröffentlichungen, und skrupellosen, von der Nahrungsmittelindustrie motivierten Interessen.

Weißes Gold fördern

Seit mindestens 8 000 Jahren gewinnen die Menschen bewusst Salz; sie kratzen es aus den ausgetrockneten Seebetten in der Wüste oder gewinnen es aus der Erde.[3] Der Salzabbau begann in China, verbreitete sich aber in verschiedene Gegenden rund um die Welt, etwa nach Ägypten,

Israel und Palästina, Italien, Spanien, Griechenland und in die alten Keltengebiete. Die Menschen in diesen Gebieten handelten auch mit Salz und salzigen Nahrungsmitteln wie Fisch, Fischeiern, Oliven, geräuchertem Fleisch, Eiern und eingelegtem Gemüse und zogen dafür in verschiedene Regionen der Welt. Dieser Handel findet schon seit Tausenden von Jahren statt. Fast jede bedeutende römische Stadt befand sich in der Nähe einer Salzquelle und die Römer aßen täglich im Durchschnitt 25 g Salz, was 10 g (10 000 mg) Natrium entspricht, also mehr als 2,5-mal so viel, wie wir heute durchschnittlich konsumieren.[4]

In alten Zeiten erfanden die Menschen kreative Methoden zur Salzgewinnung. Sie bohrten Salzbrunnen in die Erde und kochten das Salzwasser ein, bis sie Salzkristalle erhielten. Sie gewannen Salzablagerungen aus ausgetrockneten Flussbetten. Sie verdunsteten aktiv Meerwasser aus künstlich angelegten Seen und Teichen, gewannen Steinsalz und Salz aus der Erde in der Wüste oder aus der verbrannten Asche von Sumpfpflanzen. Oder sie kochten Wasser aus Sümpfen und Torf ein.

Vor der Erfindung von Kühlgeräten war Salz das wichtigste antimikrobielle Mittel zur Haltbarmachung, denn es half, Nahrungsmittel – bei richtiger Konservierung – wochen- oder sogar monatelang frisch zu halten. Salz wurde als so wertvoll erachtet, dass römische Soldaten üblicherweise damit bezahlt wurden; auch symbolisierte Salz eine verbindliche Vereinbarung. Ja, fehlendes Salz auf einem römischen Esstisch galt als unfreundlich und machte argwöhnisch. Salz war die Lebenskraft der antiken Welt.[5]

Schätzungen zufolge nahmen die Europäer im 16. Jahrhundert täglich 40 g Salz zu sich, im 18. Jahrhundert waren es bis zu 70 g, und zwar hauptsächlich in Form von gesalzenem Kabeljau und Hering.[6] Diese Menge überstieg die heutige Tagesmenge in der westlichen Welt etwa um das Vier- bis Siebenfache. 1725 bewegte sich der tägliche Salzkonsum in Frankreich zwischen 13 und 15 g, dort wurden wegen hoher Besteuerung des Salzes detaillierte Aufzeichnungen gemacht.[7] In Zürich lag der Salzkonsum bei über 23 g. In skandinavischen Ländern wurde noch mehr Salz gegessen: In Dänemark waren es über 50 g; Nils Alwall schätzte sogar, dass der tägliche Salzkonsum in Schweden im

16. Jahrhundert *fast an die 100 g herankam* (wieder hauptsächlich über den Verzehr von gesalzenem Fisch und geräuchertem Fleisch).[8]

All das weist darauf hin, dass in ganz Europa in den vergangenen Jahrhunderten wahrscheinlich mindestens doppelt und sogar bis zu zehnmal so viel Salz gegessen wurde wie heute. Lassen Sie uns nun den Anstieg der chronischen Krankheiten in Europa betrachten und der Frage nachgehen, wie das menschliche Herz mit dieser Blütezeit des ungezügelten Salzkonsums zurechtkam?

Wir sind uns nicht ganz sicher, wie stark Bluthochdruck in Europa zwischen dem 16. und dem 19. Jahrhundert verbreitet war – die Blutdruckmanschette wurde schließlich erst im späten 19. Jahrhundert erfunden –, doch wir wissen sehr wohl, dass im frühen 20. Jahrhundert geschätzt 5 bis 10 Prozent der US-amerikanischen Bevölkerung Bluthochdruck hatte.[9] 1939 waren nur 11 bis 13 Prozent der Erwachsenen in Chicago von Bluthochdruck betroffen. Diese Zahl verdoppelte sich dann bis 1975 auf 25 Prozent, bevor sie im Jahr 2004 satte 31 Prozent erreichte.[10] Und diese Zahl steigt kontinuierlich weiter an, denn 2014 litt schon jeder dritte Erwachsene in den USA unter Hypertonie.[11]

Wenn wir diese Zahlen mit etwas Abstand betrachten, können wir verallgemeinernd sagen, dass die Häufigkeit von Bluthochdruck in den USA in der ersten Hälfte des 20. Jahrhunderts bei rund 10 Prozent lag. Doch jetzt ist diese Zahl *dreimal so hoch*,[12] obwohl der Salzkonsum in den vergangenen 50 Jahren erstaunlich konstant blieb.[13]

Unser Salzkonsum verlief eindeutig *nicht* parallel zur zunehmenden Häufigkeit von Bluthochdruck in den USA in der zweiten Hälfte des 20. Jahrhunderts. Doch wie sieht es bei Herzkrankheiten aus?

Wie wir bereits wissen, war der Salzkonsum in Europa im 16. Jahrhundert extrem hoch, irgendwo zwischen 40 und 100 g pro Tag. Falls Salz Herzerkrankungen hervorriefe – Schmerzen in der Brust, die zu plötzlichem Tod führen – und die Europäer im 16. Jahrhundert täglich etwa 40 g Salz verzehrten,[14] dann hätte es in dieser Zeit *hunderttausendfach* Meldungen von Herzerkrankungen geben müssen. Doch darüber wird erstmals Mitte des 16. Jahrhunderts berichtet.[15] Und Herzkrankheiten stiegen erst Anfang des 20. Jahrhunderts sprunghaft auf einen kritischen Wert an. Die Zunahme chronischer Krankheiten verläuft also nicht parallel zum höheren Salzkonsum – wenn überhaupt, dann ist das Auftreten umgekehrt proportional.

Wie kam es dann also zu den heute geltenden Ernährungsrichtlinien? Fehltritte in der Forschung, Arroganz, Konflikte wegen Fördergeldern, eine sture Weigerung, nachzugeben – all diese Faktoren mussten zusammenwirken, damit es zu diesen Richtlinien kommen konnte und sie auch heute noch gelten.

Ein Konzept, so alt wie fehlerhaft

Die Theorie, wonach Salz den Blutdruck erhöht, ist mehr als 100 Jahre alt. Die Erfindung der Salz-Blutdruck-Hypothese wird zwei französischen Wissenschaftlern zugeschrieben, Ambard und Beauchard; die entwickelten sie 1904 auf der Grundlage von Befunden von nur sechs ihrer Patienten.[16] Als die Wissenschaftler diesen Patienten mehr Salz gaben, stieg deren Blutdruck tendenziell. Doch nur wenige Jahre später, im Jahr 1907, veröffentlichte Lowenstein dazu im Widerspruch stehende Ergebnisse von Patienten mit Nephritis (Nierenentzündung).[17] Fast das gesamte Jahrhundert lang stritten sich Wissenschaftler über den relativen Nutzen und die Risiken des Salzkonsums, auch wenn die Forschung beider Seiten qualitativ bei Weitem nicht gleichwertig war.

Die Saga der Salz-Kriege weitete sich erstmals in den frühen 1920er-Jahren in die USA aus. Als Erste machten der New Yorker Arzt Frederick M. Allen und seine Kollegen die amerikanische Ärzteschaft auf die Salzeinschränkung als mögliche Behandlungsstrategie zur Blutdrucksenkung aufmerksam. Sie veröffentlichten vier Artikel, zwei 1920 und zwei weitere 1922, die offensichtlich die Kontroverse in den USA auslösten. In der Kernaussage dieser Artikel hieß es, eine Salzreduzierung senke den Blutdruck bei ungefähr 60 Prozent der Menschen mit Bluthochdruck. Frederick Allen zog diese Fallbeispiele heran, um die Salzeinschränkung als mögliche Behandlung für Bluthochdruck zu verfechten. Er ging noch weiter und stellte folgende Hypothese auf: Das Salz in der Ernährung reize die Nieren, überlaste sie und führe schließlich sogar bei Menschen mit normaler Nierenfunktion zu Blutdruckerhöhung. Doch Allen hatte keinen Beleg dafür. Dennoch erschien seine Begründung vernünftig; eine Einschränkung beim Salz sollte „die Nieren schonen, hauptsächlich durch eine Begrenzung des Salzkonsums“.[18] Doch zahlreiche Veröffentlichungen in jener Zeit widerlegten das Konzept einer Salzreduzierung als gute Behandlungsoption für Hypertonie, und das Konzept verlor an Ansehen.[19] Mehr als zwanzig Jahre später wurde die Blutdruck-Theorie der „überlasteten Nieren“ aus der Mottenkiste gezogen und anscheinend von Walter Kempner gestohlen. Diesem Forscher war es bestimmt, sein Vermächtnis auf diesem Irrtum aufzubauen. Kempner war durchaus unnachgiebig beim Verordnen seiner strengen Diätvorschriften, mit denen er den Nieren eine erhöhte Arbeitsbelastung abnehmen wollte – und diese Vorschriften enthielten eine Salzreduzierung. Er schrieb: „Es muss der totale Krieg herrschen. Einen Faktor in Angriff zu nehmen, genügt nicht. Natrium zu reduzieren, genügt nicht; Cholesterin zu reduzieren, genügt nicht; Flüssigkeit und Aminosäuren zu reduzieren, genügt nicht. Eine einfache Reduzierung reicht nicht aus, denn alle Faktoren der Nierentätigkeit müssen auf ein absolutes Minimum reduziert werden.“[20] In der Folge erlangte Kempner weltweit Anerkennung für die Ergebnisse, die er mit seiner Reis-Diät zu erzielen behauptete – die zufällig salzarm war (ein Faktor von etwa einem Dutzend weiterer Diätvorschriften). Diese Folgerung von Kempners Arbeit als Nachweis dafür, dass eine salzarme Ernährung Bluthochdruck wirksam behandle, gehört zu den ungeheuerlichsten Beispielen von Fehleinschätzungen der Forschung in der gesamten Saga der Salz-Kriege.[21]

Kempners Reis-Diät

Als drittes Kind von Walter Kempner Senior und Lydia Rabinowitsch-Kempner wuchs Walter Kempner[22] vor dem Ersten Weltkrieg in Berlin auf, wo er Medizin studierte; seinen Abschluss machte er an der Universität Heidelberg. Kempner floh vor den Nazis nach Amerika und begann durch glückliche Umstände an der Duke University zu arbeiten. Eben dort erfand Kempner 1939 seine berühmt-berüchtigte Reis-Diät.[23]

Dr. Kempner behandelte Hunderte Patienten mit dieser Reis-Diät und trug zahlreiche Fallberichte zusammen. Seine Analyse dieser Berichte legte nahe, dass eine salzarme Ernährung, die hauptsächlich aus Reis und Obst bestand, für die meisten seiner Patienten mit bösartigem Bluthochdruck, chronischer Nierenerkrankung und sogar Diabetes eine wirksame Behandlung darstellte.[24] Kempner hielt Salz für ein „Abfallprodukt" der Nieren und durch die Salzreduzierung könne man die Nieren vor Überlastung schützen.[25]

Die Richtlinien von Dr. Kempners Reis-Diät könnten jedem heutigen Endokrinologen Schauer über den Rücken jagen. Die Diät bestand aus nur 2 000 Kalorien, 5 g Fett, 20 g Eiweiß, 200 mg Chlorid und 150 mg Natrium (etwa 1/15 Teelöffel).[26] Erlaubt war Reis aller Art in einer Durchschnittsmenge von 250 bis 350 g am Tag. Fruchtsäfte und Obst waren offensichtlich uneingeschränkt erlaubt, doch Kempner verbot den Verzehr von Nüssen, Datteln, Avocados, Obstkonserven, Trockenfrüchten oder Fruchtderivaten; nur der Zusatz von weißem Zucker war gestattet. (Wir wissen ja alle, wie nahrhaft weißer Zucker ist.)

Im Durchschnitt enthielt seine Ernährung rund 100 g einer Kombination aus weißem Zucker und Traubenzucker pro Tag, doch „falls nötig" bis zu 500 g. (Versuchen Sie, sich vorzustellen, was möglicherweise 125 Teelöffel zugesetzten Zucker täglich „nötig" machen könnte.) Gemüsesäfte oder Tomatensaft waren nicht erlaubt und in der Diät war auch kein Wasser vorgesehen, denn die Flüssigkeitsaufnahme war auf 700 bis 1000 ml Fruchtsaft pro Tag beschränkt. Sobald die Reis-Diät wirkte und sich die Beschwerden besserten, „können kleine Mengen Gemüse (mit Ausnahme von Hülsenfrüchten), Kartoffeln, mageres Fleisch oder Fisch hinzugefügt werden (alles ohne Salz oder Fett zubereitet)."[27]

Kempners Fallberichte erlangten in den Medien beträchtliche Aufmerksamkeit.[28] Doch die Aussage, seine Fallberichte seien von zweifelhafter Qualität, wäre gewaltig untertrieben. Erstens waren es keine klinischen Versuche, deshalb konnte er keine Verursachung nachweisen. Kempner hatte keine Kontrollgruppe, mit der er seine Patienten vergleichen konnte, und ebenso wenig arbeitete er mit angemessenen Kontrollzeiträumen nach dem Krankenhausaufenthalt. Aufgrund dieser Schwachstellen in seiner Forschung könnten seine Ergebnisse völlig falsch gewesen sein und nichts mit der Diät zu tun haben. Ja, einer der wahrscheinlichsten Gründe für den „Erfolg" der Diät war seine recht eigenwillige Art, seine Patienten zu überwachen: Kempner soll seine Patienten „mit Argusaugen" beobachtet haben[29] – er gab sogar zu, seinen Patienten die Leviten gelesen zu haben, die von der Diät abwichen.[30]

Schon damals fragten sich Forscherkollegen, ob der geringe Salzgehalt die Wirkung hervorrief. Tatsächlich stellte sogar einer von Kempners eigenen Patienten mit Bluthochdruck, Aszites (krankhafte Wasseransammlung im Bauchraum) und Ödemen fest, dass sich an allen drei Erkrankungen trotz einer vorschriftsmäßigen salzarmen Ernährung nichts änderte. Der Blutdruck des Patienten lag bei 174/97 mmHg, doch nach ungefähr zweimonatiger Reis-Diät sank er auf 137/82 mmHg – wenig überraschend, denn diese Veränderung ging mit einer Gewichtsabnahme von 14 Kilo einher.[31]

Wie man feststellte, entzog die Reis-Diät dem Körper gefährlich viel Salz und senkte das Chlorid im Plasma drastisch von 97 mEq/L auf 91,7 mEq/L.[32] (Die Kennzeichnung von Molekülen und Ionen im Blut gibt der Autor in mEq/l an. Im Folgenden werden diese Werte in den im Deutschen üblichen mmol/l angegeben, wobei vorausgesetzt wird, dass die stöchiometrische Wertigkeit den Wert 1 aufweist; Anm. d. Ü.) Behalten Sie dabei im Gedächtnis, dass ein Chloridwert von unter 100 mmol/l an sich mit einer höheren Mortalität in Verbindung gebracht wird.[33] Laut Kempner selbst war die Reis-Diät bei 178 von 500 Patienten unwirksam darin, den Blutdruck signifikant zu senken (das sind rund 36 Prozent). Doch er konzentrierte sich in seinen Behauptungen ausschließlich auf die 322 von 500 Patienten (rund 64 Prozent), bei denen die Diät den mittleren arteriellen Blutdruck um mindestens 20 mmHg senkte.[34] Selbst wenn wir diese Ergebnisse für wahr halten, könnten sie auf einen einzigen einer beliebigen Anzahl von Faktoren der Reis-Diät zurückzuführen sein, der wenig mit der Salzeinschränkung zu tun hatte: auf die vermehrte Aufnahme von Kalium und Ballaststoffen, auf den reduzierten Konsum von Protein, Fett, Transfetten und Samenölen sowie auf die verringerte Gesamtkalorienzahl und damit die Gewichtsabnahme. Doch diese Teilaspekte wurden nur selten in die Erklärung der Resultate einbezogen.

Unabhängig davon, dass nicht alle von der Diät profitierten – noch einmal, ein ganzes Drittel profitierte gar nicht davon –, wurde Kempners salzarme Reis-Diät danach allgemein als wirksame Therapie anerkannt und wird sogar heute immer noch angeführt als wirksame Behandlung für Bluthochdruck, Nierenerkrankung und Herzschwäche.

Ein weiteres selten erwähntes Detail in den Lobeshymnen auf Kempners Nachweis war ein stichhaltiger Punkt: Kempners Patienten waren zu Beginn der Behandlung alle schwer krank gewesen. Der Basiswert ihres Blutdrucks lag bei 199/117 mmHg, was als Blutdruckkrise gilt.[35] Allein diese Tatsache hätte die vermutete Wirkung der Reis-Diät für die breite Bevölkerung ausschließen sollen.[36] Und tatsächlich, als andere die Reis-Diät testeten, waren die Ergebnisse – nicht überraschend – weit weniger überzeugend als die, die Kempner erzielte.

Bei Patienten mit essenziellem Hochdruck, die eine Version der Reis-Diät ausprobierten, wurde in einer Studie bei 83 Prozent keine Blutdrucksenkung festgestellt.[37] Von den zehn Patienten, deren Nierenfunktion gemessen wurde, hatten neun eine eingeschränkte glomeruläre Filtrationsrate, das ist ein Parameter der Nierenfunktion; bei acht Teilnehmern war die Durchblutung der Nieren eingeschränkt und bei sechs war die maximale tubuläre Ausscheidungsleistung herabgesetzt. Mit anderen Worten, die salz- und eiweißarme Ernährung schien bei Patienten mit essenziellem Bluthochdruck die Nierenfunktion zu *verschlechtern* und war unwirksam in der Behandlung von Bluthochdruck.

Das war das Gegenteil dessen, was Kempner beschrieb.

Beunruhigender war ein Bericht des Medical Research Council (MRC), eine Forschungseinrichtung in Großbritannien für Medizin und angrenzende biologische Fachrichtungen, der 1950 in *The Lancet* veröffentlicht wurde, wonach ein Patient bei der salzarmen Reis-Diät an Urämie gestorben war (Urämie bezeichnet übermäßigen Harnstoff oder Urin im Blut aufgrund einer Nierenerkrankung).[38] Die Autoren argumentierten, eine bereits durch Bluthochdruck geschädigte Niere könne weniger Salz rückresorbieren, wodurch die Salzkonzentration im Blut gefährlich absinke; und Patienten mit Niereninsuffizienz könnten durch eine Salzreduzierung stark geschädigt werden.

Und weiter wurde versucht, mit neuen Untersuchungen Löcher in Kempners Forschungsergebnisse zu bohren. 1983 veröffentlichten John Laragh, renommierter Gründer des Zentrums für Hypertonie am New York-Presbyterian/Weill Cornell Medical Center, und seine Kollegen eine Übersichtsarbeit, in der sie Wissenschaftler zitierten, die besser kontrollierte Studien durchgeführt und weniger günstige Ergebnisse erzielt hatten. Sie stellten fest, dass die Diät nur bei 20 bis 40 Prozent der Patienten wirkte im Vergleich zu Kempners Behauptung einer 64-prozentigen Wirksamkeit.[39] Als die Forscher versuchten, die nützlichen Komponenten der Diät herauszukitzeln, fanden sie heraus, dass eine Salzbeschränkung (allgemein weniger als 1,15 g pro Tag) den Nutzen der Reis-Diät *umzukehren* schien.[40] Die grundlegende Behauptung zu dieser Diät war de facto genau das, was ihre Wirkung *schmälerte*. Wenn wir im Nachhinein irgendetwas von Kempners Reis-Diät mitnehmen können, dann ist das die Feststellung, dass wir mehr Kalium und Ballaststoffe in Form von Obst und Vollkornprodukten zu uns nehmen sollten – das allein kann schon den Zweck erfüllen.

Zu diesem Zeitpunkt, vor fast 35 Jahren, wiesen Laragh und seine Kollegen darauf hin, es sei nicht nachgewiesen, dass eine moderate Salzeinschränkung im großen Rahmen bei der ganzen Bevölkerung Bluthochdruck verhindern würde.[41] Selbst bei als „salzsensitiv" geltenden Menschen, also jenen 25 bis 45 Prozent, bei denen eine Salzreduzierung den Blutdruck leicht senkt, gab es nur schwache Anzeichen, dass die Salzeinschränkung funktionierte. Daraus schlossen Laragh und Kollegen, dass die Gewichtsabnahme und die Blutdrucksenkung mit der Reis-Diät tatsächlich von der Salzzufuhr völlig unabhängig waren.[42] Sie schlugen außerdem vor, Salz sollten nur die Personen reduzieren, bei denen sich eine Natriumreduzierung als „wirksam" erwiesen habe.

Noch mehr Forscher begutachteten die salzarme Diät und fanden sie unzulänglich. Arthur Corcoran und seine Kollegen in der Forschungsabteilung der Cleveland Clinic (die Corcoran aufbaute), zeigten, dass selbst von Patienten mit „starkem essenziellen Bluthochdruck“ nur 25 Prozent von einer salzarmen Ernährung profitierten. Demgegenüber wurden eindeutige *Schädigungen* festgestellt, etwa Azotämie (hohe Werte von Harnstoff, Kreatinin und anderen stickstoffhaltigen Abbauprodukten im Blut) und eine sich verschlechternde Nierenfunktion. Wie sie feststellten, mussten die meisten Patienten ihre tägliche Natriumaufnahme auf nur 200 mg *oder weniger* reduzieren (das entspricht weniger als 1/11 Teelöffel Salz), um den Blutdruck zu senken, was praktisch nicht durchführbar, wenn nicht sogar unmöglich war.[43]

Tatsächlich schafften es nur 28 Prozent der Studienteilnehmer, die Reis-Diät auch einzuhalten. Und nur bei 37 Prozent all jener, die sich an die Diät hielten, verbesserten sich die Blutdruckwerte. Wann immer Kempner seine „Methode“ testete, erlebten 62 Prozent der Patienten eine Verbesserung des Blutdrucks.[44] (Wahrscheinlich nachdem ihnen Compliance eingebläut worden war!) Doch seltsamerweise konnte kein anderer Forscher diese Ergebnisse reproduzieren; wenn die Reis-Diät von anderen untersucht wurde, wurde sie als schädigend befunden.

Die bekannten Folgen einer Salzeinschränkung, wie niedrige Natrium- und Chloridspiegel im Blut, erhöhen unabhängig voneinander das Sterberisiko, wie man seit langem weiß.[45] Und bei der salzarmen Reis-Diät kam es zu Azotämie und Nierenversagen und mehrere Menschen starben sogar.[46] Weitere angeführte Nebenwirkungen waren etwa Energiemangel, Appetitlosigkeit, Übelkeit, eine abnorm geringe Harnbildung (Oligurie), Muskelzucken und Bauchkrämpfe sowie Urämie (eine Ansammlung von Harnstoff im Blut), die wahrscheinlich auf eine Nierenschwäche hinwies. Bedauerlicherweise wurden und werden die schwerwiegenden Risiken einer salzarmen Ernährung sowohl zu Kempners Zeit und auch heute noch selten, wenn überhaupt in irgendwelchen Richtlinien erwähnt, die seine solche Ernährung empfehlen, obwohl viele Forscher Einwände gegen die Schwachpunkte der Salz-Blutdruck-Hypothese erhoben. „Die Annahme, eine nur mäßige Natriumreduzierung würde [das Bluthochdruckrisiko in der Bevölkerung allgemein senken], ist eine noch größere Spekulation. Darüber hinaus ist das Konzept nicht belegt, wonach eine moderate Salzreduzierung in der Ernährung für die ganze Gesellschaft harmlos sei", sagten Schroeder und Goldman in einem Artikel, der 1949 im *Journal of the American Medical Association (JAMA)* veröffentlicht wurde.[47] Viele Forscher blieben skeptisch, der breiten Öffentlichkeit blanko eine Salzreduzierung zu empfehlen; und in den folgenden Jahrzehnten hatten andere von einer weit geringeren Wirkung von Kempners Reis-Diät (und einer salzarmen Ernährung allgemein) berichtet. Salzreduzierung als Mittel der Prävention und zur Behandlung von Bluthochdruck verlor allgemein an Ansehen.

Bis Lewis K. Dahl ins Spiel kam.

Lewis K. Dahl

Dr. Lewis Kitchener Dahl soll ein Mann mit „festen Überzeugungen gewesen sein.[48] Ursprünglich interessierte sich Dahl für den Gedanken, wonach bestimmte Bevölkerungsgruppen, die sich (offensichtlich) salzarm ernährten, selten Bluthochdruck hatten, etwa die Inuit. Im Gegensatz dazu litten Bevölkerungen, die viel Salz konsumierten, wie die Japaner, viel häufiger unter Bluthochdruck.[49] Das regte ihn an, die Auswirkungen von Salz auf Nagetiere zu untersuchen. Dabei gab es allerdings ein Problem: Dahl wusste, dass sich Salz nicht sonderlich auf den Blutdruck normaler Ratten auswirkte. Deshalb beschloss er, sie durch Inzucht über mehrere Generationen hinweg selektiv zu verändern und die „Dahl-salzsensitiven Ratten", wie man sie jetzt kennt, zu züchten. Ja, genau: Dahl *entwickelte* salzempfindliche Ratten im Labor und wies dann an ihnen seine Salz-Blutdruck-Hypothese nach.[50]

Lewis K. Dahl und Robert A. Love vom medizinischen Forschungszentrum im Brookhaven National Laboratory, Upton, New York, veröffentlichten 1954 einen Aufsatz in der Zeitschrift *Archives of Internal Medicine* der amerikanischen Ärztekammer. Dieser Aufsatz wurde später dafür gelobt, dass darin das Konzept wieder aufgenommen wurde, eine natriumreiche Ernährung fördere die hohe Prävalenz, also das häufige Auftreten, von Bluthochdruck in der westlichen Welt.[51] Dahl und Love stützten ihre Behauptungen hauptsächlich auf epidemiologische Studien und führten als Beleg an, dass die Bevölkerung in ursprünglichen

Gesellschaften, die sich salzarm ernährten, schlanker und aktiver waren und keinen Bluthochdruck entwickelten. Dabei erkannten die Autoren jedoch nicht an, dass eben diese Gesellschaften auch nur sehr selten viel Zucker aßen. Aus irgendeinem Grund war die Vorstellung, Fettleibigkeit an sich könne zu Bluthochdruck führen (und beide könnten von Zucker gesteuert sein) damals keine sonderlich bekannte Theorie. Ebenso wenig verbesserte die Tatsache die Situation, dass bis 1983 eine Blutdruckerhöhung beim Menschen durch Zucker in keiner Veröffentlichung belegt war.[52] (Und damit wir die Forscher von damals nicht mit Steinen bewerfen und sie für kurzsichtig halten, nehmen Sie doch bitte zur Kenntnis, dass wir auch heute im Allgemeinen nicht zu der Ansicht neigen, eine Erkrankung könnte etwas mit einer anderen zu tun haben. Wir trennen Krankheiten gern voneinander und behandeln jede einzelne bei einem anderen Facharzt, doch so funktioniert der Körper eindeutig nicht.)

Obwohl viele Experten in die entgegengesetzte Richtung Druck ausübten, war Salz Mitte der 1950er-Jahre bereits als blutdrucksteigerndes weißes Kristall dämonisiert worden. Verschlimmert wurde die Sache noch dadurch, dass sich die Zuckerindustrie mächtig ins Zeug legte, um den Vorwurf vom Zucker auf andere Substanzen in der Ernährung abzuwälzen (wie gesättigte Fette).[53] Dadurch blieb es das Schicksal des Salzes, das weiße Kristall zu sein, das Bluthochdruck verursacht – niemand dachte überhaupt nur an Zucker. Warum auch? Damals sahen die meisten Wissenschaftler Zucker als vollkommen harmlos an, und ganz sicher auch der weitaus größte Teil der Laienöffentlichkeit.

Dahl schlug damals als einer der Ersten vor, hinzugefügtes Salz als Gewürz zu betrachten, nicht als notwendigen Bestandteil der Ernährung. 1960 veröffentlichte er eine Übersicht über die Literatur aus Untersuchungen, die er seit 1954 gesammelt hatte.[54] Diese belegen, dass in fünf Bevölkerungsgruppen Bluthochdruck häufiger auftrat, wenn sie ihren Salzkonsum erhöhten. Er ging sogar bis zu der Schlussfolgerung, Menschen könnten leicht mit weniger als 1 g Salz pro Tag *überleben*. Er zitierte einige seiner eigenen Studien, bei denen die Salzaufnahme offensichtlich auf etwa 100 bis 375 mg täglich reduziert war, und diese Menge wurde für drei bis zwölf Monate beibehalten. Auch führte er drei

Personen an, die offenbar zwei bis fünf Jahre lang „nachweislich" zwischen 250 und 375 mg Salz konsumierten; außerdem berichtete er von einer 17-Jährigen, die ihren „Salzhaushalt" mehrere Monate lang mit einer Salzzufuhr von nur 12 mg aufrechterhalten konnte (für sie wurde kein Verweis angeführt).[55] Trotz all dieser „Beweise" konnte Dahl mit keiner seiner vorgelegten Arbeiten wirklich nachweisen, dass eine salzarme Ernährungsweise nützlich oder unschädlich war.

Dahl führte Belege dafür an, dass die Verabreichung von Salz an Ratten, die als anfällig für Salz gezüchtet waren, Bluthochdruck hervorrief – dabei erwähnte er jedoch in diesen Studien nicht die entsprechende Salzmenge für Menschen. Laut Bjorn Folkow, einem angesehenen Verfasser von mehr als 400 Artikeln zur Gefäßphysiologie und Mitglied der Königlich-Schwedischen Akademie der Wissenschaften, wäre die Entsprechung der Salzmenge beim Menschen 40 g pro Tag gewesen (mehr als das Vierfache des normalen Salzverzehrs). So viel Salz wäre nötig, um bei ähnlich salzempfindlichen Menschen den Blutdruck zu erhöhen.[56] Bei den salzresistenten Ratten – also jenen, die kein Blutdruck-„Problem" mit Salz hatten –, erhöhte *nicht einmal* jene Menge den Blutdruck, der 100 g Salz beim Menschen am Tag entsprächen.

Damit lässt sich sicher sagen, dass die von Lewis Dahl zitierten Studien für Menschen vollkommen irrelevant waren. Doch davon ließ Dahl sich nicht abschrecken. Um seine Argumente zu untermauern, zitierte Dahl eine Veröffentlichung in *JAMA* von 1945 als Beleg dafür, dass eine salzarme Ernährung bei Menschen den Blutdruck senke. Dabei gab es jedoch ein Problem: Diese Veröffentlichung belegte in keiner Weise, dass eine Salzreduzierung bei allen Probanden den Blutdruck signifikant senkte. Vielmehr legte der Artikel bei genauerem Hinsehen nahe, dass die Studie zur salzarmen Ernährung in Wirklichkeit Menschen hätte *töten* können.[57] Ein Patient, der auf die salzarme Ernährung gesetzt wurde, verstarb kurz darauf. Ein anderer erlitt einen Kreislaufkollaps, was gewöhnlich auf eine anhaltende unzulängliche Versorgung von Gewebe mit Sauerstoff und Nährstoffen hinweist. Als seiner Ernährung wieder Salz hinzugefügt wurde, erholte sich der Patient mit dem Kreislaufkollaps (zum Glück).

Diese bedeutsamen Punkte erwähnte Dahl in seinem Aufsatz nicht. Und dennoch war er so überzeugt von Salz als Auslöser für Bluthochdruck, dass er zu dem Schluss kam: „Dieses Konzept [Salz verursacht Bluthochdruck] wird heute so weithin anerkannt und angewandt, dass weitere Ausführungen das Offensichtliche zu Tode reiten würden." Vielleicht wäre es jedoch aufschlussreich gewesen, ein paar mehr „offensichtliche Ausführungen" zu kennen, bevor man die Gesundheitspolitik einige weitere Jahrzehnte an dieser fehlerbehafteten Theorie festmachte.

Nach Dahls Behauptung ist der hohe Salzgehalt in der Babynahrung schuld an der hohen Säuglingssterblichkeit in den Vereinigten Staaten.[58] Als er salzempfindlichen Ratten bestimmte Babynahrung gab, starben sie. Doch menschliche Säuglinge sind natürlich viel größer als Ratten, und salzsensitive, also salzempfindliche Ratten sind keine normalen Ratten – doch davon ließ sich Dahl nicht aufhalten. Er verkündete pauschal die Botschaft, Salz in Babynahrung könne Säuglingen schaden. Nicht erwähnt wurde jedoch, dass diese salzempfindlichen Ratten in seinen Experimenten bösartigen Bluthochdruck entwickelten, der sie verenden ließ[59] – etwas, was bei menschlichen Babys gar nicht vorkam. Der Ausschuss für Ernährung der Vereinigung amerikanischer Kinderärzte kam zu dem Schluss, der zum Teil auf Dahls Arbeit und Vorstellungen basierte: Die Salzzufuhr von Säuglingen sei zu hoch, woraufhin die Hersteller den Salzgehalt der Babynahrung verringerten.[60]

In der Forschung zählt Qualität, doch die gesamten Salz-Kriege hindurch wogen der Einfluss persönlicher Verbohrtheit und ein Zögern, den Status quo zu hinterfragen, schwerer als der Einfluss wissenschaftlicher Strenge und Integrität. Und den Preis dafür zahlen wir seitdem.

George Meneely und Harold Battarbee

Dass die Salzeinschränkung in die Ernährungsziele von 1977 aufgenommen wurde, beeinflussten wahrscheinlich vor allem zwei Autoren: George R. Meneely und Harold D. Battarbee. Sie waren am Medical Center der Louisiana State University tätig und zählten zu den renommiertesten Wissenschaftlern, die die Ansicht vertraten, eine Salzrestriktion trage zur Vorbeugung und Behandlung von Bluthochdruck bei.[61] Ja, Meneely war sogar Leiter des Fachbereichs Physiologie und Biophysik an der staatlichen Universität von Louisiana, eine Position, die ihm viel Einfluss verlieh und Bewunderung einbrachte.[62] Sowohl Meneely als auch Battarbee hielten eine natriumreiche und kaliumarme Ernährung für die treibende Kraft bei Bluthochdruck.[63] Sie schrieben, „übermäßig viel Salz" vergrößere das extrazelluläre Flüssigkeitsvolumen und erhöhe den Blutdruck. Doch sie sagten nie ausdrücklich, *welche* Menge an Salz diese Folgen hervorruft.

Selbst Meneely und Battarbee räumten ein, das Konzept, Salz verursache Bluthochdruck, sei lediglich eine Theorie in ihrem Aufsatz von 1976 mit dem Titel *High Sodium-Low Potassium Environment and Hypertension* (dt. etwa: „Natriumreiches/kaliumarmes Milieu und Bluthochdruck"). Ihr Aufsatz war damals eine der umfassendsten Übersichtsarbeiten, die sich dem Thema Salz und Blutdruck widmete, und sie wurde unmittelbar vor den Ernährungszielen von 1977 veröffentlicht. All das verhalf den Autoren zu einem hohen Bekanntheitsgrad. Bei all dem Trara ging die Tatsache unter, dass der Salz-Blutdruck-Zusammenhang nur *eine* Theorie war. Angesichts der Aufmerksamkeit, die den Autoren zuteilwurde, kann man sich vorstellen, dass diese es vorzogen, den Einfluss ihrer Arbeit nicht abzuschwächen. Ja, im US-Senatsbericht wurden Meneely und Battarbee in den *Supplemental Views* (dt. etwa „Zusätzliche Ansichten") angeführt, sie hätten sich vor dem Senatsausschuss für eine Salzeinschränkung ausgesprochen.[64]

Der US-Senat oder auch die Ernährungsziele von 1977 achteten jedoch nicht sonderlich darauf, dass nach deren Theorie lediglich eine *kombinierte Zufuhr von viel Salz* und *wenig Kalium* zu Bluthochdruck führe, und das nur bei *genetisch anfälligen* Personen. Diese Details wurden von der großen Überschrift in den Hintergrund gedrängt: Salz führt zu Bluthochdruck. Doch dieses kurzzeitige Phänomen der zufälligen zeitlichen Abstimmung wirkte sich, wie sich herausstellte, die nächsten vierzig Jahre gewaltig auf die Volksgesundheit aus. Der Öffentlichkeit wurde gesagt, *jede und jeder* würde von einer Salzeinschränkung profitieren, und dies sei eine sichere Maßnahme zur Vorbeugung und

Behandlung von Bluthochdruck – etwas, das die Hinweise in der Literatur nie bestätigt haben, vorher nicht und seitdem auch nicht.

1977 gab der von George McGovern geleitete nicht-ständige Senatsausschuss für Ernährung und Grundbedürfnisse die Ernährungsziele heraus, in denen allen Amerikanern empfohlen wurde, ihre Salzaufnahme auf nur 3 g (1,2 g Natrium) pro Tag zu beschränken.[65] Diese Richtlinie basierte auf der damaligen Expertenmeinung statt auf fundierten Belegen. Ja, zu jener Zeit waren fundierte Nachweise keine Voraussetzung, um Ernährungsrichtlinien für die Bevölkerung herauszugeben. Systematische Übersichtsarbeiten der Literatur oder auch Belege aus klinischen Humanstudien waren nicht erforderlich. Wer als Experte galt und genügend Einfluss hatte, dessen Wort würde als „Beweis" gewertet werden. Eine extreme Maxime für die Volksgesundheit, die sich in den folgenden Jahrzehnten tief greifend auf die Lebensmittelpolitik, die Vorgaben für die Industrie, das Schulessen und den medizinischen Behandlungsstandard auswirkte, beruhte im Wesentlichen auf den Meinungen einiger weniger Wissenschaftler (und eigentlich Nicht-Wissenschaftler).

Nachdem die Ernährungsziele im Februar 1977 veröffentlicht worden waren, fanden zwei andere Anhörungen statt, in denen etwa 50 weitere Meinungen geäußert werden sollten. Diese Anhörungen fanden am 24. März und am 26. Juli statt und die Mitschriften der Anhörungen wurden in den *Supplemental Views* veröffentlicht. Diese Ergänzungen geben einen Einblick in den Beginn der gravierenden Salzbeschränkung. Der nicht-ständige Senatsausschuss stützte sich hauptsächlich auf die National Academy of Sciences (dt. etwa „Nationale Akademie der Wissenschaften", eine Non-Profit-Organisation, die aus den führenden Wissenschaftlern des Landes besteht), sowie auf George Meneely und Harold Battarbee, die eine Obergrenze von nur 3 g Salz pro Tag empfahlen.[66] Wir können Meneely und Battarbee danken, dass sie zumindest nicht noch weniger als 3 g als tägliche Salzobergrenze für alle Amerikaner festsetzten.[67]

Als nicht einmal zwei Jahre später die zweite Auflage der Ernährungsziele von 1977 veröffentlicht wurde, war die Grenze von 3 g Salz pro Tag auf 5 g heraufgesetzt worden (rund 2 g Natrium). Dies mag auf eine zusätzliche Aussage zurückzuführen sein, die vor dem nicht-ständigen Senatsausschuss gemacht wurde und auf Folgendes hinwies: Selbst wenn jemand die ganzen 3 g Salz als Jodsalz zu sich nähme, käme er dennoch nicht auf die empfohlene Jodtagesmenge (150 µg).[68] (Selbst heute gilt die Bevölkerung in 54 Ländern als von Jodmangel betroffen, und am besten kommen wir an Jod, Sie erraten es, indem wir Jodsalz verwenden.)[69] Und wieder lag das Hauptaugenmerk auf dem lebenserhaltenden *Minimum* – eine schlechte Maßeinheit für Vitalität und Gesundheit.

Die *Supplemental Views* spiegeln eine Debatte über Salzrichtlinien wider, bei der es zur Sache ging. Erwähnt werden darin auch Verbraucherwarnungen zur Salzeinschränkung für Personen, die Medikamente einnehmen, die Salz ausscheiden oder zu einem Salzmangel führen. Und sogar die amerikanische Herzgesellschaft wurde mit der Aussage zitiert: „Das Aufkommen wirksamer Natrium-eliminierender Diuretika *hat die Notwendigkeit einer streng natriumarmen Ernährung stark relativiert* [eigene Hervorhebung]." Vertreter der amerikanischen Ärztekammer (AMA) sagten: „Zwar legen epidemiologische Beobachtungen einen Zusammenhang zwischen Salzaufnahme und Hypertonie nahe, *sie stützen jedoch nicht die Hypothese, dass der Salzkonsum bei Menschen in den USA ein wesentlicher Ursachenfaktor für Hypertonie ist* [eigene Hervorhebung]." Und Vertreter des Ausschusses für Ernährung der Vereinigung amerikanischer Kinderärzte sagten: „Die Rolle der Salzaufnahme als auslösender Umweltfaktor für Bluthochdruck muss noch genau bestimmt werden. *Für 80 Prozent der Bevölkerung dieses Landes hat sich der derzeitige Salzkonsum nicht als schädlich erwiesen, das heißt, es hat sich kein Bluthochdruck entwickelt* [eigene Hervorhebung]." Mit anderen Worten, drei bedeutende medizinische Institutionen hatten schon bei der Veröffentlichung der Ernährungsziele von 1977 ihre Zweifel an der Empfehlung einer salzarmen Ernährung für alle Amerikaner.

Die Gefahren von Diuretika umkehren

Vor einigen Jahren beriet ich eine Frau mit Mitte 40, die sich etwas benommen fühlte und ein „ständiges Verlangen nach Salz" angab. Sie hatte hohen Blutdruck und ihr war ein Diuretikum mit salzausscheidender Wirkung verschrieben worden, Hydrochlorothiazid, und ihr Arzt ermahnte sie unerbittlich, ihr Essen nicht zu salzen und Salz in der Ernährung generell zu meiden. Ich hatte jedoch so meine Bedenken, dass ihre Benommenheit und ihr Verlangen nach Salz ein Signal waren, über das ihr Körper ihr mitteilte, dass etwas nicht stimmte.

Ich riet ihr, ihren Natriumwert im Blut messen zu lassen, um festzustellen, ob er im Normbereich lag (in der Regel zwischen 137 und 142 mmol/l). Sie rief mich in der Apotheke an und sagte mir, ihr Natriumspiegel im Blut sei in der Arztpraxis nur bei 128 mmol/l gewesen. (Um diese Zahl ins Verhältnis zu setzen: Ein Natriumspiegel im Blut von 125 mmol/l kann tödlich sein.) Auf der Grundlage ihrer Diagnose Hyponatriämie (niedrige Natriumkonzentration im Blut) halbierte der Arzt die Dosis ihres Diuretikums. Er sagte ihr auch, ich hätte recht gehabt: Sie *solle* Salz essen, wenn sie das Verlangen nach Salz habe.

Wenige Wochen nachdem ihre Diuretikum-Dosis halbiert worden war und sie Salz verzehrt hatte, wann immer sie ein Verlangen danach spürte, stieg ihre Natriumkonzentration im Blut praktisch wieder auf den Normalwert (136 mmol/l). Das ist ein hervorragendes Beispiel dafür, warum wir nicht blind dem Rat „wohlmeinender" Ernährungsrichtlinien und Gesundheitsbehörden folgen sollten. Situationen in der realen Welt lassen sich nicht in „Richtlinien" zusammenfassen.

Hätten diese angesehenen Organisationen ihre Sicht nachdrücklich vertreten, statt zuzulassen, dass die fehlerbehaftete Arbeit von Einzelpersonen die gesamte Ärzteschaft repräsentiert, wären wir vielleicht niemals aufgefordert worden, auf den Salzstreuer zu verzichten. Unsere Gesundheit und insbesondere unsere Lebensqualität hätte dann vielleicht nicht leiden müssen. Doch die Salz-Kriege sollten noch 40 Jahre weitergehen, bis zum heutigen Tag.

Die Richtlinien zur salzarmen Ernährung formal verankern

Die gesamten „Salz-Kriege" hindurch widersprechen sich die Studien, die Untersuchungsergebnisse wechselten die Seiten wie der Ball bei einem nie endenden Tennismatch. Einige Studien belegten, dass Salz den Blutdruck erhöhte,[70] andere jedoch nicht.[71] Die Befürworter der Salz-Blutdruck-Hypothese argumentierten stets, für die Skeptiker spreche nur wenig – und die Befürworter der Salz-Blutdruck-Hypothese seien zahlreich.

Der amerikanische Physiologe Arthur Guyton war eine der einflussreichsten Stimmen in den frühen 1980er-Jahren. Seiner Ansicht nach konnte eine Zunahme der Extrazellulärflüssigkeit aufgrund eines vermehrten Salzkonsums zu Bluthochdruck führen.[72] Er glaubte jedoch auch, damit es dazu komme, müssten die Nieren beeinträchtigt sein, denn es sei durchaus bekannt, dass der Körper jegliches zusätzliche Salz über die Nieren ausscheiden könne.[73] Was die Nieren schädigte und eine „salzsensitive Hypertonie" hervorrief, war damals jedoch nicht bekannt. (Für Neugierige: Es ist das andere weiße Kristall.)[74]

Während einige Studien, die ganze Bevölkerungsgruppen miteinander verglichen, einen Zusammenhang zwischen Salzkonsum und Blutdruck feststellten, wurde die gleiche Wirkung nicht gefunden, wenn Menschen *innerhalb* der gleichen Bevölkerungsgruppen miteinander verglichen wurden. Meneely und Battarbee plädierten für einen „Sättigungseffekt", was Folgendes besagt: Wenn eine ganze Bevölkerung übermäßig viel Salz konsumiert, dann wäre jeglicher Hinweis, der die Salzaufnahme mit dem Blutdruck in Wechselbeziehung bringen könnte, verborgen – wenn diese Auswirkungen in Wirklichkeit eher der niedrigeren Kaliumaufnahme und dem höheren Verzehr von Zucker und raffinierten Kohlenhydraten zuzuschreiben wären.[75] Und diese Begründung schien zu funktionieren; doch selbst den Fürsprechern einer salzarmen Ernährung fiel es schwer, Argumente für eine Salzeinschränkung anzuführen. Hinzu kam: Nur jeder Vierte schafft es auch, sich an die strenge Salzbeschränkung zu halten, was diese zu einer recht aussichtslosen Maßnahme der Gesundheitspolitik macht.[76]

Auch wenn der Durchschnittsbürger Schwierigkeiten hatte, sich daran zu halten, Lewis Dahl hatte keinerlei Probleme damit. Er und andere Fürsprecher einer salzarmen Ernährung forderten einfach, die Öffentlichkeit müsse sich mehr anstrengen, ihren Appetit auf Salz in Schach zu halten.[77]

Sechs Jahre nach der Veröffentlichung der Ernährungsziele von 1977, also im Jahr 1983, veröffentlichten John Laragh[78] und Kollegen einen Aufsatz, der einige fehlgeleitete Annahmen aufdeckte, die die Verfechter einer salzarmen Ernährung fortsetzen wollten. Diese hatten das Land dazu gebracht, solche strikten Richtlinien anzuwenden. Laragh, Gründer des Zentrums für Hypertonie am New York-Presbyterian / Weill Cornell Medical Center, und seine Kollegen behaupteten, eine Bluthochdruckbehandlung mittels moderater Salzeinschränkung sei alles in allem nicht einmal an 200 Patienten getestet worden.[79] Auch betonte Laragh, die meisten Studien seien nur von kurzer Dauer gewesen und hätten nicht die sogenannten harten Endpunkte betrachtet (wie kardiovaskuläre Ereignisse oder Tod). Trotz dieser minderwertigen Ergebnisse wurden ausnahmslos alle Amerikaner durch pauschale gesundheitspolitische Anordnungen dazu aufgefordert, ihren Salzkonsum einzuschränken. Zudem waren bei Normotonikern, also Menschen mit normalem Blutdruck, die weniger Salz aßen, kein eindeutiger Nutzen festgestellt worden. Der „Nutzen" einer salzarmen Ernährung bei Hochdruckpatienten (noch einmal, nur auf der Grundlage weniger hundert Patienten) war auf alle Einwohner der USA übertragen worden, sogar auf Normotoniker.

Eine der zu dieser Zeit besten Studien wurde 1982 durchgeführt. Damals testeten der britische Herz-Kreislauf-Forscher Graham MacGregor und seine Kollegen an der Charing Cross Medical School in London in einem placebokontrollierten Versuch nur 19 Patienten mit leichtem bis mittelmäßigem essenziellen Bluthochdruck. Diese Crossover-Studie untersuchte eine salzarme Ernährung (1840 mg Natrium pro Tag) versus eine Ernährung mit normaler Salzmenge (3680 mg Natrium pro Tag).[80] Während der durchschnittliche Blutdruckwert bei der salzarmen Ernährung um 9/5 mmHg niedriger lag, hatten einige der 19 Patienten offensichtlich keinen signifikanten Nutzen, und bei zwei Patienten stieg der

Blutdruck bei der Salzrestriktion sogar leicht an. Wichtig zu erwähnen ist, dass auf der Grundlage des Kaliumspiegels im 24-Stunden-Urin die Kaliumeinnahme in der Studie niedrig war (ungefähr 2,2 bis 2,5 g pro Tag oder in etwa die Hälfte der empfohlenen Einnahmemenge von 4,7 g Kalium täglich[81]). Dieser Versuch zeigte genau genommen Folgendes: Verglichen mit einer Ernährung mit normaler Salzmenge in Kombination mit geringer Kaliumaufnahme, senkt eine salzarme Ernährung bei einigen Bluthochdruckpatienten den Blutdruck, kann ihn aber bei anderen Patienten erhöhen. Mit anderen Worten, es waren gemischte Ergebnisse. Diese Studie zeigt beispielhaft die Probleme, die auftreten, wenn Ergebnisse aus kontrollierten klinischen Zusammenhängen auf die Welt draußen abgeleitet werden. Niemand überlegte sich, dass uns Gemüse besser schmeckt, wenn wir es stärker salzen, und wie viel wir infolgedessen davon essen. Anders ausgedrückt, wenn wir Salz verwenden, essen wir mehr Gemüse (also Kalium), was unsere Gesundheit und den Blutdruck allgemein verbessert. Stattdessen erhielten wir die falsche Botschaft auf der Grundlage von Nachweisen, die wenig mit dem tatsächlichen Leben der Menschen zu tun hatten.

Unglücklicherweise entschied sich MacGregor dafür, an der fehlerbehafteten Interpretation dieser Ergebnisse festzuhalten, und er verschrieb sich der Mission der Salzreduzierung im globalen Maßstab. Nach dieser Studie begann MacGregor seinen erbarmungslosen Ein-Mann-Kreuzzug gegen Salz, der jahrzehntelang andauerte und ihn in Beratungsgremien für die Regierung und die Gesundheitsbehörden brachte, wodurch er beträchtlichen Einfluss ausübte. Außerordentlich erfolgreich bewegte er ganze Industriezweige und staatliche Gesundheitsbehörden durch Vortäuschung dazu, sich seinem Willen zu beugen.

1995 gründete MacGregor die Aktionsgruppe Consensus Action on Salt and Health (CASH)[82] und 2005 die World Action on Salt and Health (WASH).[83] Mit diesen beiden „salzfeindlichen“ Forschungs- und Lobbygruppen hatte MacGregor eine erhöhte Plattform, von der aus er seine glühende Überzeugung verkünden konnte, dass Salz den Blutdruck erhöhe und somit das Schlaganfall- und Herzinfarktrisiko erhöhen *müsse*. Fest in diesem Glauben betreibt er seit Jahrzehnten überall auf der Welt bei Regierungen Lobbyarbeit, damit sie die Salzaufnahme und den Salzgehalt von Nahrungsmitteln senken. In Großbritannien hat CASH sogar erfolg- und einflussreich die Nahrungsmittelhersteller dazu gebracht, den Salzgehalt in Lebensmitteln zu reduzieren, obwohl es an untermauernder Forschung mangelt; und nicht weniger als 80 andere Länder erwägen, dieselben Richtlinien zu übernehmen, die MacGregor in Großbritannien durchsetzen konnte. Ein Grund, warum seine Bemühungen recht überzeugend gewesen sein mögen, ist der, dass er Salz mit anderen Lebensmittelzusatzstoffen in einen Topf warf – wie ungesunden Fetten und zugesetztem Zucker –, für beide liegen viel mehr glaubwürdige Daten vor, die negative Folgen für die Gesundheit belegen.

MacGregor betont die Übel des Salzes nachdrücklich, sein Augenmerk ist ausschließlich trainiert auf die vermuteten Vorteile eines gesenkten Blutdrucks als Schutz vor Herzkrankheiten. In der Zwischenzeit haben diese Gruppen (CASH und WASH) einfach die Nachteile einer salzarmen Ernährung ausgeblendet. Wann immer eine geringe Blutdrucksenkung in der Kalkulation von „Risikorechnern" miteinbezogen wurde, schrien diese Gruppen die Vorteile einer salzarmen Ernährung von den Dächern. Die Nachteile eines geringen Salzkonsums wurden jedoch niemals berücksichtigt. Es überraschte also nicht, dass sie immer zu dem gleichen Schluss kamen: „Salz zu reduzieren, rettet Leben", und das nur auf der Grundlage von Blutdrucksenkungen, doch niemals, indem sie die Nachteile einer höheren Herzfrequenz sowie höherer Triglycerid-, Cortisol- und Insulinwerte berechneten – allesamt Faktoren mit viel gründlicher und strenger dokumentierten Verbindungen zu Herzkrankheiten. CASH und WASH propagieren seit Jahrzehnten nach wie vor den unbewiesenen direkten Zusammenhang, dass wenig Salz Leben rettet.[84]

Wenn sich eine Vorstellung erst einmal in den Köpfen der Menschen festgesetzt hat, ist sie nur schwer zu verdrängen. Und die das Gegenteil belegende Forschung war der amerikanischen Öffentlichkeit nicht ausreichend erklärt und vorgestellt worden. Sogar die erstmals 1980 veröffentlichten Ernährungsrichtlinien für Amerikaner fordern die Bevölkerung nach wie vor dazu auf, den Salzkonsum zurückzuschrauben. Eine eingeschränkte Expertenmeinung wuchs sich zu etablierter

Gesundheitspolitik aus, und die Gesundheitspolitik wurde zu einem unanfechtbaren Dogma der salzarmen Ernährungsweise.

Die erste systematische Übersichtsarbeit über Studien, die den Rat der salzarmen Ernährung prüften, wurde erst 1991 veröffentlicht, fast 15, Jahre nachdem uns die Ernährungsziele von 1977 aufgefordert hatten, weniger Salz zu essen. Diese systematische Überprüfung durch Law und seine Kollegen umfasste 78 Versuche, von denen jedoch nur zehn randomisiert waren.[85] (Kontrollierte, randomisierte Studien sind in der Medizin das beste Verfahren, um bei einer präzisen Fragestellung eine eindeutige Aussage zu erhalten; man spricht auch vom „Goldstandard"; Anm. d. Übers.) Auf der Grundlage dieser systematischen Übersicht empfahlen die amerikanischen Bluthochdruck-Richtlinien in der Öffentlichkeit eine salzarme Ernährung, denn in der Übersicht wurde behauptet, eine Reduzierung des Natriums auf 2 300 mg pro Tag würde den Blutdruck bei Menschen mit normalem Blutdruck um 10/5 mmHg senken und bei Personen mit Hypertonie um 14/7 mmHg. Law und seine Kollegen behaupteten weiter, eine salzarme Ernährung könne in Großbritannien jährlich 70 000 Todesfällen vorbeugen (allein auf der Grundlage einer möglichen Blutdrucksenkung). Diese starken Worte hatten eindeutig das Ziel, eine Gruppe zu einen, die durch die Kontroverse der Salz-Kriege zermürbt war.

Doch diese Vorteile für den Blutdruck waren signifikant größer als die wenige Jahre später in qualitativ besseren Metaanalysen ermittelten Ergebnisse, die nur randomisierte Daten einbezogen. Dazu ein Beispiel: Bei Menschen mit normalem Blutdruck kamen die neueren, aussagekräftigeren Metaanalysen der Studien zur Salzrestriktion nur auf *ein Zehntel* der Wirkung für den systolischen Blutdruck und *ein Fünfzigstel* der Wirkung für den diastolischen Blutdruck – verglichen mit der Analyse von Law und Kollegen (-1/0,1 mmHg versus -10/5 mmHg).[86] Trotz all dieser qualitativ höherwertigen Nachweise, die die unbedeutende Wirkung einer Salzreduzierung belegten, entschieden sich die Herausgeber der Bluthochdruck-Richtlinien in den USA 1993, die frühere Metaanalyse von Law zu zitieren. Dabei kamen sie zu dem Schluss, eine moderate Reduzierung der Natriumaufnahme (1 150 mg Natrium) senke den systolischen Blutdruck bei Personen mit Hypertonie um 7 mmHg und bei Personen mit normalem Blutdruck um 5 mmHg. (Herausgegeben wurden diese Richtlinien vom Joint National Committee on Detection, Evaluation, and Treatment of High Blood Pressure [JNC 5]) (dt. etwa: „Gemeinsamer Nationaler Ausschuss zur Feststellung, Evaluierung und Behandlung von Bluthochdruck").[87]

Zwischen 1991 und 1998 wurde die Law-Metaanalyse häufiger zitiert als alle anderen, obwohl sie die schwächste Aussagekraft hatte. Alle Untersuchungsergebnisse, die eine Salzrestriktion befürworteten, wurden häufiger zitiert als negative Ergebnisse.[88]

Schließlich nahm ein Schwergewicht die Sache in die Hand. Im Jahr 2000 veröffentlichte John D. Swales, ein Arzt und Experte für Bluthochdruck, außerdem Gründungsverleger des *Journal of Hypertension*, einen Artikel, in dem er darlegte, dass bei Menschen mit normalem Blutdruck sowohl der systolische Wert (1 bis 2 mmHg) als auch der diastolische Wert (0,1 bis 1 mmHg) nur geringfügig sinken, wenn sie ihre Natriumaufnahme stark einschränken.[89] Außerdem schrieb Swales, die Empfehlung für die salzarme Ernährung beruhe auf Daten, die „durch einen Publikationsbias erweitert" worden waren (also die Tendenz, eher positive als negative Ergebnisse zu veröffentlichen). Eine so starke Salzeinschränkung für eine so geringe Blutdrucksenkung schaffe die Öffentlichkeit gar nicht. Auch könnten die Ergebnisse auf andere Veränderungen in der Ernährung neben einer bloßen Salzreduzierung zurückzuführen sein. Swales erwähnte auch, dass die Reduzierung des Salzkonsums ihren Preis habe, sowohl einen Preis, der die Gesellschaft und die Lebensqualität betrifft, als auch einen gesamtwirtschaftlichen Preis. Auf diese Überlegungen hatte man lange als beinahe irrelevant herabgeschaut.

Swales zitierte dann in seinem Artikel sechs Metaanalysen zur Salzeinschränkung, von denen fünf nur randomisierte Studien enthielten; eine Metaanalyse umfasste sowohl randomisierte als auch nicht-randomisierte Studien. Die fünf Metaanalysen mit randomisierten Untersuchungen stellten fest, dass eine Salzbeschränkung bei Menschen mit normalem Blutdruck den systolischen Wert nicht einmal um 2 mmHg senkte –

nicht einmal 2 Punkte! Nur eine Metaanalyse der fünf fand eine Senkung des diastolischen Blutdrucks um mehr als 1 mmHg, die übrigen zeigten einen Rückgang zwischen 0,1 mmHg und 0,97 mmHg.

Wie die Forschung nahelegte, senkte eine Salzeinschränkung bei Personen mit normalem Blutdruck diesen bestenfalls um etwa 2/1 mmHg. Drei der Metaanalysen folgerten, eine Salzreduzierung in der Ernährung werde nicht durch Belege gestützt;[90] nur in einer Studie lautete die Schlussfolgerung, die Salzbeschränkung enthalte „großes Potenzial".[91] Doch dieses „große Potenzial" für die Blutdrucksenkung durch Salzeinschränkung basierte auf Versuchen, bei denen die Natriumzufuhr um 1 748 mg bis 3 680 mg reduziert worden war, was die Allgemeinbevölkerung nur mit höchst geringer Wahrscheinlichkeit schafft. Ja, länger durchgeführte Versuche mit Natriumeinschränkung lassen erkennen, dass die Bevölkerung die Natriumaufnahme maximal um 1 000 mg reduzieren kann.[92] Mit anderen Worten, das „große Potenzial", den Blutdruck mittels einer Salzeinschränkung zu senken, basierte auf einer Salzreduzierung in Höhe der zwei- bis dreifachen Menge, die der Durchschnittsverbraucher – wenn überhaupt – erreichen könnte.

Viele Befürworter einer salzarmen Ernährung argumentierten, diese Ernährungsversuche seien nicht lange genug durchgeführt worden, um den Nutzen aufzuzeigen. Doch eine systematische Übersichtsarbeit über acht randomisierte kontrollierte Studien, die eine Salzrestriktion von mehr als sechs Monaten untersuchte, fand ähnlich geringfügig gesunkene systolische Blutdruckwerte (minus 2,9 mmHg bei Personen mit Hypertonie und minus 1,3 mmHg bei Personen mit normalem Blutdruck).[93] Noch wichtiger aber ist Folgendes: In ihrer systematischen Übersichtsarbeit behaupten Law und Kollegen, eine maximale Blutdrucksenkung könne man mit einer salzarmen Ernährung in nur vier Wochen erreichen; eine andere Übersichtsarbeit, die randomisierte Versuche auswertete, stellte bei einer Salzeinschränkung jedoch keine zunehmende Blutdrucksenkung im Laufe der Zeit fest.[94]

Was aber vielleicht am wichtigsten ist: In einer von ihnen durchgeführten Metaanalyse betonten Midgley und Kollegen den Einfluss des Publikationsbias bei den Versuchen mit Natriumrestriktion. Wie sie feststellten, wurden Studien, in denen eine geringe Natriumaufnahme positive Ergebnisse lieferte, mit höherer Wahrscheinlichkeit veröffentlicht als Versuche mit negativen Ergebnissen.[95] Midgley hob hervor, dass der Publikationsbias die Wissenschaftsgemeinschaft dahin gebracht hatte, den blutdrucksenkenden Nutzen einer Salzreduzierung zu überschätzen. Diese Publikationsschieflage verzerrt den Kampf ums Salz bis heute.

Der lange Schatten der Intersalt-Studie

Die Veröffentlichung *Diet and Health: Implications for Reducing Chronic Disease Risk* des Food and Nutrition Board (dt. etwa: „Ausschuss für Lebensmittel und Ernährung") legte als maximale Tagesmenge 2 400 mg Natrium fest. Diese Zahl basierte auf der Intersalt-Studie von 1988, einer umfangreichen epidemiologischen Untersuchung, die in 52 Ballungsräumen weltweit durchgeführt wurde. Leiter war Dr. Paul Elliot von der Abteilung für Epidemiologie der London School of Hygiene and Tropical Medicine. Nach Aussage des Ausschusses zeige die Intersalt-Studie, dass der Blutdruck mit dem Lebensalter steige, wenn die tägliche Natriumaufnahme 2 400 mg übersteige.[96] Das Problem dabei: Die Intersalt-Studie wies das Gegenteil nach. Nur 5 der 52 untersuchten Bevölkerungen konsumierten weniger als 2 400 mg täglich und davon waren wiederum vier ursprüngliche Gesellschaften. Die fünfte Bevölkerung, die weniger als 2 400 mg Natrium zu sich nahm, hatte in der Tat einen höheren systolischen Blutdruck im Vergleich zu etlichen Bevölkerungen mit einem höheren Salzverzehr. Tatsächlich lag der Konsum der einen Gesellschaft bei mehr als der doppelten Salzmenge, die Menschen hatten aber einen niedrigeren systolischen Blutdruck. Und als diese vier ursprünglichen Gesellschaften aus den übrigen 52 herausgerechnet wurden, verschoben sich die Daten – plötzlich zeigte sich ein eindeutiges Absinken des Blutdrucks bei höherem Salzkonsum.[97]

Genau so war es: Als der Salzkonsum stieg, sank der Blutdruck de facto. Der 2 400-mg-Tageswert für Natrium (der auf jedem Etikett mit Nährwertangaben aufgedruckt ist) ist das Paradebeispiel für den Napoleon-Komplex der Anti-Salz-Krieger: Man ist schnell bei Übertreibungen, um mangelnde Beweise auszugleichen. In Wirklichkeit hat es niemals einen guten Nachweis dafür gegeben, einen Grenzwert von 2 400 mg Natrium pro Tag festzusetzen, doch diese Zielmarke war auf jedes Etikett mit Nährwertangaben aufgestempelt und wurde folglich in die Ernährungsrichtlinien für Amerikaner von 1995 übernommen.

Besonders abschreckend ist die offensichtliche Entscheidung der Intersalt-Gruppe, Daten zur Herzfrequenz nicht zu veröffentlichen. Die Herzfrequenz wurde in der Studie jedoch gemessen, zumindest laut Bjorn Folkow, denn dieser berichtete, Paul Elliot (der Autor von Intersalt) habe ihm mitgeteilt, die Herzfrequenz sei bei Intersalt festgehalten worden.[98] Wir werden wahrscheinlich nie erfahren, warum die Intersalt-Gruppe diese Daten zur Herzfrequenz nicht veröffentlicht hat, doch es ist allgemein bekannt, dass eine salzarme Ernährung die Herzfrequenz erhöht.[99] Könnte Intersalt ein weiteres Beispiel sein für das Vorgehen „Veröffentliche die Daten, die deine Theorie untermauern, und verbirg jene, die das nicht tun"? Nach der offiziellen Verlautbarung „lehnte es" die Intersalt-Gruppe „ab, die zugrunde liegenden Daten zu veröffentlichen (…) wegen der Notwendigkeit, die Unabhängigkeit wissenschaftlicher Forschung, die Datenintegrität und die Vertraulichkeit der Informationen zu wahren".[100] Diese Erklärung der Autoren scheint jeder Logik zu entbehren.

Eine alternative Erklärung: Falls die Daten zur Herzfrequenz tatsächlich gemessen und veröffentlicht würden, hätte Intersalt wahrscheinlich eine Schädigung durch die salzarme Diät nachgewiesen. Nach Folkows Behauptung ergibt sich der Gesamtstress für Herz und Arterien tatsächlich aus einer Kombination von Blutdruck und Herzfrequenz – eine Tatsache, die die Ärzteschaft gut akzeptiert, außer wenn es um die Natriumzufuhr geht! Folkow kam also zu dem Schluss, dass eine salzarme Ernährung den Gesamtstress für Herz und Arterien *erhöhen* und damit das Risiko für Bluthochdruck und Herzschwäche *steigern* würde.[101]

Die Suche nach dem kleinsten gemeinsamen Nenner

2005 legte das Institute of Medicine (IOM) fest, was es für eine angemessene Aufnahme (AI, für engl. *adequate intake*) von Natrium hielt, eine Minimalmenge, bei der man mit nur geringer Wahrscheinlichkeit einen Salzmangel davontragen würde. Die angemessene Natriumzufuhr sollte Natriumverluste durch Schweiß ausgleichen, selbst bei nicht akklimatisierten Personen, sodass der Bedarf gesunder und mäßig aktiver Personen gedeckt werden könnte. Für Menschen zwischen 9 und 50 Jahren wurde die angemessene Aufnahme mit 1 500 mg pro Tag angegeben (und noch geringeren Mengen für Jüngere und Ältere). Doch diese Zufuhr galt nicht für „sehr aktive“ Menschen oder „extremem Hitzestress ausgesetzte Arbeiter“.[102]

Doch wie legte das IOM fest, dass 1 500 mg Natrium eine angemessene Versorgung darstellen? Offensichtlich wurden für diese Zahl zwei Kriterien herangezogen:

1. Die „Vorteile“ einer Blutdrucksenkung mit einer Salzreduzierung – wobei mögliche Nachteile einer Salzeinschränkung überhaupt nicht beachtet wurden (etwa ein Anstieg von Renin, Aldosteron, Norepinephrin, Lipiden, Insulin und Herzfrequenz).
2. Salzverluste über Urin, Haut und Stuhl – ohne dass Salzverluste aufgrund von Medikamenten, Lebensweise (Koffein oder kohlenhydratarme Ernährung) oder aktuelle Krankheitszustände einbezogen wurden.[102]

Das IOM setzte eine zulässige Höchstdosis (UL, für engl. *tolerable upper intake level*) für Natrium bei 2 300 mg pro Tag für Jugendliche und Erwachsene jeden Alters fest (über 14 Jahre). Die zulässige Höchstdosis ist die maximale tägliche Nährstoffaufnahme, die wahrscheinlich kein Risiko für negative Gesundheitsfolgen birgt. Bei Natrium stützte sich die Bestimmung dieser Menge auf verschiedene Versuche, darunter auch auf Daten des Dietary Approaches to Stop Hypertension (DASH)-Sodium trial (dt. etwa „Ernährungsansätze, um Bluthochdruck zu stoppen – Natrium-Versuch“).[104] Angemerkt wurde auch, dass in dem DASH-Natrium-Versuch und anderen vom IOM evaluierten Versuchen der Blutdruck sank, wenn die tägliche Natriumzufuhr 2 300 mg nicht überstieg, und dass diese Einnahmemenge die nächste Stufe über der angemessenen Zufuhr (AI) von täglich 1 500 mg lag. Damit basierte die zulässige Höchstdosis von 2 300 mg Natrium auf einem Surrogatmarker (Blutdruck), nicht auf harten Endpunkten wie Schlaganfall oder Herzinfarkt.

Die 2 300 mg Natrium als zulässige Höchstdosis des IOM wurden im Jahr 2005 in die Ernährungsrichtlinien aufgenommen, in denen empfohlen wird, alle Amerikaner sollten ihre Natriumaufnahme auf unter 2 300 mg beschränken.[105] Zusätzlich wurde „Personen mit *Bluthochdruck, Dunkelhäutigen und Erwachsenen mittleren und höheren Alters* [eigene Hervorhebung]" empfohlen, täglich nicht mehr als 1 500 mg Natrium zu sich zu nehmen. Interessanterweise empfahlen die Ernährungsrichtlinien für Amerikaner 2005 erstmals, die Salzzufuhr zu reduzieren, um das Bluthochdruck-*Risiko* zu senken. In den 1980er-Jahren hatte es in den Ernährungsrichtlinien noch geheißen, das Reduzieren der Salzmenge gelte hauptsächlich für Bluthochdruckpatienten („übermäßig viel Natrium gefährdet besonders Personen mit hohem Blutdruck"). Wie ist das passiert?

Es könnte der Einfluss von Dr. Lawrence Appel gewesen sein.[106] Appel war im Institute of Medicine nicht nur Vorsitzender des Ausschusses für Nährstoffreferenzmengen für Elektrolyte und Wasser[107] und Sprecher der amerikanischen Herzgesellschaft – er war auch im Vorstand von WASH,[108] einer Gruppe, deren erklärte Absicht es war, die Natriumaufnahme weltweit zu senken. Appel hatte sich lange nur auf den Blutdruck als Surrogatmarker konzentriert und dabei den „Nutzen" für den Blutdruck durch verringerten Salzkonsum als sicheren Rückgang von Schlaganfällen und Herzinfarkten übersetzt. Wie alle Befürworter einer salzarmen Ernährung ignorierte Appel nach wie vor die schädlichen Folgen einer Natriumeinschränkung auf zahlreiche andere Maßzahlen für die Gesundheit (sogenannte Surrogatmarker), etwa eine Erhöhung von Renin-, Aldosteron-, Triglycerid-, Cholesterol-, LDL- und Insulinwerten sowie die der Herzfrequenz.

Trotz seiner potenziellen Befangenheit und des Interessenskonflikts als Mitglied einer Gruppe, die ihr Augenmerk einzig darauf richtet, die

Natriumaufnahme weltweit zu senken, wurde Appel 2005 und 2010 als Mitglied in das Beratungsgremium für die Ernährungsrichtlinien ernannt. Tatsächlich orientierten sich die Ernährungsrichtlinien für Amerikaner dann am IOM (in dem Appel schon vorher den Vorsitz führte, was die Empfehlungen zur Natriumzufuhr betraf) und er begann, Amerikanern ausdrücklich eine geringe Natriumaufnahme zu empfehlen. Ja, in den Ernährungsrichtlinien für Amerikaner von 2010 wurden erstmals 1 500 mg Natrium als Ziel für die Hälfte der Amerikaner formuliert (darunter auch Kinder und die meisten Erwachsenen). Dies galt für „Personen über 51 und alle Afroamerikaner und alle Personen mit Bluthochdruck, Diabetes oder chronischen Nierenkrankheiten".[109] Während die Beschränkung auf 1 500 mg Natrium aus den Empfehlungen für Ernährungsrichtlinien für Amerikaner im Jahr 2015 gestrichen wurde, blieb die 2 300-mg-Grenze bestehen. Endlich erkennen wir in diesen Richtlinien eine kleine Abstufung. Während es früher so wirkte, als würde man mit Kanonen auf Spatzen schießen, gab es jetzt Hinweise auf das, was wir in diesem Fachgebiet schon seit Jahrzehnten wissen: Ein niedriger Salzkonsum funktioniert nur für eine kleine Untergruppe von Menschen.

Und an diesem Punkt sahen wir endlich – *endlich* –, dass führende Gesundheitsfachleute begannen, ihr Augenmerk stärker auf den leisen Killer zu richten, der die ganze Zeit hinter uns herschlich, unsere Nieren schädigte (und in Wirklichkeit unsere Probleme mit Salz *hervorrief*), und meist unsere Gesundheit insgesamt verdarb. Das weiße Kristall, das wirklich die Rolle des „Giftes" verdiente, war Zucker.

Die Freikarte für Zucker

In den 1950er-Jahren begann Ancel Keys, ein amerikanischer Wissenschaftler, die Idee in den Vordergrund zu stellen, dass Nahrungsfette (und letztlich gesättigtes Fett) Herzkrankheiten verursachten. Zur gleichen Zeit meinte John Yudkin in England, schuld daran sei Zucker.[110] Doch 1961 dämonisierte die amerikanische Herzgesellschaft (AHA) offiziell die gesättigten Fette und riet, Amerikaner sollten weniger tierisches Fett und mehr Pflanzenöle zu sich nehmen, um das Risiko für

Herzkrankheiten zu senken.[111] Sobald die AHA die Fett-Herz-Hypothese offiziell untermauert hatte – gesättigte Fette erhöhen den Cholesterinspiegel und somit das Risiko für Herzkrankheiten –, war Zucker außen vor, weil er nicht weiter thematisiert wurde. Diese Entscheidung, schwarz oder weiß, das eine oder das andere, getroffen im Interesse des Landes, war ein wesentlicher Grund, warum andere Forscher weiterhin Mühe hatten, ernst genommen zu werden, wenn sie Zucker als Auslöser von Herzkrankheiten vorschlugen. Im Gegensatz dazu wurde Salz nicht entlastet, vielmehr wurde es bereits 1972 im National High Blood Pressure Education Program (dt. etwa „Landesweites Bluthochdruck-Programm") attackiert und als „unnötiges Übel" verurteilt.[112]

Deshalb ähnelte Zucker jahrelang ein wenig der neutralen Schweiz und erhielt einen Freifahrtschein an der Ernährungsfront. Während Salz (und Fett) als schädlich angesehen wurden, wurde Zucker als *harmlos* betrachtet, nicht besser oder schlechter für uns als jede andere Lebensmittelzutat, solange wir mehr Zuckerkalorien verbrennen als zu uns nehmen.

Diese Ansicht erhielt die Sugar Association energisch aufrecht, die im Kongress, im Gesundheitsministerium und verschiedenen Gesundheitsorganisationen massive Lobbyarbeit betreibt, damit Zucker seinen Status der Gutartigkeit nicht verliert.[113] Die Zuckerindustrie tut auch sehr viel für ihr positives Image in der Öffentlichkeit, indem sie etwa hochkarätige Veranstaltungen wie die Olympischen Spiele sponsert, in Kampagnen zur Vorbeugung gegen Karies investiert und allgemein unnachgiebig den Fokus der öffentlichen Gesundheitspolitik vom Zucker weglenkt.[114] Die Zuckerindustrie finanzierte sogar Wissenschaftler, die die Schäden des Zuckers herunterzuspielen schienen und die für unseren wachsenden Taillenumfang Bewegungsmangel statt übermäßigen Zuckerkonsum verantwortlich machten.[115]

1977 zitierte die Zuckerindustrie Jean Mayer, einen Professor der Harvard School of Public Health, nach dessen Aussage das Problem der Fettleibigkeit in modernen Gesellschaften von Inaktivität herrühre. Indem bei Fettleibigkeit der Fokus weg von „schädlichen Kalorien" und hin zu den „Gesamtkalorien" verlagert wurde, konnte Zucker dem

Radar einer genauen und gründlichen wissenschaftlichen Untersuchung entgehen. Und weil gesättigtes Fett mehr Kalorien pro Gramm enthält als Zucker, stand es auch im Mittelpunkt als Auslöser von Fettleibigkeit.[116]

1975, also nur wenige Jahre vor der Veröffentlichung der Ernährungsziele von 1977, veröffentlichte Alexander R. Walker einen Artikel, in dem er behauptete, Zucker verursache nicht Bluthochdruck oder Herzkrankheiten. Er zitierte drei seiner eigenen Studien, die diese These stützten; alle drei wurden offensichtlich teilweise von der Zuckerindustrie finanziert.[117] Diese enge Beziehung zieht sich wie ein roter Faden durch die Geschichte, wobei Autoren, die Interessenskonflikte mit der Zuckerindustrie haben, durchweg behaupten, Zucker an sich sei nicht schädlich.[117] Demgegenüber behaupten Autoren ohne Interessenskonflikte mit der Zuckerindustrie im Allgemeinen das Gegenteil.[119]

Seltsamerweise wird in der ersten Auflage der Ernährungsziele von 1977 tatsächlich empfohlen, den Konsum von zugesetztem Zucker auf nur 15 Prozent unserer Gesamttageskalorien zu beschränken.[120] In der zweiten Auflage wird diese Menge noch weiter gesenkt auf nur 10 Prozent unserer Gesamttageskalorien was raffinierte und verarbeitete Zucker anbelangt.[121] Ach, wie viele Leben hätten wir gerettet, wenn diese Empfehlung auf offenere Ohren gestoßen wäre! Doch in den folgenden Jahren konzentrierten sich die Medien vor allem auf Salz (das es 1982 sogar auf das Titelblatt der *TIME* schaffte[122]), auf Cholesterin (*TIME,* 1984[123]) und gesättigtes Fett (das bereits 1961 seinen Weg in die *TIME* gefunden hatte[124]), und niemand nahm die Grenzen für Zuckerkonsum ernst. Tatsächlich hieß es die nächsten zwanzig Jahre lang, von 1980 bis 2000,[125] in den Ernährungsrichtlinien für Amerikaner, Zucker verursache weder Diabetes noch Herzkrankheiten – trotz eindeutiger Gegenbeweise.[126]

1979 wurde in einer Studie festgestellt: Wenn man die gleiche Kalorienmenge Weizenstärke durch Zucker in dieser Kalorienmenge ersetzt, erhöht das nachweislich das Nüchterninsulin und die Insulinreaktion auf eine Zuckerbelastung.[127] 1981 veröffentlichten Reiser und Kollegen eine weitere Studie, die Folgendes belegt: Wenn Weizenstärke durch Zucker ersetzt wurde, entwickelten, selbst bei gleicher Kalorienanzahl, mehr Menschen irgendwann Diabetes bzw. Prädiabetes.[128] Doch vier Jahre nach Veröffentlichung dieser Ergebnisse wurde in den Ernährungsrichtlinien für Amerikaner von 1985 behauptet, „entgegen der weitverbreiteten Ansicht verursacht zu viel Zucker in Ihrer Ernährung nicht Diabetes“. Dies stand in direktem Widerspruch zur wissenschaftlichen Literatur.

Ich sage es ganz unverblümt: Wir wurden angelogen.

Die Zuckerindustrie griff auf weitere Strategien zurück, um die Öffentlichkeit im Hinblick auf die Schäden von Zucker naiv zu halten. In den *Supplemental Views* zu den Ernährungsrichtlinien von 1977 behauptete die Zuckerindustrie: „Festgestellt werden sollte, dass Saccharose (Zucker) andere Nahrungsmittel nicht verdrängt, sondern vielmehr deren Verzehr fördert. Wenngleich häufig als leere Kalorien bezeichnet, besteht Zucker in Wirklichkeit aus *reinen Kalorien ohne Fett und ohne Cholesterin*; er ist eine ideale Energiequelle als Zusatz zu anderen Nahrungsmitteln, die Eiweiß und Nährstoffe liefern [eigene Hervorhebung].“

Was für ein billiger Taschenspieler-Trick.

Indem die Zuckerindustrie die Menschen dazu brachte, Zucker für reine Energie zu halten, beschwor sie in der Öffentlichkeit die allgemeine Vorstellung herauf, Zucker an sich sei nicht schädlich. Wir bräuchten nur die Zuckerkalorien zu verbrennen, dann könnten wir so viel konsumieren, wie wir wollten – und diese Story wurde gerne geglaubt.

Doch die Irreführung, Zuckerkalorien seien nicht schädlich, stimmt natürlich einfach nicht: Eine Zuckerkalorie *ist* schädlich, sogar schädlicher als andere Kohlenhydratkalorien aufgrund dessen, wie sich das süße Zeug auf den Insulinspiegel, die Gehirnchemie, das Immunsystem, Entzündungen und viele andere physiologische Parameter auswirkt.[129] Glücklicherweise durchschauen immer mehr Wissenschaftler allmählich die Verschleierung und gelangen zu der Überzeugung, dass Zucker ein Faktor ist bei der Entstehung von Herzerkrankungen und anderen chronischen Krankheiten.[130] Doch damals beeinflusste die Zuckerindustrie die Medien und die öffentliche Wahrnehmung nicht nur im Hinblick auf die schädlichen Auswirkungen des Zuckers, sondern sie beeinflusste zweifellos auch die wissenschaftliche Literatur erheblich.

Die ganzen Jahre hindurch wurde nie quantitativ erfasst, wie sich die Interessenskonflikte mit der Zuckerindustrie auswirkten, bis 2013 eine neuere systematische Übersichtsarbeit über andere systematische Übersichtsarbeiten in der Zeitschrift *PLOS Medicine* veröffentlicht wurde. In dieser Arbeit wurde festgestellt: In Untersuchungen mit einem Interessenskonflikt mit der Lebensmittelindustrie wurde in 83,3 Prozent kein Hinweis auf einen Zusammenhang zwischen zuckergesüßten Getränken und Gewichtszunahme bzw. Fettleibigkeit gefunden. Wurden hingegen nur Studien ohne Interessenskonflikt mit der Lebensmittelindustrie analysiert, dann wurde *in der gleichen Prozentzahl* (83,3 Prozent) eine positive Verbindung festgestellt, nämlich dass zuckergesüßte Getränke eindeutig mit Gewichtszunahme und Fettleibigkeit zusammenhängen. Und diese eine Studie bietet nur einen winzigen Einblick, in welchem Maß die Wissenschaft wahrscheinlich von derartigen Einflüssen betroffen ist.[131] Als ich vom kanadischen Senat zu den Schäden von Zuckerzusätzen in unserer Ernährung angehört wurde, kam ich nicht um hin, diesen Widerspruch zu betonen.[132]

Amerika und seine große Liebe: Zucker

Lassen Sie uns einen Schritt zurücktreten und einen Blick auf die Welt werfen, bevor der Zucker die Menschheit versklavte.

1776 wurden in den Vereinigten Staaten pro Kopf jährlich nur 1,8 Kilo Zucker verzehrt[133] – das entspricht etwa einem Teelöffel Zucker im Kaffee pro Tag – mehr nicht. Diese Zahl stieg dann bis zum Zeitraum zwischen 1909 und 1913 auf über 34 Kilo Zucker.[134] Das entspricht eher vier glasierten Cupcakes am Tag. Ähnlich nahm der Zuckerkonsum in England zu. Im Jahr 1700 wurden dort pro Kopf durchschnittlich im Jahr nur 1,8 Kilo raffinierter Zucker konsumiert. Diese Zahl stieg bis 1950 um das 25-Fache.[135] In dieser Zeit, als der Zuckerkonsum in die Höhe schnellte, ging der Salzkonsum um etwa das 7-Fache zurück, von rund 70 g täglich pro Person im späten 18. Jahrhundert auf nur 10 g im

Jahr 1950.[136] Die logische Schlussfolgerung ist klar: Der Zucker-, nicht der Salzkonsum hat sich parallel zu chronischen Krankheiten in Europa erhöht und genauso war es in den Vereinigten Staaten.

1920 konsumierte jeder Amerikaner jährlich rund 45 Kilo Zuckerzusatz – Haushaltszucker und später Maissirup mit hohem Fruktoseanteil. Diese Menge blieb bis in die späten 1980er-Jahre in etwa gleich. Dann begann der Zuckerkonsum wieder stetig anzusteigen auf rund 55 Kilo im Jahr 2002. Das entspricht fast 150 g Zucker pro Tag oder ungefähr sechs von diesen glasierten Cupcakes. Zu diesem Zeitpunkt betrug die Gesamtmenge der konsumierten kalorischen Süßungsmittel pro Jahr und Einwohner gigantische 69 Kilo (die Differenz von 14 Kilo ist auf Honig, Glukose und Dextrose zurückzuführen).[137]

Damit stieg der Verzehr von raffiniertem Zucker in den USA von 1776 bis 2002 um das 30-Fache. Interessanterweise entspricht diese Zahl der Zunahme chronischer Erkrankungen wie Bluthochdruck, Diabetes, Fettleibigkeit und Nierenerkrankungen.

Schätzungen zum Salzverzehr in den USA sind schwerer zu finden, deshalb müssen wir in neuen Quellen nach Hinweisen suchen. Armeerationen spiegeln beispielsweise relativ solide die Nahrungsaufnahme der jeweiligen Zeit wider. Und Armeerationen lassen erkennen, dass die Salzaufnahme vom frühen 19. Jahrhundert bis 1950 wahrscheinlich um 50 Prozent sank.

Ja, diese Rationen enthielten im Britisch-Amerikanischen Krieg (1812), im Mexikanisch-Amerikanischen Krieg (1838) und im Bürgerkrieg (1860–1861) täglich mehr als 18 g Salz.[138] Hierin ist noch nicht das Salz eingerechnet, das die rund 0,6 Kilo Rindfleisch, Milch, Bier oder Rum enthielten, die diese Soldaten ebenfalls bekamen. Gegen Ende des Bürgerkrieges setzte sich die Fleischration für einen Soldaten gewöhnlich aus rund 340 g Schweinefleisch oder Speck und 570 g frischem oder gesalzenem Rindfleisch zusammen,[139] und die Salzration lag bei etwa 18 g pro Tag. Dies alles legt nahe, dass in den USA im 19. Jahrhundert täglich etwa 20 g Salz konsumiert wurden – mehr als doppelt so viel, wie wir heute zu uns nehmen.[140]

Allgemein ist die Salzzufuhr um 1950 und später in den USA und in Europa wahrscheinlich nur die Hälfte der Menge, die vor mehreren Hundert Jahren verzehrt wurde. Deshalb ist es unwahrscheinlich, dass die Zunahme chronischer Krankheiten auf einen steigenden Salzkonsum zurückgeht. Wenn überhaupt, dann verläuft die Entwicklung umgekehrt proportional. Seit Kühlgeräte in die amerikanischen Haushalte Einzug hielten (1911),[141] geht der Salzkonsum zurück. Und dies setzte genau um die Zeit herum ein, als eine „toxische Dosis" Zucker in den USA konsumiert wurde.

Wir können die Wirkung des Zuckers auf den Gesundheitszustand der Bevölkerung bis in die 1930er-Jahre zurückverfolgen. Belege dafür, dass Zucker statt Salz Krankheiten antreibt, finden sich in den Vereinigten Staaten schon 1935, also in einer Zeit, als der Prozentsatz der Herztoten nur rund 20 Prozent ausmachte. Doch bereits 1950 waren Herzerkrankungen die Todesursache Nummer 1 in den USA; sie machten rund 35 Prozent aller Todesfälle aus.[142] Bis 1960 war diese Zahl auf 39 Prozent gestiegen (über 650 000 Tote); und von diesen Todesfällen gingen drei Viertel auf eine arteriosklerotische Herzerkrankung zurück. Andere Daten belegen: Zwischen 1940 und 1954 starben 40 Prozent mehr Männer und 16 Prozent mehr Frauen an einer Erkrankung der Herzkranzgefäße[143] – all das war zu einer Zeit, als der Salzkonsum, wenn überhaupt, *zurückging*, weil nach 1930 in großem Umfang Kühlschränke benutzt wurden.

In der Regel dauert es zwei bis drei Jahrzehnte, bis eine Änderung in der Ernährung die Krankheitsprävalenz steigen lässt (etwa von Herzkrankheiten); deshalb hätte die „toxische Schwelle" eines Nahrungsinhaltsstoffes in den USA irgendwann zwischen 1905 und 1915 erreicht werden müssen, damit Herzkrankheiten 1935 dramatisch hätten zunehmen können. In den USA liefern die verfügbaren Daten keine Hinweise, dass Salz zwischen 1905 und 1915 eine toxische Schwelle erreichte. Der Zuckerkonsum jedoch schon.

Wenn wir einen Schritt zurücktreten und bei unserer Untersuchung die Zahlen des geschätzten Salz- und Zuckerkonsums in den vergangenen Jahrhunderten in Europa und den USA betrachten, wird überdeutlich, dass wahrscheinlich Zucker, und nicht Salz, der Übeltäter in unserer Ernährung ist, der zu chronischen Zivilisationskrankheiten beiträgt. Doch genau wie es Jahrzehnte dauern wird, die Verteufelung des Salzes umzukehren, so dauerte es auch Jahre (und wird noch weitere Jahre dauern), um die Verzerrungen durch die unethische Zuckerforschung aufzudecken.

Die Ernährungsrichtlinien für Amerikaner von 1980 übernahmen alle in den Ernährungszielen von 1977 ausgesprochenen Empfehlungen – aber nicht alle Ziele. Zucker kam dabei am besten weg, denn er war der einzige Ernährungsfaktor der sechs ursprünglich veröffentlichten Ziele, der in den Ernährungsrichtlinien niemals auf eine bestimmte Menge begrenzt war. Im Gegensatz dazu wurden für Salz, gesättigte Fette und Cholesterin auf Jahrzehnte hinaus strenge Grenzwerte festgelegt. Besonders erwähnenswert ist über die Nahrung zugeführtes Cholesterin, das nach fast 40 Jahren mittlerweile als Ursache für Herzkrankheiten für unbedeutend erachtet wird.[144]

1980 hieß es in den Ernährungsrichtlinien: „Schätzungen zufolge verwenden die Amerikaner im Durchschnitt mehr als 59 Kilo Zucker und Süßungsmittel pro Jahr." Doch dann hieß es weiter: „Im Gegensatz zu der weitverbreiteten Ansicht verursacht zu viel Zucker in der Ernährung allem Anschein nach nicht Diabetes." Außerdem heißt es: „Die häufigste Form von Diabetes ist bei fettleibigen Erwachsenen festzustellen, und eine Vermeidung von Zucker ohne Reduzierung des Übergewichts wird das Problem nicht lösen." In den Ernährungsrichtlinien für Amerikaner von 1980 heißt es ferner: „Ebenso wenig gibt es überzeugende Nachweise, dass Zucker Herzinfarkte oder Gefäßerkrankungen verursacht."[145]

Wenn wir jetzt zurückblicken, scheint es, als würden die Ernährungsrichtlinien Zucker gezielt verteidigen. Die allgemeine Empfehlung im Jahr 1980 lautete, „übermäßigen Zucker zu vermeiden". 1985 galt es, „zu viel Zucker zu vermeiden". 1990 ging es darum, „Zucker nur maßvoll zu verwenden" und 1995 sollte man „eine Ernährung mit Zucker in Maßen wählen" – als ob wir uns so ernähren *sollten*, dass wir raffinierten Zucker nur in maßvollen Mengen zu uns nehmen. In der Ausgabe aus dem Jahr 2000 wurden Aussagen gestrichen wie: „Zucker verursacht keinen Diabetes“, und „dass Zucker Diabetes verursacht, ist nicht belegt“. Geraten wurde, „Getränke und Nahrungsmittel zu wählen, mit denen sich der Zuckerkonsum in Maßen halten lässt“.

2002 wurde für den Verzehr von zugesetztem Zucker schließlich erstmals seit 1977 eine spezifische Grenze gesetzt. Doch diese wurde nicht von den Ernährungsrichtlinien festgelegt, sie kam vom *Institute of Medicine,* das einen Bericht herausgab, in dem bis zu 25 Prozent der Gesamtkalorien als Zuckerzusatz gestattet waren.[146] Nach 25 Jahren wurde endlich der Zucker eingeschränkt, und dennoch war es mehr als die doppelte Menge, die im Vergleich zur vorangegangenen Empfehlung Jahrzehnte vorher noch erlaubt war. Selbst 2005 hieß es in den Ernährungsrichtlinien für Amerikaner, bis zu 72 g zugesetzter Zucker am Tag seien erlaubt (über 14 Prozent der Gesamtkalorien, wenn man von 2 000 Kalorien pro Tag ausgeht), was sich auf rund 26 Kilo im Jahr summiert.[147]

2010 waren in den Ernährungsrichtlinien für Amerikaner eigentlich bis zu 19 Prozent der Gesamtkalorien (auf der Grundlage von 3 000 Kalorien pro Tag) als zugesetzter Zucker erlaubt (gigantische 143 g am Tag). In den Richtlinien von 2010 heißt es zwar nicht ausdrücklich, dass 19 Prozent der Kalorien als zugesetzter Zucker konsumiert werden können, doch falls keine festen Fette gegessen werden, dann ist diese Menge formal erlaubt.[148]

Zum Glück berichtigt das Beratungsgremium für die Ernährungsrichtlinien von 2015 diese Fehler und rät, nicht mehr als 10 Prozent der Kalorien sollten von zugesetztem Zucker stammen (50 g zugesetzter Zucker pro 2 000 Kalorien, was sich auf rund 18 Kilo addiert).[149] Auf dem Nährwertetikett steht jetzt die spezielle Gramm-Menge an zugesetztem Zucker pro Portion. Vielleicht haben die Amerikaner endlich die nötige Information und Orientierungshilfe, um die für ihre Gesundheit besten Ernährungsentscheidungen zu treffen. Nach mehr als zwei Jahrzehnten wird nun das *richtige* weiße Kristall seinen fett gedruckten Ort der Schande auf dem Etikett mit den Nährwertangaben haben. Leider bleibt das zu Unrecht beschuldigte weiße Kristall (Salz) ebenfalls fett gedruckt. Es ist überfällig, dass wir dem Salz die Gerechtigkeit widerfahren lassen, die es verdient.

Alte Überzeugungen halten sich lange und in den Medien, in Arztpraxen und selbst auf den Speisekarten von Restaurants, die sich die „Herzgesundheit“ auf die Fahnen geschrieben haben, wird einer salzreichen Ernährung immer noch massiv angelastet, zu Herzkrankheiten beizutragen. Lassen Sie uns die gängige Meinung hinter diesen Behauptungen zu Herzkrankheiten genauer anschauen, lassen Sie uns diese Behauptungen auseinandernehmen und die Frage entscheiden – ein für alle Mal: Was ist die *wahre* Ursache von Herzerkrankungen?

Kapitel 4

Was ist die *wahre* Ursache von Herzerkrankungen?

Zwischen einem Frühstück bestehend aus Algensuppe und Reis und dem Abendessen mit Galbi, das sind marinierte, gegrillte Rippchen, und einer großen Auswahl an salzigen Beilagen (Banchan) nehmen die Koreaner im Durchschnitt täglich mehr als 4 000 mg Natrium zu sich. Sie feiern mit Tteokguk, einer sehr salzreichen Suppe aus Fleischbrühe (Reiskuchensuppe), oder Bulgogi, in sehr salziger Sojasoße mariniertem, gegrilltem Fleisch. Bei praktisch jeder Mahlzeit essen sie Kimchi, in Salzlake konservierten Kohl.

Dennoch schaffen es die Koreaner irgendwie, weltweit die niedrigsten Raten von Bluthochdruck, koronaren Herzkrankheiten und Todesfällen aufgrund von Herz-Kreislauf-Erkrankungen zu haben.[1] Das ist auch als das „koreanische Paradoxon" bekannt, obwohl Sie Korea gegen irgendein anderes von dreizehn Ländern austauschen könnten, bei denen Sie auf noch viel mehr „Paradoxa" in Bezug auf hohen Salzkonsum stoßen würden.

In drei Ländern mit der niedrigsten Todesrate durch koronare Herzkrankheiten auf der Welt (Japan, Frankreich und Südkorea) ist die Ernährung ausgesprochen salzreich.[2] Die Mittelmeer-Ernährung, die heute weithin als Ernährung für die Herzgesundheit empfohlen wird, enthält recht viel Salz (denken Sie an Sardinen und Sardellen, Oliven und Kapern, gereiften Käse, Suppen, Meeresfrüchte und Ziegenmilch). Die Franzosen, die genauso viel Salz essen wie die Amerikaner, genießen Käse, Suppe, traditionelle Brotsorten und gesalzenes Fleisch, und dort sterben weniger Menschen an koronaren Herzkrankheiten.[3] Die Norweger essen mehr Salz als die Amerikaner und sterben trotzdem seltener an koronaren Herzkrankheiten. Sogar in der Schweiz und in Kanada sterben trotz einer salzreichen Ernährung sehr wenige Menschen an einem Schlaganfall.[4]

Wichtig ist auch Folgendes: In vielen dieser Länder mit hohem Salzkonsum ist die Lebenserwartung sehr hoch, etwa in Japan, dem Land mit der höchsten Lebenserwartung weltweit.[5] Im Gegensatz dazu ist die Todesrate in Lettland, wo die Menschen nur etwa halb so viel Salz essen wie in Japan (7 g versus 13 g), mehr als zehnmal so hoch wie in Japan.[6]

Zweifelsohne spielen in diese Zahlen viele Faktoren mit hinein – wie die Tatsache, dass das Natrium in der koreanischen Ernährung hauptsächlich in Kimchi enthalten ist (gesalzenes, fermentiertes Gemüse mit wahrscheinlich weiteren heilsamen Eigenschaften) und nicht in verarbeiten Lebensmitteln.[7] Unter dem Strich scheinen koronare Herzkrankheiten selbst in Ländern, die für ihren hohen Salzkonsum bekannt sind, am *seltensten* bei Menschen mit dem *höchsten* Natriumverzehr vorzukommen. Bei koreanischen Frauen zum Beispiel tritt Bluthochdruck in der Gruppe, die das meiste Natrium zu sich nimmt, um 13,5 Prozent seltener auf als in der Gruppe mit dem niedrigsten Natriumkonsum.[8] Und in mindestens 14 Ländern ist die Ernährung salzreich, doch es sterben wenige Menschen an koronaren Herzkrankheiten[9] (siehe die Liste auf S. 85). In all diesen Ländern wird genauso viel Salz konsumiert wie in den USA, wenn nicht sogar mehr, und dennoch ist die Todesrate aufgrund koronarer Herzkrankheiten niedrig.

Wir alle haben immer wieder gehört, Salz erhöhe den Blutdruck, was wiederum das Risiko für Schlaganfall und Herzinfarkt erhöhe. Wenn wir die Bevölkerungsdaten anschauen, ist klar, dass eine salzreiche Ernährung allem Anschein nach weder Schlaganfälle noch Herzinfarkte verursacht. Im Gegenteil, wie wir sehen, senkt ein hoher Salzkonsum das Risiko von Herz-Kreislauf-Erkrankungen und frühem Tod. Wie kann das sein? Wie kommen Koreaner (und Franzosen und Japaner) mit einem so hohen Salzkonsum ungestraft davon und sind dabei so herzgesund? Warum erhöht dieses ganze Salz nicht ihren Blutdruck? Lassen Sie uns genauer schauen, was im Körper passiert, wenn wir uns entweder salzarm, mit normaler Salzmenge oder salzreich ernähren.

Geringes Risiko für Herzkrankheiten in Bevölkerungen mit hohem Salzkonsum

Bevölkerungsgruppe: Italienische Nonnen*
Natriumzufuhr: ca. 3 300 mg Natrium/Tag
10 tödliche kardiovaskuläre Ereignisse
21 nicht-tödliche kardiovaskuläre Ereignisse
* Über 90 Prozent der Nonnen waren nach der Follow-up-Untersuchung 30 Jahre später noch am Leben, ein Hinweis darauf, dass ein normaler Salzkonsum keinen Bluthochdruck verursacht und mit geringer Wahrscheinlichkeit zu Herz-Kreislauf-Erkrankungen und frühem Tod führt.

Bevölkerungsgruppe: Italienerinnen
Natriumzufuhr: ca. 3 300 mg Natrium/Tag
21 tödliche kardiovaskuläre Ereignisse
48 nicht-tödliche kardiovaskuläre Ereignisse[10]

Bevölkerungsgruppe: Menschen in Südkorea, Frankreich, Japan, Portugal, Spanien, Italien, Belgien, Dänemark, Kanada, Australien, Norwegen, Niederlande, Simbabwe, Schweiz[11]
Natriumzufuhr: durchgängig salzreich
Südkorea (weltweit die niedrigste durch koronare Herzkrankheiten bedingte Todesrate), Frankreich (die zweitniedrigste), Japan (an dritter Stelle), Portugal (an sechster Stelle), Spanien (an zehnter Stelle) und dann Italien, Belgien, Dänemark, Kanada, Australien, Norwegen, Niederlande, Simbabwe und Schweiz[12]
In all diesen Ländern essen die Menschen genauso viel Salz wie die Amerikaner, wenn nicht sogar mehr, und trotzdem versterben dort weniger Menschen an koronaren Herzkrankheiten.
Die japanische Bevölkerung hat die höchste Lebenserwartung weltweit.[13]
Lettland, wo nur halb so viel Salz gegessen wird wie in Japan (7 g versus 13 g), hat eine über zehnmal so hohe Todesrate.[14]

Bevölkerungsgruppe: Menschen in Korea
Natriumzufuhr: salzreiche Ernährung
Koronare Herzkrankheiten scheinen bei den Personen mit der höchsten Natriumaufnahme am seltensten aufzutreten.

> In der Gruppe koreanischer Frauen, die das meiste Natrium zu sich nahmen, trat Bluthochdruck um 13,5 Prozent seltener auf als in der Gruppe mit der niedrigsten Natriumzufuhr. „Die Natriumaufnahme wirkt sich nur sehr beschränkt auf die Prävalenzrate von Bluthochdruck oder Schlaganfall aus."[15]

Die Salz-Blutdruck-Verbindung

Zuerst schien die Theorie sehr vernünftig: Übermäßig viel Salz lässt den Körper überschüssiges Wasser zurückhalten und führt bei den meisten Menschen zu hohem Blutdruck; folglich senkt eine geringere Salzaufnahme den Blutdruck. Stimmig, einfach, logisch, nicht wahr?

Wie wir gesehen haben, war das völlig falsch.

Folgendes trifft zu: Ein normaler Blutdruck liegt bei unter 120/80 mmHg. Doch den Salzkonsum auf etwa 2 300 mg Salz pro Tag zu senken (1 Teelöffel Salz), kann den Blutdruck um lumpige 0,8/0,2 mmHg senken.[16] Wenn Sie dann also eine unglaubliche fade und oftmals schwächende Salzreduzierung erduldet haben, kann sich Ihr Blutdruck bei um die 119/80 mmHg tummeln – nur kurze Ausreißer, kein signifikanter Unterschied.

Und wie Sie bereits gelesen haben, reagieren etwa 80 Prozent der Menschen mit normalem Blutdruck nicht einmal auf diese magere blutdrucksteigernde Wirkung des Salzes. Von den Menschen mit Prähypertonie (der Vorstufe von Bluthochdruck) reagieren ungefähr 75 Prozent nicht auf Salz; und von den Personen mit ausgeprägtem Bluthochdruck sind etwa 55 Prozent immun gegen die Auswirkungen von Salz auf den Blutdruck. Ja, selbst bei Hypertonikern (also Menschen mit einem Blutdruck von 140/90 mmHg oder höher) kann ein verringerter Salzkonsum den Blutdruck nur um 3,6/1,6 mmHg senken.[17]

Wie wir ebenfalls sahen, kann bei vielen Menschen mit normalem Blutdruck, mit Prähypertonie und Hypertonie der Blutdruck sogar *steigen*, wenn sie ihre Salzaufnahme einschränken.[18] Denn wenn der Salzkonsum stark eingeschränkt wird, beginnt der Körper seine Rettungssysteme zu aktivieren, die gierig Salz und Wasser aus der Nahrung zurückzuhalten versuchen. Zu diesen „Rettungsmaßnahmen“ gehören das Renin-Angiotensin-Aldosteron-System (das bekanntlich den Blutdruck erhöht) und das sympathische Nervensystem (das bekanntlich die Herzfrequenz erhöht).[19] Das ist zweifellos genau das Gegenteil dessen, was stattfinden soll!

Als weitere Folge einer salzarmen Ernährung können sich die Arterien stärker verengen (der sogenannte „totale periphere Widerstand“ steigt), weil das Blutvolumen abnimmt.[20] Um gegen diesen erhöhten Widerstand in den kleineren Arterien anzukommen, muss das Herz kräftiger schlagen und der Druck des aus dem Herzen ausgeworfenen Blutes müsste noch höher sein. Der totale periphere Widerstand belastet Herz und Arterien zusätzlich, was die Menschen anfälliger macht für chronisch erhöhten Blutdruck. Mit anderen Worten, eine salzarme Ernährung kann tatsächlich genau die Krankheit *hervorrufen*, zu deren Vorbeugung und Behandlung sie häufig eingesetzt wird, nämlich Bluthochdruck.

Kurz gesagt, Salz erfüllt im Körper genau die Funktion, weswegen es dämonisiert wird. „Der eigentliche physiologische Zweck der Natriumzufuhr ist eben die Aufrechterhaltung des Blutdrucks“, schrieb Dr. Robert Heaney in der Zeitschrift *Nutrition Today.* Eine Dämonisierung des Natriums wird weder durch Nachweise gestützt, noch entspricht sie der Physiologie, denn sie ignoriert die Grundfunktion des Natriums im Körper von Säugetieren.“[21] Wegen falscher Annahmen im frühen 20. Jahrhundert werden die späteren Belege für die „Unschuld des Salzes“ bedauerlicherweise außer Acht gelassen. Zu wenige Menschen haben auf die Wissenschaft gehört, zu viele Menschen haben diskutiert und zu viele Jahre sind verloren, in denen man auf die falsche Seite der Gleichung schaute.

Warum haben wir die Lüge so lange geglaubt?

Die in den späten 1970er-Jahren begonnene öffentliche Kampagne gegen Salz vermittelt den Eindruck, als seien sich die Wissenschaftler darin einig, dass Salz schlecht für unsere Gesundheit ist. Wenn Regierung und Gesundheitsbehörden den Menschen sagten, Salz sei schlecht für sie, dann musste das in den Augen der Öffentlichkeit wohl stimmen. Doch bedauerlicherweise war das nicht der Fall. Ja, ein Herausgeber des *JAMA* beschrieb es später so: „Autoritäten, die die Botschaft propagierten, „Esst weniger Salz“, hatten sich einer Salzaufklärung verschrieben, die weit über wissenschaftliche Fakten hinausgeht.“[22]

Nachdem Ambard und Beauchard 1904 den großen Salz-Blutdruck-Mythos erschaffen hatten,[23] stellten auch andere frühe Studien eine Erhöhung des Blutdrucks fest – allerdings nur, wenn *riesige* Mengen Natrium verabreicht wurden.[24] Damit diese Wirkung zu beobachten war, mussten mehr als 18 000 mg Natrium (das Fünffache der normalen Menge) eingenommen werden.[25] In anderen Veröffentlichungen wurde bei ansonsten gesunden Patienten ähnliche Ergebnisse angegeben: Bei Patienten mit normalem Blutdruck rief manchmal nicht einmal der Verzehr des *Achtfachen der normalen Menge* Bluthochdruck hervor.[26]

Statt zu diesem Zeitpunkt ihre Schlappe einzuräumen, setzten die Salzgegner unter den Wissenschaftlern noch eins drauf mit dem Argument, die Studiendauer sei zu kurz angelegt gewesen, um die blutdrucksteigernde Wirkung von Salz zu belegen. Deshalb beschlossen andere Autoren, eine salzreiche Ernährung über längere Zeiträume zu testen (mehrere Wochen statt nur wenige Tage), um herauszufinden, ob sie einen Blutdruckanstieg feststellen würden. Kirkendall und Kollegen untersuchten Männer mittleren Alters mit normalem Blutdruck und entdeckten: Der Wechsel von einer sehr salzarmen Ernährung (230 mg pro Tag) hin zu einer salzreichen (9 430 mg am Tag) über vier Wochen hinweg veränderte das Gesamtkörperwasser oder den Blutdruck nicht.[27] Der periphere Gefäßwiderstand *sank* sogar, weil das zusätzliche Salz für eine Weitstellung der Blutgefäße sorgte. Die Autoren zogen daraus den Schluss, dass sich weder der systolische noch der diastolische oder der Mittelblutdruck änderte. Andere Forscher kamen zu ähnlichen Ergebnissen.

Im Endeffekt müssten Patienten mit normalem Blutdruck also selbst für einen leichten Blutdruckanstieg gigantische Mengen Salz essen. Hinzu kommt, dass eine hohe Salzzufuhr tatsächlich eine Entspannung der Blutgefäße hervorrufen kann. Dr. Belding H. Scribner von der medizinischen Fakultät der University of Washington bezeichnete unsere Fähigkeit, Salz zu verarbeiten, als erstaunlich: „Sogar so erstaunlich, dass bis zu 80 Prozent einer gegebenen Bevölkerungsgruppe selbst einen gewohnheitsmäßig sehr hohen Salzkonsum verkraften kann, ohne Gefahr zu laufen, eine essenzielle Hypertonie zu entwickeln."[28] Er nannte die Richtlinien zur salzarmen Ernährung einen Fehler, der „bei 70 bis 80 Prozent der Menschen Schuldgefühle hervorrufen könnte, die sich über den Salzkonsum eigentlich gar keine Gedanken machen müssten." Scribner schlug eine praktikablere Lösung vor im Vergleich zur Salzreduzierung für die gesamte Bevölkerung: Feststellen, welche Personen empfindlich auf Salz reagieren, und die Natriumzufuhr nur in dieser Bevölkerungsgruppe einschränken. Das war wenigstens logisch.

Doch führende Akademiker, staatliche Stellen und Gesundheitsbehörden warben bei der Öffentlichkeit intensiv für die Idee, jeder würde von einer Salzreduzierung profitieren. Selbst heute ist die Überzeugung, Salz erhöhe bei allen Menschen den Blutdruck, weit verbreitet. Stattdessen trifft das Gegenteil zu: Erwiesenermaßen *erhöht* eine Salzeinschränkung den Blutdruck bei zwei Fünftel (41 Prozent) aller Menschen mit normalem Blutdruck, Prähypertonie oder leichter Hypertonie.[29] Und selbst bei Bluthochdruckpatienten wurde bei über einem Drittel (37 Prozent) ein Blutdruckanstieg (von bis zu 25 mmHg) festgestellt, wenn der Salzkonsum reduziert wurde.[30] Anders ausgedrückt, bei etwa drei von fünf Personen mit normalem Blutdruck, bei zwei von fünf Personen mit Prähypertonie und einer von drei Personen mit Hypertonie könnte der Blutdruck *steigen*, wenn sie weniger Salz essen.

Wenn wir uns wirklich um die Auswirkungen des Salzkonsums auf die Gesundheit von Herz und Herz-Kreislauf-System sorgen sollten, dann ist die Erhöhung der Herzfrequenz bei reduzierter Salzzufuhr besonders beunruhigend. Verglichen mit den minimalen Blutdrucksenkungen ist die Erhöhung der Herzfrequenz alarmierend. Noch wichtiger ist, dass bei Menschen mit höherer Herzfrequenz und höherem Blutdruck eine Salzeinschränkung sich deutlich *schlechter* auf die Gesundheit auswirken könnte, und davon wäre ein weit größerer Teil der Bevölkerung betroffen. Unsere Regierung und unsere Gesundheitsbehörden haben uns über die angeblichen Vorteile einer Salzreduzierung falsch informiert; sie haben eine Wirkung ausgeweitet, die sich nur für sehr wenige Menschen als nützlich erwiesen hatte. (Die drakonische Idee, die Mehrheit einer Bevölkerung für das Wohl einiger weniger zu „opfern", kommt einem da in den Sinn!)

Ja, Salz hält zu einem gewissen Grad Wasser im Körper zurück – doch das ist in Wirklichkeit eine lebensrettende Eigenschaft, keine schädliche. Wenn Sie ausreichend Salz zu sich nehmen, kann Ihr Körper einen normalen Blutdruck aufrechterhalten, ohne zur Kompensation ein Arsenal von Hormonen zu aktivieren. Ebenso wenig wird das Konzept, wonach der Körper bei einer hohen Salzzufuhr übermäßig viel Wasser zurückhält, von der Literatur gestützt.[31] Wie vielmehr in Studien durchweg festgestellt wurde, war das Blutvolumen bei Hochdruckpatienten nicht erhöht.[32] Selbst nach einer wirklichen Zunahme des Blutvolumens[33] dauert es ungefähr 75 Minuten, bis der Blutdruck steigt. Damit haben gesunde Nieren mehr als genügend Zeit, alles überschüssige Salz und Wasser auszuscheiden, um einen normalen Blutdruck aufrechtzuerhalten.

Im Wesentlichen war das Argument, eine hohe Salzaufnahme würde (zumindest bei Personen mit normaler Nierenfunktion) das Blutvolumen erhöhen, physiologisch nicht nachvollziehbar. In der Medizin weiß man seit Langem, dass die Nieren enorme Mengen an Salz ausscheiden können, weit mehr als die Menge, die wir normalerweise täglich konsumieren. Menschen mit normalem Blutdruck scheiden nachweislich die zehnfache Menge des aufgenommenen Natriums aus, bis zu 86 g Salz täglich.[34] Wie Kirkendall und Kollegen herausfanden, änderte sich bei Erwachsenen mit normalem Blutdruck die Flüssigkeitsmenge im Körper nicht einmal dann, wenn 41-mal mehr Natrium zugeführt wurde.[35]

Das vielleicht am meisten Beunruhigende an den Richtlinien zu einer salzarmen Ernährung ist nicht, wie geringfügig sich diese auf den Blutdruck auswirkt, wenn das Salz reduziert wird. Es ist vielmehr, wie ausgeprägt die *negativen* Auswirkungen auf normale Körperfunktionen sind, etwa auf das Blutvolumen. Bei stark eingeschränkter Natriumaufnahme kann das Blutvolumen um 10 bis 15 Prozent zurückgehen.[36] Diese Veränderung weist auf Stress für den Körper aufgrund von

Flüssigkeitsmangel hin. An diesem Punkt befindet sich der Körper in einer Notsituation und schüttet als allerletzte Maßnahme salzretinierende, also das Salz zurückhaltende Hormone aus, um so die Homöostase im Körper aufrechtzuerhalten – um ein zu starkes Absinken des Blutdrucks zu verhindern.

Mit anderen Worten, eine salzarme Ernährung markiert für den Körper eine Krise, kein Rezept für optimale Gesundheit. Wer 3 000 bis 5 000 mg Natrium pro Tag konsumiert, schüttet genau diese salzretinierenden Hormone nicht aus. Allein diese Tatsache ist ein handfester Beleg dafür, dass eine Natriumzufuhr in dieser Menge den Körper dem geringsten Stress aussetzt; daher bevorzugt der Körper logischerweise diese Menge an Salz, um die Homöostase aufrechtzuerhalten.[37]

Wie konnte sich so schlecht ausgeführte Wissenschaft so lange halten? Die traurige und einfache Wahrheit ist: Die Menschen suchten nach einfachen Antworten. Um Patienten und dem Laienpublikum zu erklären, dass eine Blutdrucksenkung durch salzarme Ernährung in Wirklichkeit auf ein geringes Blutvolumen und einen Flüssigkeitsmangel, eine Dehydrierung, hinweisen und dem Körper zusätzlichen hormonellen Stress aufbürden können, müsste man die Mechanismen sehr viel ausführlicher beschreiben. Doch diese einfache Gleichung, nämlich Salz + vermehrter Durst + Wasserretention = erhöhtes Blutvolumen = erhöhter Blutdruck, ist viel einfacher. Sie ist „logisch" sinnvoll. Das Konzept war eines, das die Medien, die medizinische Fachwelt, die Öffentlichkeit und die Regierung sowie Gesundheitsbehörden leicht verstehen und hinter dem sie stehen konnten. Und genau das geschah – Salz wurde als eine giftige, den Blutdruck erhöhende, suchterzeugende Substanz verteufelt, die mehr als je zuvor in enormen Mengen konsumiert werde.

Doch so bequem und einfach diese Erklärung auch war, als die Studien nachwiesen, dass eine Volumenerhöhung bei den meisten Menschen, die sich salzreich ernähren, unabhängig vom Blutdruckstatus nicht festzustellen war, musste die Salz-Blutdruck-Hypothese weiterentwickelt werden, um einer gründlichen Überprüfung standzuhalten. Statt ihren Irrtum der Kernprämisse – „Salz ist schlecht!" – einzuräumen, lenkten die Befürworter der Salzhypothese ihr Augenmerk vom Blutvolumen auf den Gefäßwiderstand. Die Forscher argumentierten nun, die plötzliche Zunahme des Blutvolumens, die mit einer höheren Salzzufuhr einhergehe, würde in der Peripherie den Gefäßwiderstand erhöhen und somit die Blutgefäße verengen.[38]

Doch merkwürdigerweise wurde in späteren Studien festgestellt, dass eine höhere Salzaufnahme den Gefäßwiderstand *senkt*, was zu einer Weitstellung der Blutgefäße führt, während eine salzarme Ernährung den peripheren Gefäßwiderstand *erhöht*.[39] Wer also durch eine salzarme Ernährung eine Blutdrucksenkung erlebte (was wahrscheinlich auf eine Schädigung infolge von Flüssigkeitsmangel und niedrigem Blutvolumen hinweist), dessen peripherer Gefäßwiderstand *erhöhte* sich jedoch, genauso wie die Herzfrequenz, was drastisch schwerer wog als jeglicher blutdrucksenkende Nutzen.[40] Bjorn Folkow, der Pionier der schwedischen Blutdruckforschung, lieferte den schlagenden Nachweis, dass der Gesamtstress für Herz und Arterien von der kombinierten Wirkung aus Herzfrequenz und Blutdruck herrührte. Denn er behauptete, eine Salzreduzierung würde die kombinierte Wirkung von Herzfrequenz und Blutdruck erhöhen.[41] Anders ausgedrückt, eine salzarme Ernährung belastet Herz und Arterien insgesamt stärker und vergrößert damit das Risiko für Bluthochdruck und Herzschwäche.

Bedauerlicherweise sorgte Folkow in den Medien nicht für Aufsehen. Ebenso wenig schien er großen Einfluss auf die Regierung oder Gesundheitsbehörden zu haben, deshalb blieben seine Konzepte auf der Strecke. Noch wichtiger aber war, dass ein neuer Übeltäter als Ursache für Bluthochdruck angepriesen wurde: das „natriuretische Hormon".

Dieses neu entdeckte natriuretische (das Salz eliminierende) Hormon sollte helfen, Salz und Wasser aus dem Körper auszuscheiden, indem es die Natrium-Resorptionspumpe in den Nieren hemmte, die als Natrium-Kalium-ATPase bezeichnet wird. Eine salzreiche Ernährung sollte zu einem Anstieg dieses Hormons führen und dadurch eine Verengung der Blutgefäße sowie Bluthochdruck hervorrufen. Weil bei Patienten mit Bluthochdruck fast immer eine Gefäßverengung festzustellen war,[42] erregte die Bluthochdruck-Theorie viel Aufmerksamkeit. Und wissen Sie, was von da an passierte? Salz musste es ausbaden.[43]

Viele Jahre wusste niemand so recht, was genau das „natriuretische Hormon“ war. Heute kennen wir es als Marinobufagenin, ein von den Nebennieren ausgeschüttetes Steroid, das die Pumptätigkeit des Herzens erhöht und die Natriumpumpe in der Niere hemmt. Doch wenn Marinobufagenin Bluthochdruck verursachen könnte und Salz als Ursache von Bluthochdruck verantwortlich gemacht würde, dann sollte eine salzreiche Ernährung Marinobufagenin erhöhen. Was passiert also, wenn man Ratten salzreich füttert? Bei salzempfindlichen Ratten steigt Marinobufagenin tatsächlich an; doch bei salzresistenten Ratten „erhöhte sich Marinobufagenin nur mäßig“, wenn sie salzhaltiges Futter bekamen.[44] Wie wir wissen, ist die Salzempfindlichkeit kein natürlicher Zustand (die Ratten mussten dafür gezüchtet werden), deshalb war der Defekt, der die Salzempfindlichkeit bei Menschen auslöst, das Problem – und nicht die Salzaufnahme selbst. Und die andere Seite der Hypothese konnte sich auch nicht halten: Erhöhtes Marinobufagenin sollte den peripheren Gefäßwiderstand erhöhen; doch bei Menschen, die sich salzreich ernähren, tut es das nicht.[45] Die Bluthochdruck-Theorie des „natriuretischen Hormons“ bestätigte sich in Experimenten also nicht.

Und wer oder was versucht, während dieser gesamten Kontroverse hindurch nicht aufzufallen? Insulinresistenz und Diabetes – beides geht durchweg einher mit Salzempfindlichkeit und hohen Werten des natriuretischen Hormons. Tatsächlich wurden Typ-1- und Typ-2-Diabetes mit erhöhtem Marinobufagenin (dem natriuretischen Hormon) in Verbindung gebracht.[46] Eine Untersuchung stellte fest, dass die gestörte Natrium-Kalium-ATPase-Funktion bei Diabetikern mit Insulinresistenz, Natriumretention der Nieren und einer Entwicklung von Bluthochdruck einherging.[47] Anders ausgedrückt, was auch immer Diabetes auslöste, das beeinträchtigte auch die Na-K-ATPase (durch die Erhöhung von Marinobufagenin) und rief einen durch Salzempfindlichkeit bedingten Bluthochdruck hervor. Und der Nahrungsinhaltsstoff, der Diabetes verursacht, war … (Trommelwirbel, bitte): Zucker.[48]

Bevor Marinobufagenin als das natriuretische Hormon bestimmt war, wurde es im Urin von Patienten mit Typ-1-Diabetes als signifikant erhöht festgestellt.[49]

Die Hemmung der Na-K-ATPase (ausgelöst durch Marinobufagenin) wurde, wie es scheint, durch Diabetes hervorgerufen. Und der Verzehr großer Mengen an Zucker, *nicht* Salz, stand durchgängig mit einem erhöhten Diabetesrisiko in Verbindung.[50] Eine zuckerreiche Ernährung erhöhte nachweislich auch bei konstanter Kalorienzahl die Diagnose Diabetes oder Prädiabetes.[51] Indem eine zuckerreiche Ernährung Marinobufagenin erhöhte, war sie damit wahrscheinlich auch der Übeltäter, der Bluthochdruck, eine Nierenschädigung und ein erhöhtes Schlaganfallrisiko hervorrief.[52]

Die Vorstellung, Zucker könne einen durch Salzempfindlichkeit bedingten Bluthochdruck hervorrufen, wurde als Blasphemie der Ernährungslehre betrachtet. Das heißt bis 1988, als Ottavio Giampietro und Kollegen einen Mechanismus vorstellten, wie Diabetes Bluthochdruck hervorruft.[53]

Damals war allgemein bekannt, dass Menschen mit Diabetes wahrscheinlich auch unter hohem Blutdruck litten.[54] Und Giampietro und seine Co-Autoren wussten, dass Diabetiker, die Insulin spritzten, vermehrt Natrium im Körper hatten,[55] wahrscheinlich aufgrund des hohen Insulinspiegels im Blut, der, wie man wusste, die Rückresorption von Natrium durch die Nieren anregte.[56] (Mit anderen Worten, statt die normale Salzmenge über den Urin auszuscheiden, behielten Diabetiker dieses Salz im Körper.) Darüber hinaus zirkuliert bei insulinpflichtigen Diabetikern erwiesenermaßen viel Wachstumshormon,[57] das ebenfalls die Natriumrückresorption steigert.[58] Giampietro und Kollegen kamen als eine der ersten Gruppen zu folgendem Schluss: Diabetes war ein Zustand der Natriumretention und der herabgesetzten Na-K-ATPase-Aktivität im Herzen, den peripheren Nerven, der Blut-Hirn-Schranke und den roten Blutkörperchen.[59] Sie vermuteten, die Natriumpumpe werde bei Diabetikern insulinresistent, weil Insulin ihre Aktivität erwiesenermaßen steigert.[60] Somit lässt sich das Konzept, wonach Diabetes (oder ein hoher Insulinspiegel) verantwortlich ist für „durch Salzempfindlichkeit bedingten“ Bluthochdruck, bereits in die frühen 1980er-Jahre zurückverfolgen.

Interessanterweise wurde bei fettleibigen Patienten mit Bluthochdruck mehr Natrium in der Zelle festgestellt als bei schlanken.[61] Im Grunde kann man sagen: Was auch immer Fettleibigkeit verursacht, kann auch den Natriumgehalt in der Zelle erhöhen.

Seit den 1980er-Jahren unterstützen endlich auch immer mehr Wissenschaftler die Theorie, wonach Bluthochdruck eine Stoffwechselstörung ist und insbesondere ein Zustand der Insulinresistenz.[62] In der Tat stellte man fest, dass Bluthochdruck häufig bei Patienten zusammen mit einem hohen Glukose- und Insulinspiegel sowie Fettleibigkeit auftrat.[63] Und bei bis zu 80 Prozent der Patienten mit essenziellem Bluthochdruck wurde auch eine Insulinresistenz diagnostiziert.[64] Eine andere Autorengruppe, die im *New England Journal of Medicine* veröffentlichte, kam zu dem Schluss: „Essenzielle Hypertonie ist ein insulinresistenter Zustand."[65] Unabhängig davon hatte John Yudkin gezeigt, dass Zucker bei Menschen und nicht-menschlichen Primaten nachweislich das Nüchterninsulin erhöht.[66] Gleichzeitig stellte man fest, dass eine salzarme Ernährung die Blutgefäße insulinresistent macht, was die Gefäße stärker verengt – das gleiche Problem wurde auch bei Hypertonie-Patienten beobachtet.[67] Da liegt die Überlegung nahe, dass eine salzarme Ernährung auch ohne die Mitwirkung von Zucker wahrscheinlich zu Bluthochdruck beiträgt, weil sie eine Insulinresistenz verursacht.

Dennoch halten sich alte Dogmen hartnäckig und selbst mit dieser neuen, überzeugenden Forschungslinie war man sich einig, dass rund 90 Prozent der Menschen mit hohem Blutdruck „essenziellen Hochdruck" hatten, also hohen Blutdruck mit unbekannter Ursache. Diese Menschen waren, so glaubte man, einfach „genetisch prädisponiert", Bluthochdruck zu entwickeln, genetisch empfindlich gegenüber Salz, nicht Zucker.[68] Bei denselben Personen stellte man eine erhöhte Insulinresistenz fest und der Grad ihrer Insulinresistenz ging auch mit erhöhtem mittleren arteriellen Druck einher.[69]

Kommt Bluthochdruck bereits in der Familie vor, so verdoppelte sich das Risiko einer Insulinresistenz, wie man entdeckte (45 Prozent Prävalenz versus 20 Prozent ohne familiäre Vorgeschichte). Doch damit war man bei der Frage von Henne und Ei: Verursachte Bluthochdruck die Insulinresistenz oder war es umgekehrt? Personen, deren Eltern unter Hypertonie leiden, sind stärker insulinresistent, was später im Leben wahrscheinlich zu höherem Blutdruck führt. Die Autoren folgerten außerdem: Diese Patienten konnten Kohlenhydrate schon nicht richtig verstoffwechseln, bevor sie Bluthochdruck entwickelten,[70] ein Hinweis darauf, dass zuerst die Insulinresistenz da war und sich der Hochdruck später entwickelte. Was auch immer die Insulinresistenz verursachte, würde danach Bluthochdruck hervorrufen.

Spätere Studien bestätigten diese Ergebnisse:[71] Kinder von Eltern mit Bluthochdruck entwickelten tendenziell eine Insulinresistenz und einen hohen Spiegel an zirkulierendem Insulin.[72]

Untersuchungen zufolge traten Prähypertonie und Hypertonie zusammen mit Fettleibigkeit und Insulinresistenz auf.[73] Und immer mehr Befunde zeigten, dass Salzempfindlichkeit häufig bei Personen mit Fettleibigkeit und Hyperinsulinämie, also einem hohen Insulinspiegel im Blut, vorkam.[74] Doch wieder behielten diese alten Maximen ihre Macht – Fettleibigkeit wurde als Zustand eines „Kalorienungleichgewichts" angesehen, während das Konzept, dass ein erhöhter Insulinspiegel (aufgrund eines übermäßigen Zuckerkonsums) zu einer Gewichtszunahme führen könnte, als Theorie nicht akzeptiert wurde.

Studien aus den späten 1980er- bis Mitte der 2000er-Jahre legten zunehmend nahe, dass es sich bei Fettleibigkeit um ein Hormonungleichgewicht handelt, das besonders gekennzeichnet ist durch einen hohen Insulinspiegel, und dass die Behandlung des hohen Insulinspiegels auch den hohen Blutdruck behandeln kann. Tatsächlich ergab eine über zwölf Monate durchgeführte Studie, die 2007 veröffentlicht wurde, Folgendes: Wurde der Insulinspiegel infolge einer veränderten Lebensweise plus Metformin (Diabetes-Medikament) gesenkt, dann verschwand auch die sich auf den Blutdruck auswirkende Salzempfindlichkeit wirksam.[75] Nach Aussage der Autoren verursachten die mit der Fettleibigkeit auftretenden Stoffwechselstörungen (wie Insulinresistenz und die Aktivierung des Sympathikus) einen durch Salzempfindlichkeit bedingten Bluthochdruck, und eine Korrektur dieser Stoffwechselstörungen korrigierte auch die Salzempfindlichkeit. In einer anderen Studie von 1989 stellte sich heraus: Fettleibige Jugendliche, die 8 Prozent ihres Ausgangsgewichts abnahmen, konnten ihren auf Salz empfindlich reagierenden Blutdruck korrigieren.[76] Tierstudien erweiterten diese Ergebnisse und eine Untersuchung ergab, dass die Verabreichung von Metformin an Ratten salzinduzierten Bluthochdruck verhindern konnte.[77]

In einer anderen Studie wurde festgestellt: Der Verzehr von mehr Salz *verbesserte* die blutdrucksenkende Wirkung von Metformin.[78]

Alle diese Untersuchungen unterstützten die Ansicht, dass Insulinresistenz und ein hoher Insulinspiegel im Zentrum der durch Salzempfindlichkeit bedingten Hypertonie stehen. Wenn wir die Insulinresistenz behandeln, indem wir Zucker weglassen, könnten wir auch den durch Salzempfindlichkeit bedingten Bluthochdruck korrigieren. Doch der Mythos hielt sich weiter und zur Vorbeugung und Behandlung von Bluthochdruck konzentrierte man sich weiterhin darauf, den Salzkonsum zu reduzieren – statt den Zuckerkonsum.

Bereits eine Gewichtsabnahme senkt den Blutdruck erwiesenermaßen erheblich – auch wenn die Salzaufnahme nicht reduziert wurde.[79] Eine Autorengruppe untersuchte im Rahmen des Risk Factor Obesity Control Program der University of California in Los Angeles 25 fettleibige Patienten, die willkürlich eingeteilt entweder die normale Natriummenge von 2 760 mg pro Tag oder eine reduzierte Natriummenge von 920 mg pro Tag zu sich nehmen sollten und gleichzeitig abnahmen. Bei den Teilnehmern beider Gruppen sank der Blutdruck gleichermaßen. Die Ergebnisse der Studie waren eindeutig: Wenn die Pfunde verschwinden, sinkt auch der Blutdruck, ohne dass der Salzkonsum drastisch reduziert werden müsste.

Und noch etwas deutete ebenfalls darauf hin, dass Zucker Bluthochdruck aufgrund von Salzempfindlichkeit hervorruft, und das war Cortisol. Wie man wusste, führt ein lokaler Cortisolüberschuss bei Personen mit Morbus Cushing zu Bluthochdruck, zu chronischer Nierenschwäche und zu essenziellem Bluthochdruck. Und ein durch Cortisol induzierter Hochdruck wurde wahrscheinlich mit einem durch Salzempfindlichkeit hervorgerufenen verwechselt, denn wenn Cortisol im Körper anstieg, dann erhöhten sich auch Natrium, Blutvolumen und Blutdruck. Ein hoher Cortisolspiegel wurde auch als Ursache für einen hohen

Insulinspiegel herangezogen, weil übermäßiges Cortisol (wie man bei Morbus Cushing sieht) zu Stammfettsucht führt, zu Glukoseintoleranz, Hyperglykämie, Hyperlipidämie, zu Bluthochdruck und Arterienverkalkung. Ein nicht diagnostizierter lokaler Cortisolüberschuss verursachte hohen Blutdruck – und eine salzreiche Ernährung hielt weiterhin den Kopf dafür hin. Wie man auch wusste, kann Salz bei Tieren den Blutdruck erhöhen, wenn ihnen Corticosteroide gespritzt werden.[80] Doch wenn ein hoher Cortisolspiegel gesenkt wurde, dann erhöhte auch Salz nicht mehr den Blutdruck.

Deshalb lautet die zentrale Frage: Was verursacht einen hohen Cortisolspiegel? Und, ja, Sie haben es erraten: Zucker kann den Cortisolspiegel erhöhen und somit einen Bluthochdruck aufgrund von Salzempfindlichkeit hervorrufen.[81] Dies hatte John Yudkin 1974 nachgewiesen, als bei Ratten der Corticosteronspiegel (das Gegenstück zum menschlichen Cortisol) um 300 Prozent anstieg, wenn er ihnen Zucker zu fressen gab.[82] Dies wurde bereits festgestellt, bevor der Insulinspiegel erhöht war, ein Hinweis darauf, dass erhöhtes Cortisol tatsächlich eine Insulinresistenz bedingen kann.

Dr. George A. Perera hatte ebenfalls darüber geschrieben, inwiefern Corticosteroide einem Bluthochdruck als Ursache zugrunde liegen können. Wie er zeigte, kann das Hormon Adrenocorticotropin (ACTH), das der Ausschüttung von Cortisol und Aldosteron aus der Nebenniere vorausgeht, den Blutdruck erhöhen.[83] Doch erst ein halbes Jahrhundert später fand man heraus, dass Fruktose im Gehirn die ACTH-Ausschüttung anregt und dadurch die Cortisolausschüttung steigert.[84] Was auch wichtig ist: Man dachte, das Fruktoseniveau im Körper sei zu niedrig, um für das Gehirn eine Rolle zu spielen. Seitdem haben wir jedoch entdeckt, dass das Gehirn aus Glukose Fruktose bilden kann, besonders bei Insulinresistenz.[85]

Dr. Perera hatte auch gezeigt, dass eine salzarme Ernährung gefährlich sein kann für Menschen mit ein Mangel an Corticosteroiden. Wie Perera schrieb, konnte ein reduzierter Salzkonsum bei Patienten mit Morbus Addison (hier produzieren die Nebennieren zu wenig Cortisol und Aldosteron) zu starkem Blutdruckabfall führen, zu niedrigen

Natriumwerten im Blut und zu ausgeprägter Schwäche. Sobald jedoch die Corticosteroide ergänzt wurden, stieg das Natrium im Blut wieder auf den Normalwert an und auch der Blutdruck stieg wieder. Somit war offensichtlich, dass die Glucocorticoide und Mineralocorticoide bestimmen, wie sich das Salz aus der Ernährung auf den Blutdruck auswirkt – und nicht der Salzkonsum selbst.[86] Es ist der Zucker, der nachweislich die Glucocorticoide erhöht und deshalb dazu führt, dass der Blutdruck bei manchen Menschen empfindlich auf Salz reagiert.

Alle Anzeichen deuten seit Langem direkt auf den Zucker, doch wir brauchten ewig, um das zu erkennen. Das Problem besteht zum Teil im hartnäckigen Widerstand von Wissenschaftlern, die an ihren lang gehegten Überzeugungen festhalten. Ein weiterer Teil des Problems war der bewusste Einfluss der Zuckerindustrie, die die Aufmerksamkeit von dem eindeutig schuldigen Verdächtigen ablenken wollte. Und der überzeugende Nachweis, der die Salz-Blutdruck-Theorie widerlegt, ist leicht zu erkennen, wenn man einen Schritt zurücktritt und die groß-angelegten epidemiologischen Studien betrachtet. Die Ergebnisse dieser Bevölkerungsstudien sind unbestreitbar.

Salzkonsum und Blutdruck: Bevölkerungsstudien

Eines der Argumente, das Salz und Blutdruckerhöhung in Zusammenhang brachte, war das Phänomen des sogenannten „Bluthochdrucks der Akkulturation“: Wenn eine ursprüngliche Bevölkerung, deren traditionelle Ernährungsweise wenig Salz enthielt, nach der Akkulturation, also der kulturellen Anpassung, Bluthochdruck entwickelte, hielt man den höheren Salzkonsum für die Ursache. Natürlich aßen die Menschen in diesen Kulturen auch wenig oder keinen raffinierten Zucker und gingen dann zu einer Ernährung mit extrem viel raffiniertem Zucker über – aber das macht ja wieder einmal nichts.

Trotzdem bohrte umfassendes Datenmaterial weiterhin Löcher in das Konzept, Salz verursache Bluthochdruck aufgrund von Akkulturation. Vor allem kam bei zahlreichen Bevölkerungen, die sich sehr salzreich ernährten, Blutdruck nur selten vor, während man das vom Zucker nicht sagen kann. Schauen Sie sich den hohen Salzkonsum und den Blutdruck dieser verschiedenen Bevölkerungen an, die in der Liste ab S. 101 dargestellt sind.

Eines der stärksten Argumente, das die Ansicht untermauert, Salz verursache Bluthochdruck und Herz-Kreislauf-Erkrankungen, stammt aus Japan. Die Japaner essen bekanntlich viel Salz; sie leiden zwar allgemein selten an Herzkrankheiten, jedoch oft unter Herz-Kreislauf-Erkrankungen wie Schlaganfall und Bluthochdruck. Ja, im japanischen Akita hatten, wie man weiß, sehr viele Menschen Bluthochdruck und sehr viele starben an Schlaganfällen. Sie aßen viel Salz (etwa 27 g pro Tag, mit einem Maximum zwischen 50 und 61 g) in Form von Misosuppe, Sojasoße, Gewürzen und Gemüse bzw. eingelegtem Gemüse. Salz war nur eine von mehreren möglichen Ursachen ihrer Herz-Kreislauf-Erkrankungen. Forscher meinten, die hohe Schlaganfallrate in Japan (vor allem in Akita) sei auf andere Faktoren zurückzuführen neben Salz, etwa „eine einseitige Ernährung mit poliertem Reis und Mängeln in der täglichen Ernährung". Andere tippten auf „eine Unersättlichkeit bei Reis", „Alltagsstress wie Überarbeitung der Bauern", „Vitamin-C-Mangel in der Ernährung", „die Menge an Kieselsäure im Trinkwasser und Nahrung", „Kadmium in den Innereien von in Japan häufig gegessenen Flussfischen" und das „Verhältnis zwischen Schwefel und Karbonat in Flusswasser", die unter Umständen zur hohen Todesrate aufgrund von Schlaganfall beitragen.[87] Kadmium ist mit hoher Wahrscheinlichkeit eine Ursache, es trägt schätzungsweise zu 17 Prozent der Schlaganfälle in Japan bei.[88] Ebenso wurde die geringe Aufnahme gesättigter Fette in Japan mit der höheren Schlaganfall-Sterberate in Verbindung gebracht.[89]

Dennoch ist die Schlaganfallrate in Akita auffallend hoch im Vergleich zur der im japanischen Aomori, einem Gebiet, in dem die Bevölkerung tendenziell 15,2 g Salz täglich zu sich nahm. In Akita starben mehr als doppelt so viele Menschen an einem Schlaganfall wie in Aomori. In Aomori hatten die Menschen durchschnittlich einen relativ niedrigen Blutdruck (131,4/78,6 mmHg) und die Todesrate aufgrund eines Schlaganfalls war mäßig.[90] Von den 30- bis 95-Jährigen starben 139,2 pro

100 000 an einem Schlaganfall, in Akita lag diese Zahl jedoch bei 218,6. Was war da los?

Forscher vermuteten noch einen weiteren Faktor, der hier hineinspielt: Kalium. In einer Untersuchung mit 1 110 Erwachsenen in Aomori wurde ein vermehrter Verzehr von Äpfeln mit einem niedrigeren Blutdruck in Verbindung gebracht.

Bevölkerungsgruppen mit hohem Salzkonsum und praktisch unbekanntem Bluthochdruck

Bevölkerungsgruppe: Italienische Nonnen
Natriumaufnahme: ca. 3 300 mg Natrium pro Tag
Keine einzige Nonne hatte einen diastolischen Blutdruck von über 90 mmHg.[91]

Bevölkerungsgruppe: Italienische Frauen
Natriumaufnahme: ca. 3 300mg Natrium pro Tag
Blutdruck: Zunehmend erhöht bei italienischen Frauen; am Ende der 30-jährigen Studie betrug die Blutdruckdifferenz zwischen beiden Gruppen 30/15 mmHg (der Blutdruck der weltlichen Frauen war höher als der der Nonnen).

Bevölkerungsgruppe: Kuna-Indianer (an der Küste von Panama)
Natriumaufnahme: ca. 3 450 mg Natrium pro Tag (die gleiche Menge, die heute in den USA konsumiert wird)
Blutdruck: Nur 2 Prozent haben Bluthochdruck, der Blutdruck stieg nicht mit dem Alter.[92]

Bevölkerungsgruppe: Vegetarier und Fleisch essende Siebten-Tags-Adventisten und Fleisch essende Mormonen[93]
Natriumaufnahme: ca. 3 600 mg Natrium pro Tag
Blutdruck der vegetarisch lebenden Adventisten: 114/67 mm/Hg bei Männern und 108,6/66,6 mmHg bei Frauen
Blutdruck der Fleisch essenden Adventisten: 121,9/72 mmHg bei Männern und 110/66 mmHg bei Frauen
Blutdruck der Fleisch essenden Mormonen: 122,2/73,2 mmHg bei Männern und 117,2/74,5 mmHg bei Frauen

Bevölkerungsgruppe: Bewohner von Java (ein Teil Indonesiens)
Natriumaufnahme: ca. 3 660 mg Natrium pro Tag

Blutdruck: 124/73 mmHg bei Männern und 128/75 mmHg bei Frauen[94]

Bevölkerungsgruppe: Bewohner von Thailand
Natriumaufnahme: ca. 3 600 mg Natrium pro Tag
Blutdruck: 120/75 mmHg bei Männern und 118/77 mmHg bei Frauen[95]

Bevölkerungsgruppe: Bewohner von Taiwan (landwirtschaftlich tätig)
Natriumaufnahme: ca. 4 000 mg Natrium pro Tag
Blutdruck: 128/83 mmHg bei Männern[96]

Bevölkerungsgruppe: Samburu-Krieger
Natriumaufnahme: ca. 4 000 bis 5 000 mg Natrium pro Tag in der Regenzeit (etwa fünf Monate des Jahres);[97] ca. 3 500 bis 4 000 mg Natrium pro Tag in der Trockenzeit
Blutdruck: 106/72 mmHg[98]

Bevölkerungsgruppe: Einwohner von Kotyang, Nepal
Natriumaufnahme: ca. 4 600 mg Natrium pro Tag
Blutdruck: Bei Männern sind keine Fälle von Bluthochdruck bekannt. Der Blutdruck stieg nicht mit dem Lebensalter. Bei Frauen war Bluthochdruck extrem selten (1,4 Prozent). Die Autoren kamen zu folgendem Schluss: „In der vorliegenden Studie wurde bei in Kotyang lebenden Männern keine signifikante Erhöhung des systolischen Blutdrucks mit zunehmendem Alter festgestellt; Männer mit Bluthochdruck gab es keine und nur bei sehr wenigen Frauen in Kotyang wurde Bluthochdruck diagnostiziert, obwohl sie täglich durchschnittlich 12 g Salz aßen."[99]
In Kotyang wurde weniger als 1 g Zucker pro Tag verzehrt. Doch in einem anderen nepalesischen Dorf (Bhadrakali) aßen die Einwohner mehr Zucker (Männer 25,5 g am Tag und Frauen 16,3 g). Bei 10,9 Prozent der Männer und bei 4,9 Prozent der Frauen wurde Bluthochdruck festgestellt.

Bevölkerungsgruppe: Menschen in Nordindien
Natriumaufnahme: 5 600 mg Natrium pro Tag
Blutdruck: 133/81 mmHg[100]

Bevölkerungsgruppe: Menschen in Südindien (geringerer Salzkonsum als im Norden, dennoch höherer Blutdruck)

Natriumaufnahme: 3 200 mg Natrium pro Tag
Blutdruck: 141/88 mmHg[101]

Bevölkerungsgruppe: Gebiet um Aomori in Japan, wo viele Äpfel verzehrt werden (niedrige Rate diastolischen Bluthochdrucks)
Natriumaufnahme: ca. 6 000 mg Natrium pro Tag
Blutdruck: 131,4/78,6 mmHg[102]

Bevölkerungsgruppe: Bewohner von Okayuma, Japan (im Sommer)
Natriumaufnahme: ca. 6 000 mg Natrium pro Tag
Blutdruck: 122/75 mmHg bei Männern und 122/72 mmHg bei Frauen[103]

Bevölkerungsgruppe: Bantu (ländlich geprägt)
Natriumaufnahme: ca. 7 600 mg Natrium pro Tag
Blutdruck: 128/79 mmHg bei Männern[104]

Bevölkerungsgruppe: buddhistische Bauern in Thailand
Natriumaufnahme: ca. 8 000 mg Natrium pro Tag
Blutdruck: kein Blutdruckanstieg mit zunehmendem Alter[105]

Äpfel enthalten viel Kalium. Bei Männern lag der systolische Blutdruck tendenziell bei über 150 mmHg, wenn sie keine Äpfel am Tag aßen, doch er sank auf unter 140 mmHg, wenn sie drei Äpfel am Tag aßen. Forscher hielten hier das Kalium in den Äpfeln für den Schlüssel. Die blutdrucksenkende Wirkung von Kalium wurde auch in einer klinischen Studie mit 38 Männern und Frauen mittleren Alters in Akita bestätigt,[106] und noch einmal in einer Studie mit japanischen Patienten mit essenziellem Hochdruck. Diese nahmen zwar etwa 15 g Salz pro Tag zu sich, stellten aber fest, dass ihr Blutdruck auf den Normalwert zurückging, wenn sie über die Nahrung täglich 7 statt 3 g Kalium zu sich nahmen.[107] Wer wusste schon, dass so viel Weisheit in dem alten Sprichwort von einem Apfel am Tag steckt („An apple a day keeps the doctor away“). Das Problem in Akita ist nicht das Salz, sondern die ansonsten kaliumarme Ernährung.

Diese Wirkung wurde auch bei vegetarisch lebenden bzw. Fleisch essenden Siebten-Tags-Adventisten beobachtet und ebenso bei Fleisch essenden Mormonen.[108] Diese Bevölkerungsgruppen nahmen täglich zwischen 3 500 und 3 700 mg Salz zu sich, etwas mehr als der Durchschnittsamerikaner. Doch der Blutdruck war in den drei Gruppen vollkommen normal. Wichtig zu wissen ist auch, dass sich die Kaliumzufuhr zwischen 3 000 und 3 600 mg pro Tag bewegte (fast doppelt so hoch wie die durchschnittliche Kaliumaufnahme in den USA); das belegt zusätzlich, dass Kalium ein entscheidender Faktor für die Blutdruckregulierung ist.

Diese Bevölkerungsstudien liefern uns einen Nachweis aus der realen Welt, dass nämlich ein höherer Salzkonsum gesund sein kann, ja, sogar weitaus gesünder als eine Salzeinschränkung. Doch mit diesen Studien können wir nach und nach auch leichter die komplexen Faktoren ermitteln, die zu Bluthochdruck und Schlaganfall führen. Vielleicht müssen wir unsere Aufmerksamkeit auf die Tatsache richten, dass die Amerikaner im Durchschnitt nur halb so viel Kalium zu sich nehmen wie die hier untersuchten Bevölkerungsgruppen, vor allem deshalb, weil die Amerikaner weniger Obst und Gemüse konsumieren.[109] Die eigentliche Lehre für uns alle könnte folgende sein: Statt nach Möglichkeiten zu suchen, wie wir Salz einsparen, sollten wir lieber darauf achten, mehr kaliumreiche pflanzliche Lebensmittel zu essen, etwa grünes Blattgemüse, Speisekürbis, Pilze und Avocados. Und wissen Sie, was unsere Lust auf Gemüse steigert? Salz!

Wie eine salzarme Ernährung die Bluthochdruck-Epidemie *verursacht* haben könnte

Können Sie sich allmählich die Frustration der Forscher vorstellen, die das Salz-Dogma offen infrage stellten? Sie hatten jahrzehntelang nachgewiesen, dass der Salzkonsum nicht das Problem ist doch ihre Stimmen blieben ungehört. Sie wussten, dass Salz bei einem Großteil der Bevölkerung den Blutdruck nicht erhöht. Sie wussten, dass selbst Personen mit erhöhtem Blutdruck von einem vermehrten Salzkonsum profitieren können, beispielsweise verringern sich Herzfrequenz und Insulinspiegel, die Nebennieren schütten Hormone ausgewogener aus und auch die

Nieren arbeiten besser. All diese Faktoren wiegen wahrscheinlich schwerer als jegliches Risiko aufgrund eines höheren Blutdrucks.

Gleichzeitig zeigen auch immer mehr Daten, dass Zucker sowohl den Blutdruck als auch die Herzfrequenz erhöht, doch erst Jahrzehnte später wurde entdeckt, dass eine zuckerreiche Ernährung das Risiko, an einer Herz-Kreislauf-Erkrankung zu sterben, um das Dreifache erhöht verglichen mit einer zuckerarmen Ernährung. Immer wieder konnte Yudkin nachweisen, dass sich zahlreiche Auffälligkeiten bei Patienten mit koronaren Herzkrankheiten (erhöhte Lipidwerte, erhöhte Insulinwerte, erhöhte Harnsäurewerte und eine auffällige Thrombozytenfunktion) durch nur wenige Wochen zuckerreiche Ernährung hervorrufen lassen.[110] Doch trotz Yudkins Bemühungen wird Zucker bis heute nicht eindeutig verantwortlich gemacht für unsere Herz-Kreislauf-Erkrankungen epidemischen Ausmaßes. In den Augen der Öffentlichkeit und bei einem Großteil der Ärzteschaft liegt die Schuld – erstaunlicherweise – irgendwie immer noch beim Salz.

Die amerikanische Gesundheitsbehörde (CDC) bat das Institute of Medicine (IOM) kürzlich, die Faktenlage zur Natriumaufnahme und zum Herz-Kreislauf-Risiko erneut zu evaluieren. Im Bericht dieses Instituts aus dem Jahr 2013 hieß es, es nütze nichts, die Natriumzufuhr auf unter 2 300 mg pro Tag zu beschränken. Vielmehr könne sich das erwiesenermaßen negativ auf die Gesundheit auswirken.[111] Dennoch durfte der ursprünglich vom IOM in den Jahren 2004 und 2005 festgesetzte obere Grenzwert für Natrium von 2 300 mg pro Tag unverständlicherweise bestehen bleiben und er „bleibt die Grundlage für die heutige staatliche Salzpolitik".[112] Noch immer können sich die führenden Gesundheitsbehörden nicht darauf einigen, wie viel Salz wir konsumieren sollten, doch das hat dem Dogma einer salzarmen Ernährung *immer noch* kein Ende gesetzt. Und die erschreckende Schlussfolgerung dieser ganzen Kontroverse könnte darauf hinauslaufen, dass eine salzarme Ernährung zu den zunehmenden Herzkrankheiten in diesem Land beigetragen hat, statt sie verhindern zu helfen.

Den neuesten randomisierten Doppelblindstudien zufolge erzeugte eine salzarme Ernährung Auffälligkeiten, die häufig bei Patienten mit koronaren Herzkrankheiten und bei Patienten mit metabolischem Syndrom beobachtet werden. Diese Wirkung war sowohl bei salzresistenten als auch bei salzempfindlichen Patienten festzustellen.

Eine Salzreduzierung beschleunigt bei Tieren nachweislich die Verhärtung der Arterien und erhöht die Cholesterin- und Triglyceridwerte.[113] Eine Salzbeschränkung erhöhte bei Bluthochdruckpatienten auch die Konzentration der Lipoproteine im Plasma und die Entzündungsmarker.[114] Bei Menschen mit chronisch hohem Blutdruck erhöhte die geringere Salzzufuhr den Spiegel des Low-density-Lipoproteins (LDL; das „schlechte" Cholesterin) im Blut.[115] Doch in anderen Studien fand man heraus: Wenn man wieder mehr Salz gab (von 2 g Salz pro Tag bis 20 g pro Tag über einen Zeitraum von fünf Tagen), dann *sanken* bei Bluthochdruckpatienten das Gesamtcholesterol im Plasma beträchtlich und ebenso wie verestertes Cholesterin, Beta-Lipoprotein, Low-density-Lipoprotein und Harnsäure.[116] Selbst bei dem bekannten DASH-Natrium-Versuch, der Grundlage der bekanntesten salzarmen Ernährung, stellte man fest, dass die Salzbeschränkung Triglyceride, LDL und den Cholesterinquotienten (Verhältnis Gesamtcholesterin zu HDL) erhöhte.[117]

Selbst bei Menschen mit normalem Gewicht und unauffälligem Blutdruck beeinträchtigt eine salzarme Ernährung nachweislich die Nierenfunktion, sie verringert den Spiegel des High-Density-Lipoproteins (HDL, das „gute" Cholesterin) sowie von Adiponektin, eine von den Fettzellen abgegebene Substanz, die die Insulinempfindlichkeit verbessern soll.[118] In einer Cochrane-Metaanalyse von 170 Studien wurde festgestellt, dass natriumarme Maßnahmen den Blutdruck nur minimal senkten, gleichzeitig jedoch die Nierenhormone, Stresshormone und die ungesunden Triglyceridwerte signifikant erhöhten. Die Autoren der Cochrane-Analyse (die im Allgemeinen als das Nonplusultra des Überblicks über Forschungsarbeiten gilt), kamen zu folgendem Schluss: Eine salzarme Ernährung könnte sich insgesamt negativ auf die Gesundheit auswirken, weil das „schlechte" Cholesterin, die Triglyceride und die Hormone ansteigen.[119]

Bei einer Salzeinschränkung tritt ein weiteres Gesundheitsrisiko auf, nämlich eine erhöhte Blutviskosität, eine „Verdickung" des Blutes.[120]

Eine erhöhte Blutviskosität, die häufig bei fettleibigen Patienten festgestellt wird, soll zu einem erhöhten Risiko thrombotischer Ereignisse wie Blutgerinnseln und tiefen Venenthrombosen beitragen.[121] Eine Salzreduzierung erhöht außerdem den Spiegel des Nüchtern-Norepinephrins, eine Substanz, die die Herzfrequenz steigert. Das Herz wird mit Blut versorgt, wenn es sich entspannt, alle anderen Organe erhalten hingegen Blut, wenn sich das Herz zusammenzieht. Je schneller also das Herz schlägt, desto kürzer ist die Zeit, in der das Herz selbst entspannt ist, um mit Blut und damit Sauerstoff versorgt zu werden. Das ist einer der Gründe, warum eine salzarme Ernährung[122] mit einem höheren Herzinfarktrisiko in Verbindung gebracht wird – weil sie den Blutfluss zum Herzen verringert. Dieser erhöhte Norepinephrin-Spiegel bei einer salzarmen Ernährung kann sogar eine kardiale Hypertrophie hervorrufen, also eine Vergrößerung des Herzens, die zu Herzschwäche führen kann.[123]

Die beiden Wissenschaftler Weder und Egan sprechen für viele frustrierte Salz-Befürworter, wenn sie in einem ihrer Aufsätze den Schluss ziehen: „Der Nettonutzen für das Herz-Kreislauf-Risiko einer durchschnittlichen Blutdrucksenkung um nur 1,1 mmHg könnte durchaus mehr als ausgeglichen werden durch einen Anstieg von Cholesterin, Insulin, Norepinephrin und des Hämatokritwertes infolge einer Salzrestriktion.“[124] Weil eine *salzarme* Ernährung den Spiegel von Angiotensin II und Aldosteron erhöht, könnte sie tatsächlich zu einer Vergrößerung von Herz und Nieren führen, was wiederum zu Herzschwäche und Nierenerkrankungen führen könnte – also zu genau den Krankheiten, die eine *salzreiche* Ernährung angeblich verursacht.

Weder und Egan kamen zu dem Schluss: „Die potenziell schädlichen Folgen einer Salzreduzierung in der Ernährung für das Risikofaktorprofil für Herz-Kreislauf-Erkrankungen legen nahe, dass weitere Untersuchungen notwendig sind, bevor der Bevölkerung allgemein eine Reduzierung des Salzkonsums vorgeschrieben werden kann.“[125]

Das war 1991, *vor mehr als 25 Jahren.*

1995 wiesen Michael Alderman und seine Co-Autoren offen darauf hin, dass eine salzarme Ernährung das Risiko von Herz-Kreislauf-Ereignissen erhöhen könnte.[126] Sie berichteten von einem über vierfach höheren

Risiko für einen Myokardinfarkt bei Männern mit dem niedrigsten Salzkonsum im Vergleich zu der Gruppe, die das meiste Salz zu sich nahm.

Groß angelegte Studien bestätigten genau diese Ergebnisse ebenfalls. Zwei große prospektive europäische Studien, an denen fast 4 000 Patienten ohne vorherige Herz-Kreislauf-Erkrankungen teilnahmen, fanden eine über fünfmal höhere Sterblichkeit bei geringem Salzkonsum versus bei dem höchsten Salzkonsum.[127] Bei der PURE-Studie (Prospective Urban Rural Epidemiology) wurden mehr als 100 000 Menschen in 17 Ländern untersucht. Wie man dabei feststellte, hatten diejenigen das niedrigste Sterberisiko oder Risiko für Herz-Kreislauf-Ereignisse, die täglich zwischen 3 000 und 6 000 mg Natrium zu sich nahmen.[128] Die Gruppe, die weniger als 3 000 mg Natrium am Tag zu sich nahm, war am stärksten gefährdet. Graudal und Kollegen führten eine Metaanalyse mit fast 275 000 Patienten durch[129] und fanden heraus, dass die Aufnahme von 2 645 bis 4 945 mg Natrium pro Tag mit dem niedrigsten Sterberisiko und dem niedrigsten Risiko für Herz-Kreislauf-Erkrankungen einherging. Nachdem andere Störfaktoren herausgerechnet worden waren, hatte nur die Gruppe, die weniger als 2 645 mg pro Tag aufnahm, eine signifikant höhere Gesamtsterblichkeit; diese wurde nicht bei Personen festgestellt, die täglich mehr als 4 945 mg Natrium konsumierten.

Auf der Grundlage dieser Daten ist wahrscheinlich eine Natriumzufuhr zwischen 3 und 6 g pro Tag für die meisten Menschen die optimale Menge. Weniger als 2 300 mg pro Tag oder mehr als 6 000 mg täglich wird mit einem erhöhten Sterberisiko und einem höheren Risiko für Herz-Kreislauf-Ereignisse assoziiert – doch das Risiko liegt bei einem niedrigen Salzkonsum noch höher als beim Verzehr hoher Salzmengen.

Wie aus der medizinischen Literatur und den Bevölkerungsstudien klar hervorgeht, sind die Richtlinien für eine salzarme Ernährung nicht „das Ideal". Sie sind noch nicht einmal harmlos. Vielleicht stellen wir eines Tages fest, dass die Richtlinien für eine salzarme Ernährung mehr Herzkrankheiten *hervorbrachten*, als sie jemals verhinderten. Letzten Endes können sie sogar zur größten Herausforderung für die Volksgesundheit in der heutigen Zeit beigetragen haben: der erschreckenden Zunahme von Diabetes, der zum Teil durch ein immer häufiger auftretendes, jedoch wenig bekanntes Phänomen verursacht wird. Dieses Phänomen wird als „innerliches Verhungern“ oder „zelluläre Hungersnot“ (engl. *internal starvation*) bezeichnet.

Kapitel 5

Wir verhungern innerlich

Es lässt sich nicht leugnen, dass wir uns mitten in einer landesweiten Fettleibigkeits-Epidemie befinden, die unsere Gesundheit, unser Wohlbefinden und unsere Lebenserwartung kollektiv bedroht: 69 Prozent der Erwachsenen in den USA sind mittlerweile übergewichtig oder fettsüchtig.[1] Die Fettleibigkeit begann in den 1950er-Jahren zuzunehmen; um 1980 schnellte sie in die Höhe und zwischen 1980 und 2000 hat sich die Rate verdoppelt. Der herkömmlichen Meinung nach ist für Fettleibigkeit ein Ungleichgewicht zwischen Kalorienzufuhr und Energieverbrauch verantwortlich, anders ausgedrückt, wenn wir mehr Kalorien essen als wir durch verschiedene Aktivitäten verbrennen. Darum sagt man uns häufig, wir sollen *weniger essen* und uns *mehr bewegen*. Und wie Sie vielleicht aus Ihrer persönlichen Erfahrung wissen, funktioniert diese Strategie nicht für jeden – oder noch nicht einmal für die meisten Menschen.

Mehr und mehr richten sich andere Theorien zur Fettleibigkeit auf die Qualität der Kalorien, die wir zu uns nehmen, und darauf, wie sie sich auf unsere Physiologie auswirken; wie Gary Taubes in seinem Buch *Warum wir dick werden* (Unimedica 2018) veranschaulicht. Viele Indizien stützen diese Behauptungen. Zum einen nimmt unser Körperumfang parallel zu unserem steigenden Verzehr von raffinierten Kohlenhydraten, Zucker und Maissirup mit hohem Fruktosegehalt (vor allem in flüssiger Form) zu. Die Zuckerindustrie würde uns gerne glauben machen, solange wir ins Fitnessstudio gehen, um diese Kalorien wieder abzutrainieren, entstünde auch kein Schaden. Doch neue Untersuchungen belegen, dass unsere zunehmend sitzende Lebensweise tatsächlich auch von diesen Ernährungsfaktoren gesteuert sein kann.[2]

Wenn man bedenkt, dass Zucker endlich als Feind Nr. 1 für die Volksgesundheit identifiziert wurde, überrascht es nicht, dass Zucker im Körper eine Kette von Abläufen in Gang setzt, die unseren Taillenumfang und unsere Gesundheit negativ beeinflussen. Doch wir erkennen erst nach und nach, inwiefern sich ein geringer Salzkonsum ähnlich auf die Physiologie auswirken kann. Zu wenig Salz zu konsumieren, kann eine Kaskade unseliger Veränderungen anstoßen, die hinauslaufen auf Insulinresistenz, verstärkten Heißhunger auf Zucker, zügellosen Appetit und das sogenannte „innerliche Verhungern“ (auch bekannt als „verborgene Unterernährung der Zellen“) und so eine Gewichtszunahme begünstigen.[3] Trotz Übergewicht kann man also buchstäblich von innen verhungern.

Bei diesem inneren Verhungern können Ihre Hormone (Insulin, Leptin und andere) gegen Sie arbeiten, im Wesentlichen, indem sie sich Ihren Appetit zunutze machen und Ihr Verlangen nach mehr ungesunder Nahrung anstacheln. Gleichzeitig untergraben sie die inneren Prozesse, die die Umwandlung von Fett und Eiweiß in Energie steuern. Das ist dann so, als könnten Sie Ihre Essgewohnheiten nicht mehr selbst bestimmen und Ihr Körper würde in puncto Energieverbrauch und Energieaufnahme ein Eigenleben führen.

Wenn Sie anfangen, Ihren Salzkonsum zu reduzieren, wird Ihr Körper alles unternehmen, um am Salz festzuhalten. Als einen Verteidigungsmechanismus erhöht der Körper leider den Insulinspiegel. Das erreicht er, indem er eine Insulinresistenz erzeugt. Wenn diese wirkt, kann der Körper weniger leicht Insulin in die Zellen schleusen und er muss mehr Insulin ausschütten, um den Blutzuckerspiegel unter Kontrolle zu halten. Sie erinnern sich: Wer über die Ernährung läppisch wenig Salz aufnimmt, schüttet zum Ausgleich mehr Hormone aus, mit denen der Körper Salz zurückhält (wie Renin, Angiotensin und Aldosteron). Doch leider erhöhen diese Hormone letztlich auch die Fettaufnahme. Verglichen mit Menschen, die ihren Salzkonsum nicht reduziert haben, kann eine salzarme Ernährung im Grunde dazu führen, dass Sie für jedes Gramm, das Sie essen, doppelt so viel Fett speichern.[4]

Durch die chronisch erhöhten Insulinwerte hält der Körper das gespeicherte Fett und die Proteine unter Verschluss, sodass sie den Zellen, die diese Nährstoffe benötigen, nicht mehr zur Verfügung stehen. Mit einem erhöhten Insulinspiegel können Sie von den Makronährstoffen nur noch Kohlenhydrate effizient für die Energiegewinnung nutzen. Faktisch zwingt ein hoher Insulinspiegel Sie im Grunde dazu, mehr Kohlenhydrate zu essen, weil Sie nur daraus leicht Energie beziehen können. Der Verzehr großer Mengen raffinierter Kohlenhydrate löst wiederum eine vermehrte Insulinausschüttung aus. Dieser Kreislauf wiederholt und verstärkt sich und erhält so das Problem eines hohen Insulinspiegels endlos aufrecht, der wiederum die Fettleibigkeit aufrechterhält.[5]

Wenn Sie Ihren Salzkonsum drastisch reduzieren, können Sie außerdem einen Jodmangel entwickeln, denn Speisesalz ist unsere beste Jodquelle. Das ist bedeutsam (und problematisch!), weil Jod für eine gesunde Schilddrüsenfunktion gebraucht wird: Lässt die Schilddrüsenfunktion nach, könnten Sie eine Hypothyreose (Unterfunktion) entwickeln, ein Leiden, bei dem sich Ihr Stoffwechsel verlangsamt, mehr Fett gespeichert wird (vor allem in den Organen), sich eine Insulinresistenz entwickelt und es zu einer Gewichtszunahme kommt – ein weiterer Mechanismus, der zu innerlichem Verhungern führen kann.

Zusätzlich erhöht eine salzarme Ernährung das Risiko eines allgemeinen Flüssigkeitsmangels (und damit einer zellulären Dehydrierung) und das ist problematisch, weil gut hydrierte Zellen viel effizienter arbeiten und weniger Energie verbrauchen als dehydrierte Zellen.[6] Je weniger Energie im Körper zur Verfügung steht, desto ausgeprägter ist das innerliche Verhungern und desto mehr Kalorien werden Sie wahrscheinlich zu sich nehmen. Erkennen Sie nun, wie eine salzarme Ernährung eine Gewichtszunahme verursachen kann?

Selbst wenn diese Veränderungen nicht zu zusätzlichen Pfunden führen, ist das Ergebnis das gleiche: Diese physiologischen Veränderungen lassen Menschen „metabolisch übergewichtig“ oder fettleibig werden, auch wenn sich das nicht als höhere Zahl auf der Waage oder im Body-Mass-Index (BMI) in der Kategorie Übergewicht oder Fettleibigkeit widerspiegelt. Mit anderen Worten, Sie können „äußerlich dünn und innerlich dick“ sein (was häufig als TOFI für *thin outside, fat inside* oder auch *skinny fat* bezeichnet wird). Auch mit normalem Körpergewicht können Sie unverhältnismäßig viel viszerales Fett mit sich herumtragen, also Fettgewebe am Bauch, wo es am schädlichsten ist. Anders ausgedrückt, Ihr Gewicht könnte im Normbereich bleiben, und dennoch könnte sich Fett gefährlich in Ihren und um Ihre Organe ansammeln und sich zudem eine Insulinresistenz und ein metabolisches Syndrom entwickeln. Dabei handelt es sich um eine Gruppe von Krankheiten, die mit großem Taillenumfang, erhöhtem Nüchternblutzuckerspiegel, hohem Blutdruck, hohen Triglyceridwerten und niedrigem HDL-Cholesterin einhergehen, die Ihr Risiko erhöhen, Herzkrankheiten und Diabetes zu entwickeln oder einen Schlaganfall zu bekommen.

Beim innerlichen Verhungern beeinträchtigt die Insulinresistenz im Grunde den Fettstoffwechsel des Körpers und bringt den Menschen dazu, zu viel zu essen, um all die Kalorien auszugleichen, die in die Fettzellen eingeleitet und dort eingeschlossen werden. Das mag Ihnen das Gefühl bescheren, von innen zu verhungern, während Sie gleichzeitig zunehmen. Obendrein werden Sport und Bewegung höchst uninteressant, weil Ihr Körper nicht auf seine Energiespeicher zugreifen kann. Stattdessen schwingen sich Ihr Gehirn und Körper auf einen kalorienerhaltenden, relativen Ruhezustand ein, statt Energie zu verbrauchen, denn Sie hungern buchstäblich nach nutzbarer Energie. Das wahrscheinliche Ergebnis: Gewichtszunahme und noch mehr Körperfett, eine weitere Endlosschleife, die diese unseligen „inneren Angelegenheiten" fortsetzt.[7]

Das Konzept des innerlichen Verhungerns wurde erstmals in etwa zu der Zeit theoretisiert, als die Salz-Kriege begannen, wenngleich es Jahrzehnte dauerte, bis es sich durchsetzte. Zur „hypothalamischen Adipositas", ein Begriff, den der französische Neurologe M. J. Babinski im Jahr 1900 prägte, kommt es durch eine Schädigung des Hypothalamus (des Gehirnbereichs, der Hunger und Sättigung steuert), was zu Stoffwechselveränderungen führt, zu Überessen, rascher und unablässiger Gewichtszunahme und Insulinresistenz.[8] Dem mittlerweile verstorbenen Dr. Stephen Walter Ranson wird oft zugeschrieben, als einer der Ersten in den 1940er-Jahren darauf hingewiesen zu haben, dass es sich bei Fettleibigkeit um einen Zustand „verborgener zellulärer Unterernährung" handelt. Ranson war Direktor des Instituts für Neurologie an der Northwestern University, und seiner Ansicht nach wird dieser Zustand von einem Nährstoffmangel ausgelöst, der den Körper dazu zwingt, mehr zu essen und durch eine verringerte körperliche Aktivität weniger Energie zu verbrauchen – oder eine Kombination beider Maßnahmen zu verfolgen (was wiederum zur Gewichtszunahme führt).[9] Zwanzig Jahre später prägte Dr. Edwin Astwood, ein Endokrinologe und Physiologe an der Tufts University, den Begriff des „innerlichen Verhungerns" (engl. *internal starvation*) zur Beschreibung desselben Phänomens.

Wie der Zustand auch bezeichnet wird, er hat doch eine paradoxe Wirkung und man kann sich fragen, ob Fettleibigkeit zu Überessen und einer sitzenden Lebensweise führt oder umgekehrt. Diesem Rätsel widmen sich vermehrt Adipositas-Experten und Endokrinologen gleichermaßen und stellen Untersuchungen an. Vielleicht werden wir nicht dick, weil wir zu viel essen, sondern wir essen zu viel, weil uns etwas dick macht.

Interessanterweise mehren sich die Hinweise, dass der Salzkonsum Ihrer Mutter während der Schwangerschaft mit Ihnen sich auf Ihr Risiko auswirken kann, innerlich zu verhungern, während Sie gesund und munter sind. Insbesondere wenn Ihre Mutter während der Schwangerschaft wenig Salz zu sich nahm, könnten Sie bereits in einen Zustand des inneren Verhungerns hineingeboren worden sein – mit mehr Fett um Ihre Organe, abnormen Leptinwerten und Insulinresistenz.[10] Wie in Tierversuchen festgestellt wurde, kann eine geringe Salzzufuhr während der Trächtigkeit bei den Nachkommen diese im Grunde vom ersten Tag an auf Fettleibigkeit programmieren.

Die salzige Wahrheit

Wie wir wissen, führt ein niedriger Salzkonsum zu einer Insulinresistenz und erhöht den Insulinspiegel. Durch die Insulinresistenz steigt der Glukosegehalt im Blut, weil die Glukose von den Zellen nicht aufgenommen und dort zur Energiegewinnung genutzt werden kann. Das löst eine lange Kette problematischer physiologischer Vorgänge aus: übermäßigen Hunger, Überessen, mehr Fettspeicherung in den Fettzellen und eine innere Energiekrise. Bei gesunden und schlanken Menschen liegt das normale Nüchterninsulin im Allgemeinen bei 5,6 mmol/l oder darunter, ein doppelt so hoher Wert (11 mmol/l) weist hingegen wahrscheinlich auf eine Insulinresistenz hin.[11] Eine salzarme Ernährung kann das Nüchterninsulin um 10 bis 50 Prozent erhöhen, was aus einem Gesunden einen Diabetiker machen kann.[12] In einer Übersichtsarbeit wurden die Schäden einer salzarmen Ernährung betrachtet, und wie berichtet wurde, lässt eine solche Ernährung in nur ein- oder zweiwöchigen Studien bei adipösen Patienten mit Bluthochdruck das Insulin steigen.[13] Festgestellt wurde in der Übersichtsarbeit auch, dass bereits eine moderate Salzeinschränkung (2 g Salz pro Tag) bei Patienten mit Bluthochdruck die Insulinreaktion auf einen oralen Glukosetoleranztest ansteigen lassen kann.[14] Natrium eine Woche lang auf 460 mg pro Tag (rund 1/5 Teelöffel Salz) zu reduzieren, erhöht nachweislich das Nüchterninsulin, die Insulinreaktion auf einen oralen Glukosetoleranztest, das Nüchtern-Triglycerid, die Fettsäuren im Plasma sowie die Aldosteron- und Reninwerte.[15]

Wie wir wissen, führt ein höherer Insulinspiegel zu verstärkter Fetteinlagerung, selbst wenn die Gesamtkalorienzahl gleich bleibt; und jetzt erkennen wir, dass diese höhere Konzentration von Fettsäuren im Blut die Arterien und Blutgefäße ebenfalls stärker schädigen kann.[16] Wenn eine Salzeinschränkung die Durchblutung verschlechtert, fließt weniger Blut in die Leber, was deren Fähigkeit, Insulin abzubauen, beeinträchtigt – über diesen Mechanismus lässt sich möglicherweise auch erklären, wie eine salzarme Ernährung den Insulinspiegel erhöht.

Ernährungsweisen hingegen, die mehr Salz vorsehen, kommen zunehmend besser weg. Wir wissen bereits, dass ein vermehrter Salzkonsum die Blutgefäße weit stellt, vor allem bei salzresistenten Patienten, eine Wirkung, die in klinischen Studien mindestens mehrere Monate anhält. Die Einschränkung des Salzkonsums kann das Gegenteil bewirken: Ihre Blutgefäße verengen sich, Ihre Muskeln können weniger Glukose aufnehmen, was wiederum zu chronisch hohen Insulinwerten und, Sie erraten es, zu vermehrter Fetteinlagerung führen kann.[17] Somit führen viele Wege zur gleichen Situation: mehr Körperfett.

In 18 Studien mit rund 400 Patienten wurde untersucht, wie sich eine Natriumeinschränkung auf die Konzentration des Nüchterninsulins im Plasma auswirkt.[18] In einer Studie mit 147 Teilnehmern mit Normalgewicht und unauffälligem Blutdruck erhöhte die Salzeinschränkung die Werte von Insulin, Harnsäure, LDL und Gesamtcholesterin.[19] In einer weiteren Untersuchung war der Wert des Nüchterninsulins in 22 von 27 Gruppen höher (13 Gruppen waren statistisch signifikant), bei zwei Gruppen blieb es unverändert und in drei Gruppen lag es niedriger (nicht statistisch signifikant). Wie Egan und Kollegen feststellten, erhöht eine salzarme Ernährung sowohl das Nüchterninsulin als auch das Insulin nach Glukoseaufnahme um ungefähr 25 Prozent im Vergleich zu einer salzreichen Ernährung. Diese Wirkung wurde in vielen späteren Studien und Metaanalysen randomisierter, kontrollierter Versuche dupliziert und bestätigt, das heißt *nachgewiesen*.[20] Sogar bei den wenigen Menschen, deren Blutdruck bei einer salzarmen Ernährung sinkt – den „salzempfindlichen" unter uns –, steigt der Insulinspiegel erheblich.[21]

Ein Mechanismus, der hier möglicherweise am Werk sein könnte, ist die bessere zelluläre Verwertbarkeit von Glukose durch Salz. Wie Tierstudien nahelegen, verschlechtert eine Salzreduzierung die Fähigkeit des Körpers zur Glukoseverwertung und erhöht gleichzeitig Körpergewicht, Körperfett und Fettsäuren. Ein hoher Salzkonsum erhöht wahrscheinlich den Glukose-Transporter GLUT-4 in insulinempfindlichem Gewebe und damit die Glukoseverfügbarkeit.[22] Ja, wie man feststellte, erhöht eine salzreiche Ernährung das Protein GLUT-4 sowohl im Fettgewebe als auch im Muskel. Das ist gut, denn dadurch kann Ihr Körper mehr Glukose aus dem Blutstrom aufnehmen, was dort das Insulin senkt und den Schaden minimiert, den ein hoher Glukosespiegel den Blutgefäßen zufügen würde. Eine salzarme Ernährung beeinträchtigt erwiesenermaßen die Insulin-Signalisierung, eine salzreiche hingegen verbessert sie.[23] In Untersuchungen zur Salzreduktion beim Menschen wurden negative Auswirkungen auf den Glukose- und den Fettstoffwechsel festgestellt.[24] Sogar in einer Tierstudie erhöhte eine salzarme Fütterung Körpergewicht, Körperfett sowie Blutzucker und Plasma-Insulin, während sie in der Leber und im Muskelgewebe eine Insulinresistenz hervorrief.[25]

Herausgefunden wurde auch, dass – im Vergleich zu einem normalen Salzkonsum – eine salzarme Ernährung die Fettsäuresynthese in der Leber erhöht. Das kann zu einer nicht-alkoholischen Fettlebererkrankung (NAFLD) beitragen, allgemein als „Fettleber" bekannt, und ebenso zur Fetteinlagerung in Organe. Wissenschaftler fanden heraus, dass die Aktivität des braunen Fettgewebes – das „gute Fett", das Kalorien verbrennt – bei einer salzarmen Ernährung abnahm, ein Hinweis darauf, dass eine salzarme Ernährung unseren Grundumsatz senken und eventuell zu schnellerem Altern beitragen kann.[26]

Schlimmer noch: Viele adipöse Patienten beginnen ihre Programme zur Gewichtsabnahme damit, die Kohlenhydrate in ihrer Ernährung zu reduzieren. Dadurch werden sie zu einem „Salzverschwender", das heißt, sie scheiden mehr Salz aus als bei einer ausgewogenen Ernährungsweise, insbesondere, wenn sie in eine Ketose geraten (etwa 50 g Kohlenhydrate pro Tag oder weniger). Falls Sie also Ihre Kohlenhydrate reduzieren, dann sollten Sie mehr Salz zu sich nehmen, um den zusätzlichen Salzverlust durch die Nieren auszugleichen und dem anschließenden Insulinanstieg, der den Salzverlust kompensieren soll, vorzubeugen. Bedauerlicherweise koppeln die meisten Ärzte Empfehlungen zur Gewichtsabnahme mit solchen zur Salzreduzierung. Doch wie es scheint, brauchen die meisten Menschen täglich 2 g Natrium mehr, verglichen mit ihrer normalen Natriumaufnahme, wenn sie in der ersten Woche die Kohlenhydrate reduzieren. Und in der zweiten Woche brauchen sie ungefähr 1 g Natrium pro Tag mehr, um den vermehrten Salzverlust wettzumachen.

Gefährliche Diuretika

Glücklicherweise raten manche Ärzte mittlerweile zu einer erhöhten Salzaufnahme als Möglichkeit, den Kreislauf des innerlichen Verhungerns zu stoppen. Dave, ein älterer Marineoffizier im Ruhestand mit Bluthochdruck, Diabetes und Stammfettsucht, hatte kürzlich ein Nierenversagen erlitten. Jahrelang hatte er ein harntreibendes Medikament eingenommen, um zur Behandlung seines hohen Blutdrucks Salz und Wasser aus dem Körper auszuscheiden. Leider entwickelte sich durch das Medikament ein intravaskulärer Volumenmangel – ein beunruhigendes Absinken der im Kreislaufsystem fließenden Blutmenge –, der seine Nierenfunktion wahrscheinlich verschlechterte. Verkompliziert wurde die Situation dadurch, dass der intravaskuläre Volumenmangel die Ausschüttung salzretinierender Hormone anregte, was die aus der Nahrung aufgenommene Fettmenge verdoppelt haben kann. Dies erhöhte seinen Insulinwert und verlangsamte den Stoffwechsel – alles Anzeichen für ein innerliches Verhungern.

Dann setzte Dave die Diuretika ab, doch leider genügte diese Maßnahme noch nicht, um den niedrigen Salzstatus oder das geringe Blutvolumen auszugleichen oder seine Niereninsuffizienz zu verbessern. Deshalb ordnete sein Arzt an, er solle mehr Salz essen, auch salzige kohlenhydratarme Lebensmittel wie Essiggurken und Oliven. Nach vier Monaten mit diesem höheren Salzkonsum hatten sich Daves Nierenfunktion und sein Hydrationszustand verbessert und er hatte 5,5 Kilo abgenommen, hauptsächlich Körperfett. Die vermehrte Salzaufnahme mit einer Reduzierung raffinierter Kohlenhydrate verbesserte die Nierenfunktion und den Flüssigkeitshaushalt, dadurch kam er aus dem Zustand des innerlichen Verhungerns heraus und seine Gesundheit verbesserte sich.

Inzwischen wissen wir sogar, dass ein vermehrter Salzkonsum, selbst über die als normal geltende Menge hinaus, die Insulinsensitivität mit verbessern kann. Bei einem klinischen Versuch stellten die Forscher fest: Verglichen mit einer Natriumaufnahme von etwa 300 mg pro Tag senkten die Probanden, die rund 6 000 mg Natrium täglich zu sich nahmen, ihre Blutzuckerreaktion auf einen oralen Glukosetoleranztest mit 75 g Glukose signifikant. Darüber hinaus fanden die Wissenschaftler heraus, wenn Diabetes-Patienten sich salzreicher ernähren, verbesserte sich ihre Insulinreaktion. Die Autoren empfahlen nachdrücklich, manche Menschen sollten Natrium sogar als Nahrungsergänzungsmittel einnehmen, und sie erklärten: „Eine reichliche Natriumzufuhr kann die

Glukosetoleranz und die Insulinresistenz verbessern, vor allem bei Testpersonen mit Diabetes, Salzempfindlichkeit oder medikamentös behandeltem essenziellen Bluthochdruck."[27]

Wie wir wissen, scheint eine salzarme Ernährung die Fettzellen resistent gegen die Insulinwirkung zu machen,[28] was wiederum den Glukosespiegel im Blut erhöht und oxidativen Stress und Entzündungen verursacht, die Arterien schädigt und zu weiterer Insulinresistenz führt. Das innerliche Verhungern ist ein Teufelskreis. Seit Jahrzehnten wissen Ärzte, dass die Verabreichung von Diuretika, die dem Körper helfen, Salz auszuscheiden, auch eine Insulinresistenz und Diabetes begünstigen können. Nun, wenn Sie Ihren Salzkonsum einschränken, dann landen Sie im Grunde bei den gleichen schädlichen physiologischen Auswirkungen, als würden Sie ein Diuretikum einnehmen.[29]

Hier fasse ich diesen Aberwitz noch einmal zusammen:

- Eine Insulinresistenz und erhöhte Insulinwerte sind wahrscheinlich physiologische Anpassungen an eine Salzeinschränkung.
- Insulin hilft den Nieren, Salz rückzuresorbieren, ein Kompensationsmechanismus, mit dem der Körper Salz zurückhält.
- Erhöhte Insulinwerte machen uns dicker und verschlimmern das innerliche Verhungern.
- Unsere Skelettmuskeln und Fettzellen werden insulinresistent, um zu verhindern, dass der höhere Insulinspiegel unseren Blutzucker zu stark absinken lässt (Unterzucker), was potenziell tödlich sein könnte.
- Infolgedessen zirkulieren mehr Glukose und Fettsäuren im Blut, die die Blutgefäße schädigen und dafür sorgen, dass mehr Fett in und um lebenswichtige Organe gespeichert wird, statt dort, wo es sein sollte – in unseren Fettzellen.
- Zu wenig statt zu viel Salz zu essen, setzt diese unnötige, sich selbst verstärkende, stete Abwärtsspirale für die Gesundheit in Gang.

Sie können jederzeit beginnen, diese Abwärtsspirale umzukehren – mit mehr Salz! Wenn Sie genug Salz zu sich nehmen, können Sie auch Ihren

Heißhunger auf Zucker in den Griff bekommen und Sie sorgen für einen ausgeglichenen Flüssigkeitshaushalt, der zu einem gesunden Stoffwechsel beiträgt.

Die Zucker-Verbindung

So wichtig es auch ist, mehr Salz zu sich zu nehmen, um dem innerlichen Verhungern vorzubeugen, noch wichtiger ist es, Zucker zu vermeiden. Wir wissen alle, dass Zuckerkalorien besonders schädlich sind, wenn es darum geht, unser Gewicht zu halten und gesund zu bleiben. Das liegt zum Teil daran, weil ein vermehrter Verzehr von Zuckerkalorien die Insulinresistenz und die Fetteinlagerung stärker anregt, als andere Kalorienarten selbst bei gleicher Gesamtkalorienzahl das tun.[30]

Ein übermäßiger Konsum von Fruktose kann zur Fettansammlung in der Leber führen, woraufhin dieses lebenswichtige Organ resistent werden kann gegen Insulin, und so einer Insulinresistenz im ganzen Körper die Tür öffnet.[31] Durch eine hohe Fruktosezufuhr speichert das Fettgewebe möglicherweise Fett schlechter, woraufhin sich dieses Fett in Ihren und um Ihre Organe anlagert, wie Herz, Bauchspeicheldrüse und Leber. (Ja, wenn Sie zu viel Fruktose zu sich nehmen, treffen Sie die Leber mit Fettspeicherung aus zwei unterschiedlichen Richtungen.) Das schadet Ihrer Gesundheit auf so vielen Ebenen, weil es neben anderen schädlichen Auswirkungen zu chronischer Entzündung und oxidativem Stress führt.[32] Noch schlimmer aber ist Folgendes: Wenn Sie Ihren süßen Zahn in der Ernährung Oberhand gewinnen lassen, kann das auch Ihre Mitochondrien schädigen, die Kraftwerke in den Zellen. Das wiederum führt zu weniger ATP, was wiederum Ihren Hunger steigert und Ihnen keine Energie für Sport und Bewegung lässt.[33] Dieser hohe Blutzuckerspiegel zieht sogar das Wasser aus den Zellen und führt so zu zellulärer Dehydrierung. Das eigentlich aus Ihren Zellen gestohlene und ins Blut gedrängte Wasser – ein Phänomen, das übrigens herkömmlicherweise dem Salz angelastet wird –, verringert Ihren Salzgehalt im Blut.

Im Wesentlichen erhöht eine zuckerreiche Ernährung Ihren Salzbedarf, indem es die Salzkonzentration im Blut verringert.[34] Und doch veranschaulicht dies nur auf eine weitere Art, wie mehr Salz uns helfen kann: Genügend Salz zu essen, um unser Verlangen nach Salz zu befriedigen, kann genau der Schlüssel sein, um den Heißhunger auf Zucker für immer loszuwerden.

Kapitel 6

Die Rehabilitation eines Kristalls: Zuckersucht überwinden durch Salzverzehr

Salzig ist eine unserer fünf angeborenen Geschmacksempfindungen, und das aus gutem Grund: Es verleiht nicht nur unserem Essen Geschmack, sondern ist auch lebensnotwendig für unsere Gesundheit, wie wir gesehen haben. Glücklicherweise hat der Körper ein eingebautes System, einen „Salz-Thermostat", der uns hilft, genau die richtige Menge aufzunehmen. Unser Salz-Thermostat signalisiert dem Gehirn, nach mehr Salz zu verlangen, wenn wir für unsere Physiologie mehr Salz brauchen; und er signalisiert dem Gehirn auch, damit wieder aufzuhören, wenn wir unseren Bedarf gedeckt haben. Dieses körpereigene System trägt dazu bei, unseren inneren Flüssigkeits-Salz-Elektrolythaushalt aufrechtzuerhalten, und stellt ihn wenn nötig neu ein – und das geschieht alles automatisch, ohne irgendein Bemühen unsererseits.

Bei Zucker ist das etwas ganz anderes. Im Gegensatz zum Verlangen nach Salz, das vom angeborenen Bedürfnis des Körpers gesteuert wird, wird die Lust auf Zucker entweder von einer psychischen Begierde (und bei manchen Menschen von einer Sucht) hervorgerufen oder von einem physiologischen Verlangen (als Reaktion auf einen niedrigen Blutzucker aufgrund einer vorherigen Zuckerüberladung). Das sind keine Anzeichen dafür, dass Ihr Körper wirklich Zucker *braucht,* tatsächlich braucht Ihr Körper überhaupt keinen Nahrungszucker zum Überleben. Wissenschaftlich ausgedrückt: Die Salzzufuhr ist eine negative Feedbackschleife (an einem bestimmten Punkt fordert der Körper sich selbst auf, die Zufuhr zu reduzieren), Zucker hingegen ist ein positives Feedbacksystem (je mehr Zucker Sie essen, desto mehr wollen Sie, verlangen Sie und essen Sie deshalb weiter). Während das eine von einem biologischen Auftrag zeugt, kann das andere zu einer selbstschädigenden, lebensverkürzenden und ausgesprochen schädlichen Sucht werden.

Wenn wir wieder lernen, auf das eine zu hören, dann ist dies zu unserem großen Glück ausreichend wirksam, um die Heilung vom anderen zu unterstützen. Es ist an der Zeit, den Sachverhalt richtigzustellen was die gesundheitsschützende, lebensrettende Eigenschaft des Verlangens nach Salz angeht – und das Schuldgefühl für immer loszulassen.

Macht Salz süchtig?

Salz schmeckt gut, und wenn wir Salz essen, fühlt unser Körper sich wohl. Sobald wir mehr Salz brauchen, haben wir ein stärkeres Verlangen nach Salz. Wenn Sie wenig Salz essen, nehmen Sie den Geschmack des Salzes intensiver wahr, das Salz schmeckt buchstäblich salziger. Und zwar aus folgendem Grund: Der Salzgeschmack ist für Ihren Körper ein Signal, und wenn Sie in Zeiten, in denen Sie wenig Salz zu sich nehmen, das Salz nicht wahrnehmen können, könnten Sie sogar sterben. Wenn Sie die Salzmenge in Ihrer Ernährung verringern, können Sie Salz *intensiver* schmecken, eine evolutionäre Anpassung, die über Jahrmillionen hinweg das Überleben zahlreicher Arten sichergestellt hat. Wenn Nahrungsmittel Ihnen salziger vorkommen, dann schickt Ihr Körper Ihnen eine direkte Botschaft: „He, zieh dir das Zeug rein! Davon brauchst du mehr!“ Doch Sie brauchen sich wirklich keine Gedanken zu machen, dass Sie sich an Salz überessen. Wenn Sie Ihr Essen gewohnheitsmäßig nachsalzen, könnten sich Ihre Geschmacksknospen schlimmstenfalls an diese Salzmenge gewöhnen. Doch selbst wenn Sie sich mit Salz vollstopfen, wissen wir, dass Ihre Nieren einfach weniger rückresorbieren. Nichts passiert, kein Foul. Wie wir gesehen haben, kann es langfristig sogar gesünder sein, mehr Salz zu essen.

Häufiger als angenommen, weist ein Verlangen nach Salz darauf hin, dass Ihr innerer Flüssigkeit-Salz-Elektrolythaushalt aus dem Gleichgewicht geraten ist. Koffein erhöht die Natriumausscheidung, weshalb Kaffeejunkies eine größere Vorliebe (und ein physiologisches Bedürfnis) nach

Salz entwickeln könnten. Das Gleiche gilt für Sportler und Menschen, die begeistert im Fitnessstudio trainieren: Wer eine Stunde trainiert, kann um die 2 g Natrium verlieren, deshalb muss man mehr zu sich nehmen, um den Verlust wieder aufzufüllen.

Das sind alles etablierte wissenschaftliche Erkenntnisse – warum geistert also immer noch der Mythos der „Salzsucht" bei uns herum? Dieser Mythos geht auf den Moment zurück, als wir Salz nicht mehr als eine unentbehrliche, lebensspendende Kraft ansahen, sondern begannen, es als einen hedonistischen Genuss, einen menschlichen Appetit zu sehen, den man kontrollieren muss, statt ihm zu vertrauen.

Als Salz ein Gewürz wurde

M. Lapicque untersuchte die Salzgewohnheiten eingeborener Volksstämme in Zentral- und Südafrika und soll 1896 erstmals vorgeschlagen haben, Salz sei ein Gewürz, ähnlich wie Pfeffer, Currypulver, Paprika und andere Aromastoffe, und sein Hauptzweck sei ein „Geschmacksreiz".[2] Diese Vorstellung rührt von der Tatsache her, dass der Salzkonsum steigt, wenn bei Ureinwohnern, die wenig Salz essen, Salz eingeführt wird. Der Salz-Gegner Graham MacGregor verfocht mit am vehementesten die Vorstellung, „das 'Bedürfnis' nach Salz ist eine Gewohnheit [eine milde Form von Sucht], die sich durch allmähliche Reduzierung des Salzgehalts in der Nahrung ändern lässt".[3] Andere Befürworter einer salzarmen Ernährung hatten – und haben noch! – eine ähnliche Ansicht, wonach Salz süchtig mache. Die Väter der Empfehlungen einer salzarmen Ernährung von 1977, George Meneely und Harold Battarbee, propagierten höchst einflussreich die Vorstellung, Salz mache süchtig. Nach Ansicht dieser Autoren wurde der Salzverzehr „ausgelöst" durch seine „schädlichen, in der Kindheit beginnenden Auswirkungen, als die Gewohnheit exzessiven Salzkonsums am Familientisch erworben und als stete Gewohnheit fortgeführt wurde".[4]

Genau genommen stammt diese Vorstellung von unserem alten Freund Lewis Dahl, der Salz, wie Meneely und Battarbee, als ein „Gewürz, keine Notwendigkeit“ betrachtete.[5] Lewis Dahl behauptete, die Salzaufnahme sei eingeführt worden, weil Salz im Nahrungsmittelangebot überall enthalten sei. Wenn Salz in geringeren Mengen zur Verfügung stünde, würden wir uns anpassen und weniger konsumieren, und wenn mehr Salz da sei, würden wir uns auch daran gewöhnen und uns salzreicher ernähren, so meinte Dahl. Meneely und Battarbee schlossen sich Dahl an und behaupteten: „Der Salzappetit ist künstlich herbeigeführt, nicht angeboren, und wie die Salzaufnahme so stehe auch der Appetit auf Salz in keinem notwendigen Bezug zum Bedarf.“ Im Wesentlichen lässt sich also die Vorstellung, Salz mache süchtig, auf diese wenigen Verfechter einer salzarmen Ernährung zurückführen, die uns überhaupt erst die Richtlinien einer salzarmen Ernährung bescherten – eine weitere landläufige Überzeugung, die von ihrer „Expertenmeinung“ kommt statt von solider Wissenschaft.

Unser „Hunger“ nach Salz ähnelt physiologisch am stärksten dem Durst auf Wasser: Wie viel wir trinken, wird von unserem Bedarf gesteuert. Im Sommer trinken wir mehr Wasser, weil wir stärker schwitzen, im Winter trinken wir weniger.[6] Wir passen unsere Wasseraufnahme an, indem wir uns an unserem Durst orientieren. Der Salzkonsum funktioniert auf die gleiche Art und Weise. In der Tat wurde in zahlreichen Experimenten festgestellt, dass Tiere mit einem Salzmangel mehr Salz aufnehmen, sobald es verfügbar ist – deshalb werden Tiere von einer Salzlecke angezogen.[7] Das Gleiche erleben Menschen, denen Salz fehlt (wie Sportler an einem heißen Tag oder Patienten, die Dialysebehandlungen erhalten).[8]

Im Grunde genommen weiß Ihr Körper besser als alle Fachleute, wie viel Salz er braucht. Und jemanden aufzufordern, seine Salzaufnahme zu reduzieren, ist genauso fehl am Platz, wie jemanden aufzufordern, weniger Wasser zu trinken, wenn er Durst hat. Das ist biologisch einfach nicht sinnvoll.

Wie also kam es zu diesem Mythos? Einige Experten behaupteten anhand von Bevölkerungsdaten, dass die Salzaufnahme steige, wenn Salz in Gesellschaften eingeführt werde, die nicht viel Salz verwendeten. Norman K. Hollenberg von der Harvard Medical School bezeichnete das als „Gewöhnung“, die sich beim Salzverzehr entwickeln kann, ähnlich wie es bei Alkohol, Tabak und Kaffee der Fall ist, die alle zur Gewohnheit werden können. Doch diese vermehrte Aufnahme bedeutet nicht, dass Salz zur Gewohnheit wird oder gar süchtig macht. In Wirklichkeit ist es ein Indiz dafür, dass Menschen mehr Salz zu sich nehmen, wenn genügend zur Verfügung steht, doch nur bis zu einem physiologisch festgelegten Sollwert, einem, der für eine ideale Gesundheit und für Langlebigkeit sorgt. Ja, wenn Salz leicht zugänglich ist, dann essen Menschen quer durch zahlreiche Bevölkerungsgruppen hindurch eine Menge, die in erstaunlichen engen Grenzen bleibt, allgemein zwischen 3 und 4 g Natrium pro Tag.[9] Wenn Salz beliebig zur Verfügung steht, dann nehmen sogar Tiere eine Menge auf, die fast exakt proportional ist zum instinktiven Salzkonsum des Menschen.[10] Diese Durchgängigkeit unterstützt das Konzept eines evolutionsbedingten „Salz-Sollwerts“ bei Menschen wie auch bei Tieren. Unser Salzkonsum wird unbewusst von unserem inneren Salz-Thermostat gesteuert.

Was von außen wie eine „Salzsucht“ aussehen mag, kann in Wirklichkeit den Fluss im Salzspeicher des Körpers widerspiegeln. Interessanterweise kann auch die Haut Salz speichern – ähnlich wie ein Kamel Fett in seinem Höcker speichert –, jedoch speichert die Haut das Salz großflächig und unsichtbar verteilt via eines Mechanismus, der von bestimmten im Körper gebildeten Hormonen gesteuert zu sein scheint. Einer These zufolge füllt Aldosteron diese Salzspeicher in der Haut, während Cortisol sie leeren kann.[11] (Sie erinnern sich: Aldosteron hilft dem Körper auch, bei einem Salzmangel Salz zurückzuhalten.) Wenn wir nicht genügend Salz essen, steigt der Aldosteronspiegel, woraufhin der Körper wiederum Salz in der Haut speichert. Menschen, die ein Leben lang wenig Salz gegessen haben, wie etwa in ursprünglichen Gesellschaften, gehen automatisch zu einem höheren Salzkonsum über, sobald Salz eingeführt ist, und der höhere Salzkonsum kann den Körper anregen, etwas von dem in der Haut gespeicherten Salz abzugeben. Die verringerte Salzmenge in der Haut kann ein Signal sein, weiterhin 8 bis 10 g Salz am Tag zu essen. Im Grunde könnte die Tatsache, dass bestimmte Menschen, die bisher wenig Salz zu sich nahmen, mehr Salz zu essen beginnen, wenn es erst einmal vorhanden ist, nichts damit zu tun zu haben, dass Salz süchtig macht – sondern mit der menschlichen Physiologie. Sie essen einfach mehr, weil die verborgenen Salzspeicher im Körper sich geleert haben und weil im Umfeld mehr Salz zur Verfügung steht.

Man darf auch nicht vergessen, dass eine Ernährung mit normaler Salzzufuhr – verglichen mit einer salzarmen Ernährung – den Körper anscheinend weniger belastet: Statt ständig Salz zurückzuhalten, indem der Körper dauerhaft salzretinierende Hormone aktiviert (was viel Energie erfordert), kann ihm das notwendige Salz leicht über die Ernährung zugeführt werden und er muss nicht so viel über die Nieren zurückresorbieren. Und seien wir ehrlich – warum sollte sich der Körper dafür entscheiden, weniger Salz aufzunehmen, wenn das seine Organe stärker belastet? Tatsächlich regt der innere Salz-Thermostat uns allem Anschein nach zum Konsum einer Salzmenge an, die unseren Körper möglichst wenig belastet.

Manche Menschen haben ein „geringeres Verlangen" nach Salz, nachdem sie ihre Salzaufnahme reduziert haben. Dieses Phänomen wird als Beleg dafür angeführt, dass eine salzarme Ernährung ideal sei.[12] Doch die Wahrheit dieser Theorie konnte nie nachgewiesen worden; selbst wenn manche Menschen aufgrund einer Einschränkung weniger Salz aufnehmen, ist dies zweifellos eine bewusste Entscheidung. Selbst wenn das Verlangen nach Salz bei einer Salzrestriktion nachlässt, ist das darauf zurückzuführen, dass die Nieren die Salzausscheidung „abschalten" (bei einer salzarmen Ernährung versuchen die Nieren, an jedem gefilterten Milligramm Salz festzuhalten). Außerdem gelingt es nur einem kleinen Prozentsatz der Bevölkerung (etwa 25 Prozent), die Salzaufnahme bis auf die Menge der Richtlinienempfehlungen zu drücken.[13] Der Körper scheint mit aller Macht gegen die Salzeinschränkung „anzukämpfen", weil sie ihn zusätzlich belastet. Menschen, die dem Anschein nach extrem viel Salz konsumieren (indem sie jede Mahlzeit nachsalzen), könnten unbewusst ihr optimales Blutvolumen schützen.[14] Wenn Sie sich also das nächste Mal dabei ertappen, dass Sie jemanden mit diesem „musternden Blick" quer über den Tisch oder in einem Restaurant anschauen, die oder der sich massenweise Salz übers Essen streut, sollten Sie stattdessen denken, „der Körper dieses Menschen teilt ihm gerade mit, dass er mehr Salz benötigt".

Wenn Ihr Körper auf einen Salzmangel zusteuern würde, woran würden Sie das wohl merken? Und, noch wichtiger, zu welchem Verhalten würde Ihr Körper Sie zwingen, damit der Mangel aufgefüllt wird?

Die dunkle Seite einer salzarmen Kost

Der Körper stellt auf sehr elegante Art und Weise sicher, dass Sie ausgeschiedenes Salz komplett ersetzen: Dafür lässt er das Belohnungszentrum im Gehirn äußerst empfindlich auf Salz reagieren und Sie den Salzverzehr mehr genießen. Diese „Sensibilisierung" tritt bei einem Salzmangel ein und lässt Sie stärker nach Salz verlangen, sodass Sie auch mehr davon aufnehmen. Anschließend trägt dic Sensibilisierung dazu bei, dass Sie eine größere Belohnung verspüren, wenn Sie viel Salz essen.[15] Der Salzmangel sorgt einfach dafür, dass uns Salz besser schmeckt.[16] Dieser Überlebensmechanismus hat sich in der Evolution über 100 Millionen Jahre entwickelt und seitdem das Überleben fast jeder einzelnen Spezies sichergestellt.[17] Wenn unser Körper in Zeiten eines Salzmangels das Verlangen danach und die Belohnungsmechanismen nicht hätte steigern können, wäre unsere Spezies (wie auch andere) schon lange ausgestorben.

Doch dieser verstärkte Belohnungsmechanismus des Gehirns bringt einen Nachteil mit sich, wenn wir unseren Salzkonsum einschränken: Genau die Sensibilisierung, die Sie nach Salz suchen und mehr davon konsumieren lässt, könnte Ihr Gehirn auch in andere Süchten treiben. Indem es den Regler in Ihrem Belohnungssystem „lauter" dreht, kann Ihr Gehirn mehr Genuss erleben, wenn es andere Ernährungssubstanzen zu sich nimmt, die das Belohnungssystem im Gehirn triggern. Dieses „Scharfmachen" könnte auch Probleme mit anderen süchtigmachenden Substanzen verursachen, vor allem mit raffiniertem Zucker und Suchtmitteln, und so deren suchterzeugendes Potenzial erhöhen.[18]

Nicht zu viel Salz löst die „Salzsucht" aus – es ist die Salzrestriktion, die das Risiko für einen Salzmangel erhöht, der das Belohnungszentrum im

Gehirn verändern kann. Eine Salzeinschränkung führt zu strukturellen Veränderungen im Nucleus accumbens, durch die das Gehirn eine größere Belohnung oder ein „High" durch Salz erlebt. Diese Veränderungen ähneln solchen bei Menschen, die suchtmittelabhängig sind, und diese Sensibilisierung können sich wiederum andere Substanzen mit suchterzeugendem Potenzial zunutze machen.[19]

Das klingt erstaunlich, nicht wahr: Dass ein verstärkter „Hunger nach Salz", entstanden in Zeiten eines Salzmangels, „umschlagen" und unsere Belohnung durch raffinierten Zucker und andere Suchtmittel intensivieren kann? Doch die Faktenlage in der Literatur stützt diese Ansicht. Wie man feststellte, kommt es bei einem Natriummangel zu einer Kreuzsensibilisierung mit Amphetamin, einer Droge, die bekanntermaßen auch eine Kreuzsensibilisierung mit Kokain bewirkt.[20] Das Phänomen der Kreuzsensibilisierung tritt normalerweise nur zwischen Suchtstoffen auf, dabei verstärkt der Konsum der einen Droge die Wirkung der anderen (und erhöht deren Suchtpotenzial).[21] In diesem Fall wirkt der *Natriummangel selbst* als Suchtstoff und erhöht dadurch das Suchtpotenzial anderer Suchtmittel. Diese Aktivierung gleicher Nervenbahnen im Gehirn wurde 2009 tatsächlich in einer Studie am College of Medicine der University of Florida in Gainesville nachgewiesen. Die Wissenschaftler untersuchten die Salted Food Addiction Hypothesis (dt. etwa „Hypothese der Sucht nach salzigen Nahrungsmitteln"), der zufolge salzige Nahrungsmittel im Gehirn wie ein Opiat wirken, das unsere Gehirnrezeptoren stimuliert, uns ein angenehmes Belohnungsgefühl vermittelt und ein Verlangen auslöst, wenn keine salzigen Nahrungsmittel verfügbar sind.[22] Wie die Forscher feststellten, wirken salzige Nahrungsmittel bei opiatabhängigen Personen leicht appetitanregend, nicht aber bei Nicht-Opiatabhängigen. Dieser Punkt belegt die These der gleichermaßen aktivierten Nervenbahnen im Gehirn und unterstreicht die mögliche Gefährlichkeit einer Salzeinschränkung: Indem sie die suchtassoziierten Nervenbahnen im Gehirn empfindlicher macht, kann sie Menschen auch anfälliger machen für gefährliche Suchtmittel und Esssucht.

Durch Salzrestriktion hervorgerufene Phasen mit stärkerem Verlangen nach Salz führen, wie es scheint, nicht zu einem anhaltenden übermäßigen

Verzehr. Diese Phasen dauern anscheinend nur so lange, bis der Salzmangel aufgefüllt ist. Und sobald er ausgeglichen ist, schaltet das Hemmsignal die „Vorliebe" für Salz ab und ein „Abneigungs"-Signal an.[23] Einer These zufolge lässt eine hohe Salzzufuhr in Zeiten einer Salzfülle die „Salzrezeptoren auf der Zunge von positiv auf negativ 'umschalten' ... ganz im Gegensatz zur Reaktion der Geschmackssensoren auf die vier anderen grundlegenden Geschmacksrichtungen, und dadurch werden tendenziell weniger salzige Lebensmittel verzehrt."[24] (Beachten Sie den funktionierenden Salz-Thermostat!)

Innerliches Verhungern umkehren

Schauen wir uns Julie an, eine Sozialarbeiterin im Ruhestand mit einem erfüllenden Familienleben (inklusive Enkelkindern), die an fünf Tagen in der Woche ins Fitnessstudio geht. Weil sie drei- bis viermal wöchentlich auf dem Fahrrad-Ergometer trainiert, sind ihre Beine schlank und kräftig und ihr Gewicht liegt im Normbereich; darum verstand sie nicht, warum sie in der letzten Zeit recht viel Fett um die Körpermitte zugelegt hatte. Vor zwei Jahren ließ sie sich von einem Arzt durchchecken und erfuhr, dass das Statin-Medikament, das sie gegen ihr leicht erhöhtes Cholesterin einnahm, ihr Diabetesrisiko erhöhen könnte; schlimmer noch, wie die Laborergebnisse ergaben, war ihr Nüchternblutzucker bereits im Prädiabetes-Bereich (erhöht, aber noch nicht hoch genug, um als ausgeprägter Diabetes angesehen zu werden).

Julies Geschichte hat etwas von der Frage nach Henne und Ei an sich, denn es ist unklar, ob ihr Blutzucker durch das Statin oder durch ihre Ernährung anstieg, doch am Ergebnis änderte das nichts: Sie befand sich in einem Zustand des innerlichen Verhungerns und hatte ein erhöhtes Risiko, Typ-2-Diabetes zu entwickeln. Auf ihre Bitte hin setzte der Arzt das Statin ab unter der Bedingung, dass sie ihre Ernährung änderte – und sich an kohlenhydratarme Nahrungsmittel hielt – und zusätzlich zu ihrem Aerobic-Training dreimal wöchentlich Krafttraining mit aufnahm. Seitdem hat sie abgenommen, besonders am Bauch, sie ist energiegeladener und ihr Nüchternblutzucker hat sich verbessert – alles Anzeichen, dass sie sich nicht mehr in einem Zustand des innerlichen Verhungerns befindet.

Wir leben in einer Gesellschaft, in der Suchtmittel leicht erhältlich sind. In den USA sterben jährlich rund 30 000 Menschen an einer Überdosis verschriebener Opioide, Kokain und Heroin.[25] Wenn Salzmangel und ein niedriger Salzkonsum das Risiko einer Suchtmittelabhängigkeit erhöhen, müssen wir uns angesichts der sehr realen Opferzahlen dieser ausgeprägten Epidemie ernsthaft fragen: Wiegen die hypothetischen und weitgehend widerlegten „Vorteile" einer Salzrestriktion wirklich schwerer als die belegten vielfachen und lebensbedrohlichen Risiken? Oder ist es an der Zeit, unsere Beamten im Gesundheitswesen für ihre jahrzehntelange sture Missachtung wissenschaftlicher Nachweise zur Verantwortung zu ziehen und künftige Generationen vor diesen unnötigen Risiken zu schützen?

Der Rat, eine salzarme Ernährung zu befolgen, könnte unser Gehirn „schärfen" oder „sensibilisieren" für eine übermäßige Belohnung durch raffinierten Zucker und andere süchtig machende Substanzen. Im Kern kann nun unser evolutionsbedingt angeborener Verteidigungsmechanismus, der uns hilft, in Zeiten eines Salzmangels zu überleben, gegen uns arbeiten und uns für eine Abhängigkeit von Suchtmitteln gefährden. Je länger wir versuchen, eine salzarme Ernährung einzuhalten, desto stärker könnten wir unser Risiko erhöhen, raffinierten Zucker und andere Suchtmittel über Gebühr zu konsumieren. Wir müssen alles in unserer Macht Stehende tun, um zu verhindern, dass unser angeborener Salz-Thermostat entgleist.

Von der Wiege bis ins Grab: Wie unser Salz-Thermostat entgleist

Unser natürlicher Salz-Thermostat kann hauptsächlich auf zweierlei Arten aus dem Gleichgewicht geraten: Erstens, indem wir früh im Leben einen Salzmangel erleben, und zweitens, Sie erraten es bereits, indem wir uns an die Richtlinien einer salzarmen Ernährung halten. Und all das beginnt schon im Mutterleib.

Angenommen, Ihre Mutter nahm in der Schwangerschaft zu wenig Salz zu sich in dem Glauben, für sich und ihr Baby das Richtige zu tun. Ihr

Körper hätte sich dann als Fötus in einem Zustand des Salzmangels entwickelt und die Dopaminrezeptoren in Ihrem Gehirn würden sehr empfindlich auf Salz reagieren, was dazu führt, dass Sie durch Salzkonsum eine größere Befriedigung erleben. Wie in Studien bemerkt wurde, kann eine salzarme Ernährung bei Schwangeren dazu führen, dass die Nachkommen in der Kindheit und Jugend mehr Salz essen und verlangen.[26] Dieser vermehrte Appetit auf Salz scheint mit sicherzustellen, dass die Kinder Situationen eines weiteren Flüssigkeitsmangels überleben (etwa bei massivem Schwitzen an einem heißen Tag). Bedauerlicherweise kann Sie das aber auch für eine Abhängigkeit von Suchtmitteln prädisponieren.

Fessler führte das Konzept ein, es gebe ein vorgeburtliches „frühes Kalibrierungssystem“ für eine Salzpräferenz. Seiner Ansicht nach ist ein „komplexer neurophysiologischer Mechanismus“ dafür zuständig, unseren angeborenen Sollwert für die Salzaufnahme zu entwickeln, und dieser Sollwert hilft uns dabei, später im Leben eine Homöostase aufrechtzuerhalten. Der Sollwert könnte dazu beigetragen haben, unsere Vorfahren vor gefährlichen Phasen einer Dehydrierung zu schützen, in die sie infolge von Durchfall und Erbrechen bei Darminfektionen hätten geraten können. Dann war durch natürliche Selektion sichergestellt, dass diese Anpassung an nachfolgende Generationen weitergegeben wurde.[27]

Doch im Laufe der weiteren Entwicklung machte uns dieser Mechanismus irgendwann etwas anfälliger für die Begleiterscheinungen des modernen Lebens. Weil ein früher Salzmangel im Leben (im Mutterleib oder kurz nach der Geburt) die Kinder anscheinend dafür prädisponiert, mehr Salz zu essen, sind sie wahrscheinlich auch stärker gefährdet, von Suchtstoffen und raffiniertem Zucker abhängig zu werden, weil das Belohnungssystem im Gehirn ständig aktiviert ist.[28]

Leider befolgten viele wohlmeinende Schwangere und stillende Mütter den Rat ihres Arztes, sich salzarm zu ernähren, und als Folge davon könnten sie ihre Kinder für Salz, Zucker und unter Umständen sogar für eine Suchtmittelabhängigkeit prädisponieren. Das ist nur ein weiteres Beispiel dafür, wie eine salzarme Ernährung genau zum Gegenteil dessen führen kann, was ursprünglich versprochen wurde. Von den Nebenwirkungen ganz zu schweigen!

Wenn es um die Salzzufuhr geht, weiß Ihr Körper selbst am besten Bescheid. Wenn Sie so viel Salz essen, wie Ihr Körper es verlangt, anstatt zu versuchen, Salz bewusst einzuschränken, dann können Sie die nicht nur den Schäden eines Salzmangels vermeiden, sondern auch Problemen mit Zucker und anderen Suchtmitteln vorbeugen.

Salz und Ängste

Wie eine Studie der University of Haifa in Israel aus dem Jahr 2011 zeigt, kann ein hoher Salzkonsum die Folgen von Stress mildern, weil er als *adaptiver* Bewältigungsmechanismus im Umgang mit psychischen und emotionalen Schwierigkeiten dient. Als Teil derselben Studienlinie stellten die Forscher auch fest, dass ein geringerer Verzehr natriumreicher Nahrungsmittel bei den Versuchspersonen Ängste auslöste, als sie vor mentale Herausforderungen gestellt wurden.[29] Ähnliches stellten auch die Wissenschaftler der University of Iowa fest: Bei einem Natriumchlorid-Mangel (Speisesalz) scheuen Ratten vor normalerweise angenehmen Aktivitäten zurück, ein Hinweis darauf, dass sich Salz positiv auf die Stimmung auswirkt.[30] Eine salzarme Ernährung kann den Menschen, die sie einzuhalten versuchen, enorme Opfer abverlangen und eine große Qual darstellen. Nach Pines und Kollegen kann eine salzarme Ernährung sogar schwere Angstzustände, Hypochondrie und Invalidität auslösen.[31] Mit anderen Worten, bei einer salzarmen Ernährung leiden Menschen häufiger unter Angst und fühlen sich krank.

Manche Menschen wenden sich vielleicht dem Zucker zu, um mit einer Situation zurechtzukommen. Die verstärkte psychische Angst aufgrund von Salzmangel kann zu Heißhunger auf Zucker führen, denn Zucker löst im Gehirn die Freisetzung neurochemischer Substanzen aus, wodurch die Betroffenen ihre Angst vorübergehend leichter „in den Griff bekommen".[32] Allgemein wird angenommen, dass sich der Konsum von Zucker positiv auf die Stimmung auswirkt, doch das ist bestenfalls ein kurzfristiges Erfolgserlebnis. Wenn Menschen sich dafür entscheiden, zum Zucker statt zum Salz zu greifen, stellen sie vielleicht fest, dass sie von Zucker als Maßnahme zum kurzfristigen Stressabbau abhängig werden. Bei einer salzarmen Ernährung würde sich diese negative Wirkung noch weiter verstärken; dadurch käme es zu einem ewigen Kreislauf der „Zuckertherapie“ – und schließlich zur Zuckersucht.

Wie eine salzarme Ernährung abhängig von Zucker macht

Wenn Tiere (und Menschen) sich selbst überlassen bleiben, dann wissen wir, dass sie genau die richtige Menge an Salz konsumieren, nicht mehr und nicht weniger. Entweder verschwindet das Verlangen nach Salz oder der Körper scheidet einen Salzüberschuss aus. Bei Zucker ist das nicht im Entferntesten so. Während manche Menschen normalerweise nur ein bisschen Zucker essen, konsumiert eine große und wachsende Gruppe von Menschen, vor allem Kinder, raffinierten Zucker und/oder Maissirup mit hohem Fruktosegehalt in enormen Mengen, ohne einen „Ausschalter“ zu haben. Dr. John Yudkin, der Begründer des Fachbereichs für Ernährung am Queen's College of London und ein früher „Anti-Zucker-Aktivist“ merkte an, dass bei Jugendlichen zwischen 14 und 18 Jahren bis zu 52 Prozent der Gesamtkalorien von Zucker kommen.[33]

Anders als ein Verlangen nach Salz, das vom angeborenen Bedürfnis unseres Körpers gesteuert wird, wird der Heißhunger auf Zucker entweder von einer psychischen Begierde oder einer physiologischen Abhängigkeit verursacht. Gleichgültig, wie intensiv dieser Heißhunger ist – er ist kein Anzeichen dafür, dass Ihr Körper tatsächlich Zucker braucht! Wie im letzten Kapitel ausgeführt, kann ein hoher Zuckerkonsum zu einem Zustand des innerlichen Verhungerns beitragen, außerdem Ihren Appetit anregen und Sie dazu bringen, mehr zu essen – vor allem mehr Süßigkeiten. Mit am stärksten wird dieses Verhungern durch Fruktose ausgelöst, die überwiegend aus Zuckerrüben, Zuckerrohr oder Mais stammt. Wenn Fruktose aus diesen von Natur aus kohlenhydratreichen Nahrungsmitteln gewonnen, zu einer konzentrierten Form eingekocht und anderen Nahrungsmitteln zugesetzt wird, ist sie noch suchterzeugender und schädlicher als in ihrem ursprünglichen Zustand. Wenn es Ihnen verrückt erscheint, dass ein Pflanzenerzeugnis zu einem Suchtmittel werden kann, dann denken Sie an Kokain aus den Kokablättern oder Heroin aus Mohnkapseln – im Grunde sind all das „nur" konzentrierte suchterzeugende Substanzen von Pflanzen.[34]

Bei Salz beobachten wir keinen kontinuierlich steigenden Konsum – im Gegensatz zum Zuckerkonsum. Nachdem Zucker in die menschliche Ernährung bzw. das tierische Futter Eingang gefunden hatte, konnten Wissenschaftler eine eindeutige Steigerung des Verzehrs um das 35-Fache nachweisen, inklusive exzessiver Einnahme, Toleranz und struktureller Veränderungen im Gehirn als Reaktion auf diesen Konsum – alles Schlüsselkriterien einer Sucht.[35] Denken Sie an Alkohol: Manche Menschen werden zum Alkoholiker und konsumieren ungeheure Mengen, andere hingegen nicht. Der englische Dichter John Gower erfand den Begriff „süßer Zahn", als er die Schwelgerei des höfischen Lebens kritisierte. Er verstand bereits im späten 14. Jahrhundert, dass es nicht normal war, in Zucker oder Süße zu schwelgen.[36] Sobald sich ein „süßer Zahn" entwickelt, bevorzugen Menschen Nahrungsmittel, die früher noch zu süß schmeckten, und was bislang recht angenehm schmeckte, kann nun fade erscheinen, vielleicht sogar leicht bitter. Verändern sich die Geschmacksrezeptoren, weil sehr viel zugesetzter Zucker konsumiert wird, fällt es Betroffenen vielleicht schwer, weniger süße Lebensmittel zu genießen, was eine weitere „Versüßung" der Ernährung beschleunigt.

Früher hatte unser Geschmack für süße Lebensmittel eine Funktion, denn er garantierte, dass unsere Vorfahren genügend Kalorien und Nährstoffe aus natürlich süßen Lebensmitteln wie Beeren und anderen Früchten zu sich nahmen. Doch in unserem heutigen Nahrungsangebot wird der natürliche Zucker aus vollwertigen Nahrungsmitteln extrahiert und es werden die ursprünglich vorhandenen Ballaststoffe, Wasser und Phytonährstoffe entzogen, bis nur noch ein raffiniertes weißes Kristall übrig bleibt oder chemisch hergestellter Sirup. Bedauerlicherweise läuft dieses Süßen im Allgemeinen nicht auf einen vermehrten Verzehr von Obst oder relativ süßem Gemüse hinaus, sondern auf einen höheren Verzehr von raffiniertem Zucker. Wenn wir praktisch nur aus diesem verarbeiteten Zucker bestehende abgepackte Lebensmittel und Getränke zu uns nehmen, nimmt unser Körper diesen rasch auf und unser Gehirn registriert eine gigantische Belohnung, die durch eine intensive Freisetzung von körpereigenen Opioiden und Dopamin unseren Selbstkontroll-Mechanismus außer Kraft setzt. Tatsächlich hat die Forschung anhand von Gehirnscans an Menschen und Tieren gezeigt, dass verarbeitete Nahrungsmittel mit sehr viel raffiniertem Zucker die Belohnungszentren im Gehirn stimulieren und dafür sorgen, dass diese auf Positronen-Emissions-Tomografie-Bildern (PET-Scans) wie Flipperautomaten aufleuchten, genau wie sie das auch bei Suchtstoffen wie Heroin, Opium und Morphium tun.

Menschen können eine Toleranz, also eine Gewöhnung, an Zucker entwickeln, sodass sie immer mehr davon brauchen, um ihren süßen Zahn zu befriedigen. Und Zuckerabhängige können Stimmungsschwankungen und Essattacken mit Kontrollverlust (sogenanntes *binge eating*) erleben – und zusätzlich Entzugserscheinungen, wenn ihnen der Zucker plötzlich vorenthalten wird oder sie zu lange keinen zu sich nehmen. Bei so einem Entzug entwickeln Menschen sogar ADHS-ähnliche Symptome (durch einen Dopaminmangel im Gehirn). Sie können sich dann nicht konzentrieren oder klar denken, fühlen sich zittrig und überspannt, sie schwitzen (aufgrund des niedrigen Blutzuckers, resultierend aus dem psychischen Entzug und der Anhängigkeit) und verspüren Angst.

Kommen Ihnen diese Symptome bekannt vor?

In der Tat zeigen Menschen mit Fettleibigkeit, ADHS und Kokain- oder Heroinabhängigkeit eine ähnliche Gehirnsignatur. Bei allen drei Gruppen sind die Dopamin-D_2-Rezeptoren im Gehirn in gleicher Weise in ihrer Funktion beeinträchtigt, was auf eine gestörte Dopaminfunktion bei allen drei Zuständen hinweist. Weil Dopamin der „Belohnungs-Neurotransmitter" ist, erleben Menschen mit Zuckerabhängigkeit möglicherweise eine leichte Depression, wenn sie weniger Zucker konsumieren. Diese muss in der Folge „behandelt“ werden, indem sie noch mehr Zucker konsumieren. Die intensive Dopaminausschüttung nach der ersten Zuckerdosis eines Menschen ruft ein kurzes „Glücksgefühl“ hervor, gefolgt von einer Phase der „Depression“, die dann mit Zucker „behandelt“ werden kann … und der Zyklus wiederholt sich im Laufe des Tages häufig.

Diese emotionale Abhängigkeit mag zwar eine schwer zu durchbrechende Gewohnheit sein, doch der Körper kann auch noch eine physische Abhängigkeit entwickeln. Personen mit Insulinresistenz schütten große Mengen Insulin aus, wenn sie Zucker essen. Daraufhin sinkt der Blutzuckerspiegel stark, was zu Zittrigkeit, Überspanntheit, Schwitzen, Herzklopfen und Angst führen kann – und das treibt sie wieder zum Zucker zurück, mit dem sie ihr Leiden „kurieren“. Geben die Betroffenen dem regelmäßig nach, könnte es einen Teufelskreis aus fortgesetzter Zuckerzufuhr (und wirklicher Zuckerabhängigkeit) in Gang setzen, womit der niedrige Blutzuckerspiegel „behandelt“ wird. Bis zu 110 Millionen Amerikaner leiden unter einer Form der Insulinresistenz,[37] deshalb ist ein so großer Anteil der Bevölkerung nicht nur für Typ-2-Diabetes gefährdet, sondern auch für eine Zuckersucht.

Eine Zuckersucht kann sogar intensiver sein als andere Suchtmittelabhängigkeiten. Untersuchungen haben ergeben: Wenn kokainabhängige Ratten die Wahl haben zwischen Kokain und Zucker, dann entscheiden sie sich für den Zucker, wahrscheinlich weil sie durch den Zucker sogar eine noch größere Belohnung erleben als durch Kokain.[38] Einen der besten Belege für die wahrhaft süchtigmachende Wirkung des Zuckers, den wir haben, ist die Behandlung dieser Sucht. Ersatzdrogen, die die Opiatrezeptoren im Gehirn blockieren sollen und mit denen eine Opiatabhängigkeit behandelt wird (bei Heroin- und Morphiumabhängigen), können auch bei Zuckerabhängigkeit helfen. (Bitte beachten Sie die nachstehende Tabelle für die gemeinsamen Merkmale zwischen Suchtmitteln und Zucker, sowie darunter die Liste für eine mögliche wirksame Strategie, die die amerikanische Gesundheitsbehörde FDA zur Genehmigung für die Behandlung von Zuckersucht in Betracht ziehen sollte.) Menschen bleiben nicht auf Zucker „hängen“, wie das bei illegalen Drogen der Fall ist; Zucker verzerrt die Realitätswahrnehmung nicht, und auch wenn jemandem danach sein mag, wird doch niemand *buchstäblich* für einen Keks einen anderen umbringen; dennoch können die Menschen auf jeden Fall ausgeprägte Entzugserscheinungen durchleben.[39]

Gemeinsame Merkmale von Suchtstoffen und Zucker[40]

Neurochemische Wirkung / Verhaltenssteuerung	*Suchtmittel*	*Zucker*
Entzugserscheinungen bei Nicht-Vorhandensein	+++	+
Entzugserscheinungen durch Opiat-Antagonisten	+++	++
Belohnung bei Konsum (anhaltende und intensive Ausschüttung von Opioiden und Dopamin nach der Verabreichung, was das Verhalten verstärkt)	++	+++
Erhöhte Dopamin-D1-Rezeptor-Bindung	NCD	NCD
Reduzierte D2-Rezeptor-Bindung	NCD	NCD
Reduzierte D2-Rezeptor-mRNA im Nucleus accumbens	NCD	NCD
Vermehrte µ-Opioid-Rezeptor-Bindung	NCD	NCD
Ungleichgewicht zwischen Dopamin und Acetylcholin bei Naloxon-Entzug	NCD	NCD
Abhängigkeit von endogen freigesetzten Opioiden	+++	++
Sensibilisierung auf Reize, die auf D1- und µ-Opioid-Rezeptoren wirken (führt wahrscheinlich zu Abhängigkeit)	++	++
Abhängigkeit aufgrund eines niedrigen Dopaminspiegels im Gehirn	+++	++

+ moderat; ++ stark; +++ sehr stark;
NCD: no comparative data, d. h. keine Vergleichsdaten

Hinweis: Diese Einstufungen weisen nicht unbedingt auf die genaue Wirkstärke hin; vielmehr sind sie als allgemeiner Vergleich zu verstehen.

Eine mögliche Behandlungsstrategie für schwere Zuckersucht

Als Doktor der Pharmazie habe ich eine ganz eigene Sichtweise zur Wirksamkeit von Arzneimitteln, die bei unseren hartnäckigsten Gesundheitsproblemen helfen können. Die Medikamente Buprenorphin und Naloxon sind nur für die Behandlung einer Opiatabhängigkeit zugelassen, doch meiner Meinung nach sollte die FDA diese verschreibungspflichtige Behandlungsstrategie auch bei schwerer Zuckersucht in Erwägung ziehen. (Hinweis: Diese Medikamente sind verschreibungspflichtig und müssen ärztlich verordnet werden.)

Induktionstherapie bei Zuckersucht (Tage 1 und 2)

- Beim ersten Anzeichen eines Zuckerentzugs verabreichen Sie Buprenorphin (ein partieller Opioid-Antagonist/Agonist), als Sublingualtablette, und zwar 8 mg an Tag 1, 16 mg an Tag 2.

Erhaltungstherapie bei Zuckersucht (allgemein ab Tag 3)

- Beginnen Sie mit Suboxone (Buprenorphin plus Naloxon), 2 mg/0,5 mg sublinguale Streifen oder Tablette (1 Streifen oder 1 Tablette unter die Zunge, ein- oder zweimal täglich)
- Suboxone kann einen Entzug auslösen, wenn Sie versuchen, Zucker zu sich zu nehmen (dann werden Sie von Zucker vielleicht nicht high, wodurch Sie leichter eine zuckerfreie Ernährung einhalten können); empfohlen wird eine Menge von 16 mg/4 mg zur Erhaltung; bestimmen Sie den Titer in 2–4 mg Buprenorphin-Schritten.

Wie bereits erwähnt, kann der übermäßige Verzehr von raffiniertem Zucker, besonders von fruktosehaltigen Süßungsmitteln wie Saccharose und Maissirup mit hohem Fruktosegehalt, auch eine Resistenz gegen das Sättigungshormon Leptin auslösen, was Ihren Appetit und das körpereigene System zur Fettregulierung aus dem Gleichgewicht bringt.[41] Normalerweise überwindet das von unseren Fettzellen ausgeschüttete Leptin die Blut-Hirn-Schranke und bindet an Rezeptoren in den Gehirnzentren, die den Appetit steuern; dadurch reguliert es langfristig die

Kalorienaufnahme. Leptin teilt Ihnen mit, wann Sie mit dem Essen aufhören und wann Sie körperlich aktiver sein sollen, wenn das angezeigt ist; außerdem aktiviert es das zentrale Nervensystem, indem es das Fettgewebe zur Fettverbrennung anregt, um daraus Energie zu gewinnen. Darum ist es ein schädlicher doppelter Rückschlag, wenn man gegen Leptin resistent wird. Das Gehirn glaubt, der Körper sei am Verhungern, und triggert unaufhörlich Hunger und Kalorienzufuhr – meist in der Form von schnell wirkenden Kohlenhydraten, Sie erinnern sich, denn das sind die einzigen Makronährstoffe, die Ihre Zellen bei erhöhtem Insulinspiegel und „innerlichem Verhungern" effizient verbrennen können.[42] Ein anhaltend hoher Zuckerkonsum wird Ihren Appetit auf nahrhafte Lebensmittel verringern. Und die Veränderungen im Gehirn, zu denen es bei diesem übermäßigen Verzehr von raffiniertem Zucker kommt, können zu einer Zuckerabhängigkeit führen, die enormen Heißhunger und regelrechte Fressattacken auslösen und anschließend auch Entzugssymptome, wenn Sie nicht regelmäßig Zucker zu sich nehmen.[43] All diese Mechanismen sind noch stärker ausgeprägt, wenn dem Körper Salz fehlt.

Aus diesen und vielen anderen Gründen ist klar, dass Zucker – nicht Salz – süchtig machen kann. Leider machen uns die unglaubliche Verfügbarkeit und der unglaubliche Zuckerkonsum zu einer leichten Beute für eine Zuckersucht, während die Abneigung gegen Salz ein Heilmittel blockieren könnte, das wir so dringend brauchen. Es wird Zeit, dass wir uns zum Thema Salz schlaumachen: Wer braucht weniger, wer braucht mehr und wie können wir auf die stark unterschätzte Wirkung des Salzes bauen, damit die Bevölkerung ihre auf der Strecke gebliebene Gesundheit wiedererlangt?

Kapitel 7

Wie viel Salz braucht der Mensch?

Wie bei vielen Dingen im Leben gibt es auch für den Salzkonsum einen optimalen Bereich. Dieses Optimum unterscheidet sich von Mensch zu Mensch ein wenig. Befürworter einer Salzeinschränkung überlegen nicht, wie viel Natrium wir brauchen, *um gesund und fit zu sein.* Sie konzentrieren sich nur auf den Mindestbedarf zum Überleben. Wie stellen Sie also sicher, dass Sie genug bekommen, aber nicht zu viel?

Die gute Nachricht lautet: Viele Gesunde brauchen sich gar keine Gedanken zu machen, dass sie zu viel Salz zu sich nehmen. Der Körper kümmert sich um einen möglichen Überschuss. Die wissenschaftliche Forschung empfiehlt als optimale Menge für die Natriumaufnahme 3 bis 6 g pro Tag (etwa 1 bis 2 ⅔ Teelöffel Salz) für gesunde Erwachsene, nicht die allgemein empfohlenen 2 300 mg Natrium (weniger als 1 Teelöffel Salz) am Tag. Manche Menschen brauchen sogar noch mehr.

Doch bevor wir uns in die Berechnung der optimalen Salzmenge für Sie persönlich stürzen, möchte ich klarstellen, dass einige wenige von uns sich Gedanken machen sollten, dass sie zu viel Salz zu sich nehmen bzw. der Körper zu viel Salz zurückhält, und zwar Menschen mit folgenden Krankheiten:

- Hyperaldosteronismus (eine Störung, bei der zu viel Aldosteron ausgeschüttet wird, das ist das Hormon, das Salz im Körper zurückhält)
- Morbus Cushing (eine Störung der Hirnanhangsdrüse, die die Cortisolwerte im Blut erhöht)
- Liddle-Syndrom (eine erbliche Form von Bluthochdruck; hierbei rückresorbieren die Nieren übermäßig viel Natrium)

Diese Menschen sollten ihren Salzkonsum genau im Auge behalten und eventuell einschränken, weil sie besonders empfindlich auf die negativen Auswirkungen von Natrium auf ihren Blutdruck reagieren können. Doch selbst für diese Menschen ist Salz nicht das Hauptproblem; wenn Sie die zugrunde liegende Erkrankung wirksam behandeln, können Sie auch die übermäßige Salzretention behandeln.

Im Gegensatz dazu verfügen die meisten von uns über diverse starke Abwehrmechanismen, die sich einschalten, wenn der Körper überschüssiges Salz zurückhält. Wenn unser Natriumspiegel im Blut und in den Körperflüssigkeiten steigt, beginnen die Nieren, weniger Salz rückzuresorbieren, und wir nehmen weniger Salz aus der Nahrung auf – unser Darm nimmt hier einige Anpassungen für uns vor. Sobald sich Natrium ansammelt, neigt der Körper dazu, einen Überschuss ganz harmlos in die Haut oder in die Organe zu verschieben. Wie die neuere Forschung am Interdisziplinären Zentrum für Klinische Forschung der Friedrich-Alexander-Universität Erlangen-Nürnberg nachweist, speichert unser Körper erhebliche Mengen an Natrium in der Haut, die anscheinend einer Dehydrierung mit vorbeugen und ein Eindringen infektiöser Organismen verhindern können.

Tatsächlich stellen wir vielleicht fest, dass unser Körper mehr Salz braucht (sogar mehr als 3 bis 6 g Natrium täglich) als jemals zuvor aufgrund unserer heutigen Gesundheits- und Lebensgewohnheiten, zum Beispiel:

- Übermäßiger Zuckerkonsum führt zu bestimmten Nierenproblemen, die einen Salzverlust verursachen.
- Chronische Erkrankungen wie Schilddrüsenunterfunktion, Nebennieren- und Herzschwäche können zu Hyponatriämie führen (also einem niedrigen Natriumspiegel im Blut).
- Häufig verschriebene Arzneimittel wie Diuretika, Antidepressiva, Antipsychotika und sogar einige Diabetes-Medikamente machen uns anfällig für einen Salzverlust.
- Bei intensivem Sport verlieren wir über den Schweiß erhebliche Mengen an Salz und Wasser.

- Unsere Gewohnheiten als „Kaffeejunkies“ und unsere Abhängigkeit von Energydrinks, Tee und anderen koffeinhaltigen Getränken erhöhen unser Risiko eines Salzverlustes, weil Koffein als natürliches Diuretikum wirkt und Wasser und Salz aus unseren Nieren spült.
- Eine kohlenhydratarme Ernährung sowie intermittierendes (und besonders längeres) Fasten führen zu enormem Natrium- und Wasserverlust über die Nieren und erhöhen unseren Salzbedarf.

Ich bin mir sicher, dass sich die meisten von uns irgendwo auf dieser Liste wiederfinden! Lassen Sie uns deshalb genauer schauen, wer weniger und wer mehr Salz essen sollte und wie Sie die für Sie richtige Menge bestimmen können. Im letzten Kapitel gehen wir dann ein Grundprogramm durch, mit dem jeder seine optimale Salzmenge leicht ermitteln kann.

Wie viel Salz brauchen wir wirklich?

Wohlmeinende Regierungsstellen und Gesundheitsbehörden achten hauptsächlich auf den Zusammenhang zwischen Salzkonsum und Blutdruck; sie übersehen jedoch weitgehend die unbeabsichtigten Folgen einer *unzureichenden* Salzzufuhr. Wie Sie bereits erfahren haben, sind die Gefahren eines Salzverlustes alles andere als geringfügig. Zu den potenziellen Risiken zählen ein Ansteigen der Herzfrequenz, Dehydrierung (wodurch jeglicher Zucker, den Sie essen, Ihre Nieren stärker schädigen kann), kognitive Beeinträchtigungen, Knochenbrüche, lebensmittelbedingte Erkrankungen (weil Salz die Vermehrung von Bakterien in Nahrungsmitteln hemmt), eine eingeschränkte Versorgung der Gewebe mit Sauerstoff und Nährstoffen und sogar früher Tod. Das sind nicht gerade geringe Risiken! Plus: Salzmangel kann Ihrem Körper die Aktivierung des Kampf-oder-Flucht-Mechanismus erschweren, um physiologisch belastende Situationen zu bewältigen wie Magen-Darm-Infektionen, Blutverlust, Schlaganfall oder Herzinfarkt. Und wie wir nun auch wissen, könnte ein geringer Salzkonsum eine Zuckersucht antreiben und Sie sogar anfälliger machen für eine Suchtmittelabhängigkeit, weil dadurch die Dopaminrezeptoren im Gehirn empfindlicher werden.

Die optimale Salzmenge kann sich von Mensch zu Mensch stark unterscheiden, je nach der persönlichen Situation. Im Folgenden gebe ich einige wichtige Definitionen, damit Sie die in diesem Kapitel besprochenen Begriffe besser verstehen:

Salz-Sollwert: Eine Natriumaufnahme in dieser Menge erhält optimale Gesundheit und Langlebigkeit und bietet die besten Chancen für unser Überleben. Diesen Sollwert setzen Gehirn und Körper fest; für die meisten Menschen scheint dieser Wert zwischen 3 und 4 g Natrium pro Tag zu schwanken. Der Salz-Sollwert ist eine unbewusst aufgenommene Natriummenge, die der Salz-Thermostat des Körpers steuert und die je nach Bedarf größer oder kleiner sein kann. (Wer zum Beispiel über seine Nieren Salz verliert, könnte mehr Natrium zu sich nehmen als ein Mensch mit gesunden Nieren, weil er ja mehr ausscheidet. Diese Salzaufnahme wird vom Bedarf des Körpers gesteuert, nicht von einem „süchtigen" oder hedonistischen Drang.)

Natrium-Gleichgewicht: Diesen Zustand erreichen Sie, wenn das Natrium im Urin der Natriumzufuhr entspricht, wobei nicht durch die Nieren bedingter Natriumverlust berücksichtigt ist, etwa die Ausscheidung über Stuhl und Schweiß. Sie verlieren kein Salz und Sie halten auch kein überschüssiges Salz im Körper zurück. Unser Natrium-Gleichgewicht orientiert sich am Salz-Sollwert, was bei den meisten Menschen einer Natriumaufnahme von etwa 3 bis 4 g entspricht. Ein gesunder Mensch kann das Natrium-Gleichgewicht schon mit einer Aufnahme von nur 230 bis 300 mg Natrium täglich halten, das bedeutet jedoch nicht, dass diese Menge die optimale Natriumzufuhr für Gesundheit und Langlebigkeit darstellt. Vielmehr ist es ein Anzeichen dafür, dass der Körper sich im „Krisenmodus" befindet, ein Muster, bei dem Salz zurückgehalten wird. Dies führt zur Ausschüttung salzretinierender Hormone, damit der Körper bei einer solch geringen Zufuhr das Natrium-Gleichgewicht aufrechterhalten kann.

Salzmangel: Ob jemand (vorausgesetzt, er ist gesund) einen Natriummangel hat, lässt sich einfach feststellen: Das ist dann der Fall, wenn er Natrium zu sich nimmt, aber keines (oder viel weniger, als er konsumiert) über den Urin ausscheidet.[1]

Salz-Thermostat: Der Salz-Thermostat steuert den Salz-Sollwert des Körpers. Der Begriff Salz-Thermostat ist eine Metapher für eine Reihe komplexer, miteinander verbundener Sensoren im Gehirn, die durch ihr Zusammenwirken den optimalen Natriumvorrat im Körper sicherstellen. Dabei vermeidet es dieser Thermostat, salzretinierende Hormone des Renin-Angiotensin-Aldosteron-Systems zu aktivieren. Ihrem Gehirn wäre es wirklich, wirklich viel lieber, Sie würden einfach mehr Salz essen, statt es zu horten oder von gefährdeten Teilen des Körpers plündern zu lassen. Mithilfe dieser Selbstschutzmechanismen kontrolliert der Körper die Salzaufnahme eng, denn diese Mechanismen wecken in Ihnen bei Bedarf ein Verlangen nach Salz. Wenn Sie also nach Salz gieren, denken Sie daran: Ihr Salz-Thermostat teilt Ihnen gerade mit, dass Sie zu wenig Natrium im Körper haben und dass Sie mehr Salz essen müssen, um den Salz-Sollwert zu erreichen, also einen ausreichenden Salzvorrat im Körper.

Das Natrium-Gleichgewicht kann gehalten werden, wenn man sich am Salz-Sollwert orientiert (bei der Aufnahme von rund 3 000 mg Natrium), es kann sich aber auch nach einer vier- oder fünftägigen Salzrestriktion einstellen (allgemein nach einer Zufuhr von rund 300 mg Natrium täglich oder weniger). Ihre Nieren brauchen vier bis fünf Tage, um die Salzausscheidung zu drosseln. Doch nach vier oder fünf Tagen macht der Körper den „Abfluss“ dicht, damit Sie selbst mit einer täglichen Natriumaufnahme von nur 300 mg ein Natrium-Gleichgewicht aufrechterhalten können (das geht jedoch nur bei gesunden Nieren). Sobald Ihr Natriumhaushalt im Gleichgewicht ist, scheiden Sie etwas weniger Natrium aus, als Sie zu sich nehmen wegen der nicht durch die Nieren bedingten Verluste (wie über Schweiß und Stuhl).[2] Wenn Sie mit einem Natrium-Gleichgewicht mehr Natrium als nötig aufnehmen, wird das meiste, aber nicht alles, wieder ausgeschieden. Dass ein gesunder Mensch mit einer salzarmen Ernährung (aber nicht unter 300 mg täglich) ein Natrium-Gleichgewicht aufrechterhalten kann, bedeutet jedoch nicht, dass eine geringe Natriumzufuhr ideal ist oder gar zu optimaler Gesundheit und Langlebigkeit verhilft! Damit der Körper trotz einer natriumarmen Ernährung in einem Natrium-Gleichgewicht ist, muss er bestimmte Rettungssysteme oder salzretinierende Hormone aktivieren, die dem Körper nachweislich schaden. Salzretinierende Hormone können die Organe schädigen und

Bluthochdruck sowie andere gesundheitliche Folgen verursachen, weil sie zu einer Vergrößerung wie auch Verhärtung (Fibrose) des Herzens und der Blutgefäße führen.[3] Das könnte der Grund sein, warum eine salzarme Ernährung mit einem höheren Herz-Kreislauf-Risiko und vorzeitiger Sterblichkeit in Verbindung gebracht wird. Allgemein gefährdet eine niedrige Salzaufnahme bei einem bereits bestehenden Salzverlust einen Menschen stärker für einen Salzmangel. Und ob jemand über angemessene Salzreserven verfügt, lässt sich nicht leicht vorhersagen.

Salzverlust stoppen

Nicht nur Menschen, die eine Diät machen, leiden unter dem Salzverlust – auch Menschen mit ernsten Gesundheitsproblemen würden wahrscheinlich profitieren, wenn sie ihre Ernährung um qualitativ hochwertige Salzquellen ergänzen würden. Bei einer älteren Verwandten, die mittlerweile Mitte 80 ist, wurde mit ungefähr 40 Jahren Dickdarmkrebs diagnostiziert. Glücklicherweise entdeckten die Ärzte den Krebs früh genug und konnten ihn entfernen, doch dafür mussten sie auch den Dickdarm größtenteils entfernen und sie bekam einen künstlichen Darmausgang. Der Dickdarm ist jedoch essenziell, um Salz aus der Ernährung zu resorbieren, und die Nieren sind essenziell, um Salz rückzuresorbieren, das sie herausfiltern, wenn sie unser Blut Tag für Tag von Giftstoffen reinigen. Mit zunehmendem Alter ließ ihre Nierenfunktion nach und sie konnte auch das Salz nicht mehr so gut im Körper zurückhalten. All das prädestinierte sie für einen Salzverlust.

Mit 83 fühlte sie sich ständig abgeschlagen und benommen und wurde immer wieder wegen Dehydrierung im Krankenhaus behandelt – doch niemand kannte die Ursache. Zum Glück konnte ich weiterhelfen: Ich erklärte ihr, dass der Dickdarm äußerst wichtig dafür ist, um Salz aus der Ernährung aufzunehmen, und inwiefern eine Schädigung der Nieren im Laufe der Jahre einen Salzverlust über den Urin hervorrufen kann – genau die Situation, die ich nun vermutete. Ein höherer Salzkonsum kann also dazu beitragen, ihren Flüssigkeitshaushalt zu verbessern. Und das funktionierte tatsächlich: Seit sie mehr Salz isst, fühlt sie sich auch nicht mehr so benommen.

Wenn Sie weniger Natrium zu sich nehmen, scheiden Ihre Nieren in der Regel auch weniger aus, um ein normales Natrium-Gleichgewicht und ein normales Volumen an Extrazellulärflüssigkeit aufrechtzuerhalten. Doch wenn Ihre Nieren, aus welchen Gründen auch immer, Natrium nicht zurückhalten können, können Sie recht schnell in einen Natriummangel geraten. (Wie bei meiner Verwandten, die wegen ihrer geschädigten Nieren das Natrium-Gleichgewicht bei einer salzarmen Ernährung nicht aufrechterhalten kann.) Bei einer starken Blutung stoppen die Nieren beispielsweise praktisch sofort die Natriumausscheidung, um das normale Blutvolumen zu erhalten.[4] Und falls Ihre Nieren dazu nicht in der Lage wären (etwa bei Patienten mit tubulointerstitieller Nierenschädigung infolge eines jahrzehntelangen übermäßigen Zuckerkonsums), könnte eine Blutung katastrophal sein, vor allem bei eingeschränkter Salzaufnahme.

In einem phänomenalen Experiment, das in den späten 1950er-Jahren veröffentlicht wurde, wurde folgendes Szenario untersucht: Was würde in einem Menschen ablaufen, der bei einer natriumarmen Ernährung zwar ein Natrium-Gleichgewicht aufrechterhalten könnte, aber plötzlich in ein Salzdefizit geriete, etwa durch stundenlange Gartenarbeit an einem heißen Tag, durch ein neu verschriebenes Medikament gegen erhöhten Blutdruck, etwa ein Diuretikum, durch einen Schock aufgrund einer Verletzung, durch Verbrennungen, Erbrechen oder schweren Durchfall? Um ein plötzliches Salzdefizit zu simulieren, erhielt der Patient ein Diuretikum und schied 2 300 mg Natrium über den Urin aus. Wie bei der Untersuchung festgestellt wurde, kam es, nachdem mit der Salzaufnahme wieder begonnen wurde, zu keiner weiteren Natriumausscheidung, und zwar so lange, bis die 2 300 mg wieder aufgefüllt waren. Das zeigt, dass der Körper auch bei einer salzarmen Ernährung ein Natrium-Gleichgewicht aufrechterhalten kann, doch wenn es dann zu einem Salzverlust käme, würde der Körper so lange vehement Salz zurückhalten, bis er wieder ein Natrium-Gleichgewicht erreicht hat. Falls Ihre Nieren jedoch geschädigt sind und Sie kein zusätzliches Salz zurückhalten können, geraten Sie in große Schwierigkeiten. Mit anderen Worten, wenn das Leben Sie mit einem Salzverlust konfrontiert, sollten

Sie als *Allerletztes* den Rat der Amerikanischen Herzgesellschaft befolgen und weniger als 1 500 mg Natrium pro Tag zu sich nehmen. Bei Menschen, die eine normale Salzmenge konsumieren, führt ein Salzverlust hingegen mit viel geringerer Wahrscheinlichkeit zu einem Salzmangel und schadet ihnen auch nicht. Indem Sie dauerhaft eine normale Natriummenge zu sich nehmen (3 bis 4 g) statt einer geringen (weniger als 2,3 g), sinkt Ihr Risiko für einen Natriummangel selbst bei einem Salzverlust. Nach Ansicht von Experten haben wir uns im Laufe der Evolution mit diesem Mechanismus zur Natriumspeicherung entwickelt, damit wir auch solche Situationen überstehen, die unseren Salzvorrat dezimieren. Dieses System funktioniert am besten, wenn wir über der Minimalzufuhr für Natrium liegen (die, wie Sie sich erinnern, bei nur 300 mg am Tag liegt), um das Gleichgewicht aufrechtzuerhalten.[5]

McCance führte 1936 eine der vielleicht wichtigsten Studien durch, um den optimalen Gesamtnatriumwert für den Körper zu bestimmen. Im Selbstversuch konnte er einen Nettoverlust von 17,4 g Natrium in seinem Körper herbeiführen, hauptsächlich durch induziertes Schwitzen.[6] McCances Urin wurde praktisch „natriumfrei“ (weniger als 23 mg pro Tag). Als er seinen Natriumspeicher wieder auffüllte, indem er an den beiden folgenden Tagen ungefähr 11,5 g Natrium zu sich nahm, schied er über den Urin jedoch immer noch nur 23 mg am Tag aus – im Grunde nahm sein Körper also immer noch alles Salz auf, das er konsumierte, was auf einen echten Salzmangel hinwies. Am dritten Tag konsumierte er 5 382 mg Natrium, sodass er innerhalb von drei Tagen fast 17 Gramm zu sich genommen hatte (oder 96,6 Prozent dessen, was er ausgeschieden hatte), und selbst dann schied er über den Urin nur 368 mg Natrium aus. Wie Sie sich erinnern, liegt die normale Natriumaufnahme bei etwa 3 400 mg pro Tag; und unter normalen Umständen scheiden wir das ganze Natrium, das wir täglich zu uns nehmen, wieder aus. Wenn Sie also 5 382 mg Natrium aufnehmen sollten, würden Sie etwa 5 000 mg über den Urin ausscheiden und den Rest in Form von Schweiß oder Stuhl. Doch McCances Körper hielt fast das gesamte Natrium zurück.

Das ist zwar nur ein einzelnes Beispiel, doch sein Versuch legt nahe, dass ein Natriumverlust von nur 1 Gramm aus dem Körper bereits problematisch ist. Wäre ein Natriumverlust von mehr als 1 Gramm für unseren Körper ideal, dann würden wir beim Auffüllen des Natriums auch weiterhin Natrium ausscheiden, nachdem wir wieder reichlich Salz zugeführt hätten. Doch der Körper hält das gesamte aufgenommene Salz so lange zurück, bis er wieder eine Menge erreicht hat, die nur wenige hundert Milligramm unter dem Wert von vor dem Verlust liegt. Vielleicht können wir den Verlust mehrerer Dutzend Gramm Natrium *überleben*, doch ein Körper im Zustand eines Salzmangels wird Salz begierig zurückhalten, bis seine Speicher wieder aufgefüllt sind. Wir haben nicht viel Raum für Fehler, wenn es um den optimalen Salzgehalt in unserem Körper geht.

Tatsächlich zeigen Studien, dass unser biologisches System uns in einen Zustand des Natriumüberschusses zu „drängen" scheint. Zweifellos würde ein Mensch mit einem Überschuss jede Natrium dezimierende Situation mit höherer Wahrscheinlichkeit überleben (etwa Krankheit, Durchfall, Infektionen, Blutverlust oder Schwitzen). Und was noch wichtiger ist: Ein Natriumüberschuss hält die salzretinierenden Hormone auf einem niedrigen Spiegel und schützt Ihren Körper so vor dem daraus resultierenden Verschleiß lebenswichtiger Organe.

Bedauerlicherweise schenken die Regierungen mit ihren Empfehlungen der bedeutsamen Tatsache nicht genügend Glauben, dass eine salzarme Ernährung unseren Körper stresst. Lassen Sie uns einige Situationen näher betrachten, in denen eine salzreiche Ernährung Sie vor schlimmen Gesundheitsproblemen schützen könnte.

Warum mehr Salz einer Dehydrierung vorbeugen kann

Sie fragen sich vielleicht, was üblicherweise eine Dehydrierung auslöst? Kommt so etwas häufig vor? In welchen Symptomen äußert sie sich? Wir sagen alle: „Ich fühle mich dehydriert", wenn wir am Verdursten sind, aber ist das eine echte Dehydrierung? Wenn Sie vor Durst schmachten, bringt Ihr Körper Sie über diesen Mechanismus nur dazu, mehr Wasser zu trinken, und niemand kann mit Gewissheit sagen, dass ein trockener Mund auf eine Dehydrierung hinweist. Diese wird gewöhnlich durch zahlreiche Faktoren verursacht, hauptsächlich dadurch, dass wir nicht genügend Wasser trinken, doch ebenso durch Sport oder eine zu geringe Salzaufnahme. Eine Dehydrierung lässt sich am besten anhand des Natriumspiegels im Blut ermitteln. Ist dieser hoch, ist das ein gutes Anzeichen, dass Sie unter einem Flüssigkeitsmangel leiden.

Symptome, die auf einen erhöhten Salzbedarf hinweisen können

- Kalte Extremitäten
- Dunkler Urin
- Verminderter Hautturgor (die Haut bleibt „wie ein Zelt" stehen, wenn sie zusammengeschoben wird)
- Mit dem Urin wird weniger Natrium ausgeschieden als vom Körper aufgenommen wird
- Verminderte Urinausscheidung
- Trockene Achselhöhlen und Zunge
- Schlechte Kapillarfüllung (Nagelbett färbt sich erst nach mehr als zwei Sekunden wieder rosa, wenn es gedrückt wurde)
- Lagebedingter schneller Herzschlag, Schwindel, niedriger Blutdruck (tritt auf, wenn man aus dem Sitzen oder Liegen aufsteht)
- Verlangen nach Salz
- Synkope (Verlust des Bewusstseins aufgrund von niedrigem Blutdruck)
- Durst

Der Natriumspiegel im Blut steigt aus verschiedenen Gründen an, hauptsächlich aber deshalb, weil eine Dehydrierung mit einem geringen Blutvolumen einhergeht, das die Natriumkonzentration im Blut erhöht.

Im Zustand einer Dehydrierung intensivieren unsere Nieren die Natriumrückresorption, was als Dehydrierungsreaktion bekannt ist. Natrium steuert unseren Hydrierungszustand mit, indem es die Wasserbewegung in unsere und aus unseren Zellen kontrolliert. Wenn wir dehydriert sind, steigt der Natriumspiegel im Blut, weil es mühsam ist, Wasser aus den Zellen und ins Blut zu ziehen, wo es gebraucht wird. Darum zeugt eine hohe Natriumkonzentration im Blut fast immer von einer Dehydrierung.[8] Doch dieser Natriumspiegel ist nicht gefährlich, tatsächlich hilft er uns!

Mit Salz laufen

Ein Freund der Familie, ein trainierter Mann im mittleren Alter und begeisterter Läufer, läuft bei seinem täglichen Training in der Regel rund 16 km. Obwohl er dieses Training schon seit Jahren durchzieht, hatte er nie vorher oder währenddessen Salz zu sich genommen. Nachdem ich ihn zu den möglichen Vorteilen von Salz bei Langstreckenläufen beraten hatte, fragte ich ihn, ob er irgendwelche Vorteile bemerkt habe. Nach seiner Aussage konnte er bei langen Läufen einen eindeutigen Unterschied feststellen, er fühlte sich am Ende weniger dehydriert. Er spürte den Nutzen der Salzeinnahme auch, wenn er bei warmen Temperaturen lief (über 18 Grad). Und er merkte an, er sei im Allgemeinen ein „Kalt-Wetter-Läufer". Es ergibt Sinn, dass er kühleres Wetter als die optimale Lauftemperatur empfindet, denn dann überhitzen wir mit geringerer Wahrscheinlichkeit und verlieren weniger Salz und Wasser, weil wir auch weniger schwitzen! Eine Salzeinnahme kann besonders Menschen nützen, die in wärmeren oder feuchten Klimazonen laufen, sowie Menschen, die schnell laufen oder Langstreckenläufe absolvieren.

Eine geringe Natriumzufuhr reduziert die Urinmenge,[9] wodurch wir möglicherweise weniger Stoffwechselabbauprodukte aus dem Körper ausscheiden können, und sie macht uns anfälliger für Harnwegsinfektionen. Wir brauchen einen beständigen Harnfluss im Harntrakt, um Bakterien auszuscheiden; mit der Harnproduktion „spült unser Körper das System aus". Eine salzarme Ernährung kann das Gesamtkörperwasser verringern, was zu einer Dehydrierung und Problemen mit dem Herz-Kreislauf-, dem zentralen Nervensystem und der Wärmeregulierung führt, zu Stoffwechselstörungen und zu Problemen mit der Leistungsfähigkeit (vor allem beim Militär und beim Sport). Dadurch steigt das Risiko für Ohnmacht, Erbrechen, Kreislaufkollaps, Hitzschlag und sogar Tod.

Warum mehr Salz bei einem Schock helfen kann (Verbrennungen, Verletzungen und Blutungen)

Salz unterstützt den Körper, Unfällen und anderen traumatischen Ereignisse standzuhalten. Neben einer starken Blutung (Hämorrhagie) erleiden wir in Schockzuständen durch Verbrennungen oder Verletzungen einen Flüssigkeitsverlust.[10] Dieser „Verlust" von Körperflüssigkeit findet statt, auch wenn de facto kein Wasser aus dem Körper austritt, weil das verletzte Gebiet Flüssigkeit anzieht, um den Heilungsprozess zu beschleunigen. Dadurch steht die Flüssigkeit an anderen Orten im Körper nicht mehr zur Verfügung. Und weil Natrium der wichtigste Bestimmungsfaktor für den Status der Körperflüssigkeit ist, brauchen Patienten, die solch einen Schock erleben, mehr Salz. Tatsächlich gibt es sogar Hinweise darauf, dass Salzverlust in Wirklichkeit gefährlicher ist als Wasserverlust,[11] weil dadurch das Blut im Körper nicht mehr so gut zirkulieren kann und das Blutvolumen aus dem Herzen stärker abnimmt als bei einem Wasserverlust. Salzverlust kann sogar bei nicht verletzten Tieren zu einer Form von peripherem Kreislaufkollaps führen, der wie ein traumatischer Schock aussieht. Bei einem Wasserverlust kommt das nicht vor.

Warum mehr Salz einem niedrigen Natriumspiegel entgegenwirken kann

Ein niedriger Natriumspiegel im Blut heißt in der Fachsprache Hyponatriämie; von allen Elektrolytabweichungen tritt diese am häufigsten auf.[12] Bei ungefähr 65 Prozent der Hyponatriämie-Fälle in der Notaufnahme wird sie durch Magen-Darm-Störungen ausgelöst.[13] Wenn Menschen deswegen in die Praxis kommen, haben 4 bis 7 Prozent diesen niedrigen Natriumspiegel; im Krankenhaus kann die Rate sogar bei bis zu 42 Prozent liegen (im Allgemeinen liegt sie jedoch bei rund 15 bis 30 Prozent).[14] Bei älteren Menschen kommt eine Hyponatriämie mehr als *31-mal* häufiger vor als eine Hypernatriämie (zu *viel* Natrium im Blut)[15] und wird mit einer höheren Todesrate, längeren Krankenhausaufenthalten, Stürzen, Rhabdomyolyse (rascher Zerfall von Muskeln), Knochenbrüchen und höheren Krankheitskosten in Verbindung gebracht.[16] Selbst eine leichte Hyponatriämie erhöht das Sterberisiko aufgrund von Herz-Kreislauf-Ereignissen und höherem Sturzrisiko, von Knochenbrüchen und Osteoporose.[17]

Hyponatriämie wird auch bei 18 Prozent der Bewohner von Altenheimen beobachtet; über die Hälfte von ihnen leidet mindestens einmal im Jahr unter einer Hyponatriämie. Bei Altenheimbewohnern ist das Risiko, wegen eines zu niedrigen Natriumspiegels im Blut ins Krankenhaus eingeliefert zu werden, 43-fach erhöht (das heißt, mit einem Natriumspiegel von unter 135 mmol/l), und ihr Risiko, mit schwerer Hyponatriämie ins Krankenhaus zu kommen (mit einem Wert von unter 125 mmol/l), ist 16-fach erhöht im Vergleich zu Menschen, die nicht in Heimen leben. Man muss sich fragen, ob die salzarmen Mahlzeiten, die viele Heimbewohner ganz selbstverständlich vorgesetzt bekommen, zu diesem Muster beitragen.

Medikamente wie selektive Serotonin-Wiederaufnahmehemmer (SSRI) können eine Hyponatriämie verursachen, weil sie eine übermäßige Ausschüttung eines antidiuretischen Hormons auslösen, was zu Wasserretention führt. Kleinzelliger Lungenkrebs, Mangelernährung und Infektionen wie Tuberkulose und Lungenentzündung haben die gleiche Wirkung.[18] Eine Hyponatriämie kann auch durch zahlreiche andere Erkrankungen hervorgerufen werden: Leberzirrhose, Lungenentzündung und die erworbene Immunschwäche AIDS, um nur einige wenige zu nennen.[19] Zusätzlich zu all den schrecklichen Symptomen, die mit einer Hyponatriämie einhergehen – wie Anorexie, Muskelkrämpfe, Übelkeit, Erbrechen, Kopfschmerzen, Reizbarkeit, Orientierungsverlust, Verwirrtheit, Schwäche, Lethargie und Knochenbrüche – kann es bei einem Wert von unter 125 mmol/l zu Krampfanfällen, Koma, bleibenden

Gehirnschäden und Atemstillstand kommen; auch Todesfälle wurden bereits beobachtet. Ein Problem bei chronischer Hyponatriämie besteht darin, dass sich neurologische Symptome wegen der Anpassungsmechanismen im Gehirn erst ab einem Natrium-Serumwert von 125 mmol/l oder darunter zeigen. Deshalb kann man von einem niedrigen Natriumspiegel im Blut betroffen sein, ohne es zu wissen.[20]

Die mit zunehmendem Alter häufiger vorkommende Schilddrüsenunterfunktion (Hypothyreose) kann Nierenprobleme in Form einer Salzverlustniere hervorrufen, weil Schilddrüsenhormone wichtig sind für das Funktionieren der Natrium-Kalium-ATPase, die Salz in den Nierenkanälchen mit rückresorbiert.[21] Osmotische Abführmittel wie Polyethylenglykol (z. B. Miralax) können zu Salz- und Volumenverlust führen.[22] Hyponatriämie kann sogar als Komplikation einer Darmspiegelung auftreten, denn die Vorbereitung darauf bewirkt massiven Durchfall und Salzverlust.[23]

Viele gängige Medikamente, die das Blutungsrisiko erhöhen (wie NSAID, also nicht-steroidale Entzündungshemmer, sowie Aspirin, Thrombozytenaggregationshemmer und orale Antikoagulanzien, um nur einige zu nennen), erhöhen auch das Risiko eines Salzverlustes über das Blut. Schätzungen zufolge sterben in den USA jährlich 16 500 Menschen an einer von NSAID-Medikamenten ausgelösten Magen-Darm-Blutung.[24] Eine salzreichere Ernährung hätte da helfen können. Da nicht immer offensichtlich ist, wann jemand eine Magen-Darm-Blutung hat, wäre es für Menschen, die Medikamente einnehmen, die das Blutungsrisiko erhöhen, nicht ratsam, sich salzarm zu ernähren. (Traurigerweise wussten viele dieser Menschen wahrscheinlich nicht einmal, dass sie eine solche Blutung hatten, bis es zu spät war.)

Warum Sie mehr Salz brauchen, wenn Sie schwitzen

Fitness als Hobby ist mittlerweile allgemein verbreitet; Ausdauertraining und Wettkämpfe erreichen eine nie da gewesene Beliebtheit. Weil Sportler besser auf ihre Gesundheit achten, halten sie sich wahrscheinlich an die Empfehlungen, weniger Salz zu essen. Bedauerlicherweise sind diese Menschen besonders gefährdet für einen Salzverlust, nicht nur, weil sie weniger zu sich nehmen und mehr Salz über den Schweiß ausscheiden, sondern auch durch eine Überhydrierung mit reinem Wasser. Das alles summiert sich zu einem niedrigen Natriumspiegel im Blut.

Über das Schwitzen hält der Körper seine normale Temperatur (auch bekannt als Wärmeregulierung) aufrecht, um einen Hitzschlag zu verhindern – mit dieser Methode kühlt der Körper sich ab. Für die Wärmeregulierung ist es entscheidend, dass wir genügend Salz im Körper haben, damit wir ausreichend schwitzen können. Schweiß enthält gewöhnlich zwischen 40 und 60 mmol/l Natrium, und wir schwitzen in gemäßigten Klimazonen etwa 1 bis 1½ Liter pro Stunde und 2 bis 3 l pro Stunde in heißen Klimazonen.[25] Im Durchschnitt schwitzen wir also ungefähr 1,4 mg Natrium pro Stunde heraus, wenn wir in gemäßigtem Klima trainieren, und ungefähr 2,8 mg Natrium, wenn wir in heißem Klima Sport treiben. Je nach Trainingsintensität und Umgebungstemperatur könnten Sie leicht in nur einer Stunde Sport die Salzzufuhr eines gesamten Tages herausschwitzen. In heißem Klima wie in Indien könnten Sie bis zu 14 720 mg Natrium am Tag ausscheiden.[26] Wie würde Ihnen da die Aufnahme von nur 1 500 mg Natrium (oder selbst 2 300 mg Natrium) helfen, um solche Bedingungen zu überleben, geschweige denn, dabei auch noch Ihre Gesundheit zu verbessern?

In einer von Mao und Kollegen durchgeführten Studie schieden die Spieler in einem einstündigen Fußballtraining bei Temperaturen zwischen 32 und 37 Grad Celsius und 50 Prozent relativer Luftfeuchtigkeit 1 896 mg Natrium über den Schweiß aus. Ein Spieler schwitzte in dem einstündigen Spiel sogar fast 6 000 mg Natrium heraus. Wichtig ist auch, mit dem Schweiß schieden die Fußballer durchschnittlich auch 52 µg Jod aus (und ein Spieler sogar 100 µg). Ein Jodverlust in dieser Höhe ist mehr als ein Drittel der empfohlenen Tagesdosis (150 µg). Bei fast der Hälfte der Spieler wurde ein Kropf ersten Grades festgestellt, jedoch nur bei 1 Prozent der viel sitzenden Kontrollpersonen. Sehr wahrscheinlich wegen des anhaltenden Jodverlustes über den Schweiß und der ungenügenden Zufuhr von Jodsalz haben die Spieler einen Kropf entwickelt, der auf gravierende Schilddrüsenprobleme hinweist. Dazu kam es, obwohl sich die Fußballspieler bei ihrer geschätzten Jodaufnahme im Allgemeinen an die Richtlinienempfehlungen hielten (100 bis 300 µg Jod pro Tag).[27] Fazit: Wenn Sie Sport treiben, braucht Ihr Körper mehr Salz und Jod, als wenn Sie keinen Sport treiben – und manche Menschen brauchen vielleicht mehr als andere.[28]

Unsportliche Erwachsene scheiden im Mittel täglich bis zu 600 mg Natrium und ungefähr 22 µg Jod über den Schweiß aus. Der durchschnittliche Sportler, der 3 bis 5 l pro Tag schwitzt, kann zwischen 111 und 185 µg Jod über den Schweiß verlieren und insgesamt 195 bis 270 µg Jod täglich (zusammen mit der Ausscheidung über Schweiß, Urin und Stuhl). Selbst eine Zufuhr von 340 µg Jod pro Tag, was mehr als die doppelte derzeit empfohlene Tagesdosis ist (150 µg), könnte bei manchen Sportlern immer noch zu einem Kropf und einer Schilddrüsenunterfunktion führen. Und es sind nicht nur die Sportler: Der Jodverlust im Sommer korreliert mit dem vermehrten Auftreten eines Kropfes bei Kindern im schulpflichtigen Alter.[29] (Besonders während der heißeren Monate können Sie sicherstellen, dass Ihre Familie genügend Jod aufnimmt, indem Sie häufiger zu jodhaltigen Nahrungsmitteln greifen.)

Dabei stellt ein Kropf nicht das einzige Risiko dar. Ein Natriummangel im Körper kann zu Symptomen führen, die mit einem Übertrainingssyndrom vergleichbar sind, selbst bevor wir einen niedrigeren Natriumspiegel im Blut ausmachen können. Bei einem Salzmangel muss sich der Körper über Gebühr anstrengen, was Sie vorzeitig in eine Trainingsüberlastung führt. Ihre Körperkraft beginnt nachzulassen, und Ihr sympathisches Nervensystem wird so erschöpft, dass Ihr Blutdruck sinkt und Sie Gefahr laufen, ohnmächtig zu werden. Dass ein Natriummangel die Muskelkraft und den Energiestoffwechsel beeinträchtigen kann, liegt zum Teil daran, dass er die Säurekonzentration in unseren Zellen erhöht.[30]

Wer bei einem Wettkampf nicht in Bestform ist, braucht mehr Zeit, um ins Ziel zu kommen, und diese zusätzliche Zeit der Aktivität erhöht das Risiko einer Hyponatriämie.[31] Zu den Folgen eines übermäßigen Verlustes von Salz (und anderen Mineralien) über den Schweiß beim Sport zählen unter anderem Dehydrierung, Zittern, Muskelschwäche und sogar Herzrhythmusstörungen.[32] Einem Bericht zufolge verstärkte eine reduzierte Natriumaufnahme bei intensivem Sport Krämpfe und Muskelermüdung, sie minderte die Ausdauerleistung und verursachte allgemeine Erschöpfung, Gelenkschmerzen, Schlafstörungen, Kreislaufstörungen und ausgeprägten Durst. Doch diese Symptome besserten sich erheblich, als die Betroffenen ihre Natriumzufuhr erhöhten – selbst wenn sie härter trainierten, traten keine Übertrainingssymptome auf.[33]

Der „Durst", den wir und vor allem Ausdauersportler bei Trainingsrunden verspüren, kann in Wirklichkeit anzeigen, dass wir auch Salz auffüllen sollen, nicht nur Wasser. Wenn wir mehr Salz zu uns nehmen, stellen wir vielleicht fest, dass wir auch weniger „Durst" haben.[34] Leitungswasser enthält nur 1 bis 3 mmol/l Natrium,[35] wohingegen in Schweiß 20 bis 80 mmol Natrium pro Liter enthalten sind. Im Grunde ist die Natriumkonzentration im Schweiß damit 7- bis 80-mal höher als im Leitungswasser – deshalb sollten Sie Ihren Flüssigkeitsbedarf mit etwas auffüllen, was viel mehr Salz enthält als nur einfaches Leitungswasser.

Sportlern, die von Arthritis betroffen sind, könnte zusätzliches Salz Linderung bringen, und zwar aus folgendem Grund: Knorpelzellen (Chondrozyten) verfügen über ein Natrium-Wasserstoff-Antiport-System (Na/H-Antiport-System). Wenn Sie nicht genügend Natrium in den Knorpelzellen haben, kann sich Säure (Wasserstoff, H+) ansammeln. Und das ist nicht gut für Knorpel und Gelenke. Bei Osteoarthritis und rheumatoider Arthritis kann die überschüssige Flüssigkeit, die die entzündeten Knorpelzellen umgibt, den Natriumspiegel an diesen Stellen verringern, was für weiteren Schmerz sorgen könnte.[36] Somit kann eine salzarme Ernährung die Knorpelgesundheit sowohl bei Menschen mit Autoimmunerkrankungen als auch bei anderen verschlimmern, wodurch sie vor allem beim Sport ihre Gelenke nicht mehr so gut schützen können und unter stärkeren Gelenkschmerzen leiden. So kann eine salzarme Ernährung Läufer dreifach treffen: Sie verlieren Salz über den Schweiß, aus der Extrazellulärflüssigkeit um die Gelenkzellen und sogar aus dem Zellinneren der Gelenkzellen.

Mit der Hitze fertig werden

An dem Tag, als David Harris, ein fitter, sportlicher junger Vater von zwei Kinder seinen ersten Marathon in Boston lief, waren es ungefähr 32 Grad. Aus sportlicher Sicht hatte er sich mit vielen Langstreckenläufen so gut wie möglich vorbereitet. Doch an jenem Tag stellte er fest, dass er ungefähr bei Kilometer 29 Krämpfe bekam. Nach dem Marathon sprach David mit mir über seine Muskelkrämpfe und ich empfahl ihm, vor und während der Läufe ein Salz-Nahrungsergänzungsmittel einzunehmen. Seit diesem Tag nimmt er bei längeren Trainingseinheiten sowie bei jedem Rennen Salztabletten und hat mittlerweile an zwei Ironman-, zwei Halb-Ironman-Wettkämpfen, zwei Marathonläufen und einem Halbmarathon teilgenommen. Bei all diesen Wettkämpfen halfen ihm die Nahrungsergänzungsmittel enorm – seitdem hatte keinen einzigen Muskelkrampf mehr.

Was gut für Sportler ist

Die Antwort ist einfach: Nehmen Sie vor und während des Trainings mehr Salz zu sich. Damit helfen Sie Ihrem Körper, schneller abzukühlen.[37] Die Zugabe von 2 300 mg Natrium (1 Teelöffel Salz) pro Liter Wasser verringert erwiesenermaßen den gesamten Flüssigkeitsverlust beim Sport.[38] In der größten Feldstudie wurde bei 18 Prozent der Teilnehmer, die einen Triathlon absolviert hatten, eine Hyponatriämie festgestellt, höchstwahrscheinlich hervorgerufen durch Überhydrierung.[39] Doch das heißt nicht, dass Sie einer Hyponatriämie vorbeugen können oder sollten, indem Sie weniger Wasser trinken. Trinken Sie vielmehr die gleiche Menge, doch fügen Sie allen Flüssigkeiten, die Sie trinken, die richtige Menge Salz hinzu.

Ich finde Bio-Knoblauchsalz direkt mit dem Teelöffel eingenommen wohlschmeckender als reines Speisesalz, mit oder ohne Wasser. Eine gute Dosis Salz (für das Training in gemäßigtem Klima) ist ½ Teelöffel Speisesalz (ein klein wenig mehr, wenn Sie Knoblauchsalz verwenden). Das liefert ungefähr 1 150 mg Natrium und sollte Ihren Salzverlust während der ersten Stunde des Trainings weitgehend ausgleichen. Nehmen

Sie diese prophylaktische Dosis Salz ungefähr 30 Minuten vor Ihrer Trainingseinheit ein und zusätzlich ½ Teelöffel Salz für jede weitere Stunde, so können Sie eine erhebliche Leistungssteigerung erleben. Salz auf einen Teelöffel zu schütten und trocken einzunehmen (und danach den Mund mit etwas Wasser auszuspülen), ist viel angenehmer, als ½ Teelöffel Salz in 1 Liter Wasser zu geben und dieses dann zu trinken (das schmeckt, als würden Sie buchstäblich Schweiß trinken, was ziemlich ekelig ist). Recht angenehm ist auch, Salz in einer Mischung aus Zitronen-, Limetten- und Orangensaft aufzulösen. Manchmal schnappe ich mir einfach einen Teelöffel oder mehr Sojasoße oder schlürfe etwas Salzlake von eingelegten Gurken vor meinen Trainingseinheiten, um meinen Salzstatus auf Vordermann zu bringen.

Zu einem Ausdauerlauf sollten Sie ein Beutelchen Salz mitnehmen und einen Messlöffel für ½ Teelöffel. Nehmen Sie nach jeder Trainingsstunde einfach die Menge Salz heraus, die in der Liste „Empfehlungen für die Salzaufnahme beim Sport" angegeben ist (siehe S. 163) und von der Umgebungstemperatur abhängt, und nehmen Sie diese Menge zu sich. Wenn Sie die herausgeschwitzte Salzmenge ersetzen, hilft das dem Durstmechanismus des Körpers. Ihr Körper wird Ihnen mitteilen, wie viel Wasser Sie trinken sollen, und zwar präziser, wenn Sie eine angemessene Menge Salz aufnehmen – dadurch senken Sie auch das Risiko einer Überhydrierung.

Wenn Sie vor und während des Sports Salz zu sich nehmen, dürften Sie Ihrem Körper auch helfen, schneller abzukühlen. Außerdem verbessern Sie dadurch die Durchblutung (und damit die Versorgung der Gewebe mit Nährstoffen und Sauerstoff) sowie die Wasserretention (was den Hydrationszustand begünstigt) und Sie verbessern auch Ihre allgemeine Leistungsfähigkeit (verbesserte Durchblutung und bessere Entgiftung der Säureansammlung in den Geweben). Gleichzeitig reduzieren Sie Ihr Risiko für Muskelkrämpfe und Erschöpfung. In der folgenden Liste finden Sie einige Vorteile, in deren Genuss Sie kommen, wenn Sie vor und während Ihres Trainingsprogramms Salz ergänzen. In den beiden nächsten Listen finden Sie Empfehlungen zur Salzaufnahme vor dem Sport und währenddessen.

So kann Salz beim Training helfen

Weniger Durst (Salz hilft, den „Durst“ zu stillen, damit nehmen Sie weniger Wasser auf und das Risiko einer Hyponatriämie aufgrund von Überhydrierung sinkt.)

Größere körperliche Belastbarkeit (Sie können länger trainieren, weil der Körper besser abkühlt, weil die Durchblutung besser ist, das Gewebe besser mit Sauerstoff und Blut versorgt wird [bessere „Pumpe“], weil der Körper besser hydriert ist, die Gewebe weniger übersäuert sind, eine geringere Hyponatriämie gegeben ist und die Knorpel gesünder sind.)

Höhere Leistungsfähigkeit

Vermehrter Muskelaufbau

Geringeres Risiko einer Hyponatriämie (Mehr Natrium im Blut senkt das Risiko für Herzrhythmusstörungen, Muskelkrämpfe und Erschöpfung.)

Geringeres Risiko eines Jodmangels (Das ist der Fall, wenn Sie jodiertes Salz verwenden.)

Bessere Nierenfunktion (Salz verbessert die Fähigkeit der Nieren, Wasser auszuscheiden, was das Risiko einer Verdünnungshyponatriämie senkt; es macht die Nieren widerstandsfähiger gegen die Auswirkungen des antidiuretischen Hormons [senkt das Risiko einer übermäßigen Wasserretention und einer anschließenden Hyponatriämie].)[40]

So nehmen Sie das Salz am besten zu sich

- Messen Sie die Salzmenge mit einem Teelöffel ab und nehmen Sie das Salz trocken ein, spülen Sie dann Ihren Mund mit Wasser aus (oder mit der Salzlake von eingelegten Gurken.)
- Essen Sie drei große Dillgurken (oder fünf große Oliven), die Sie mit etwas Gurken- oder Olivenlake hinunterspülen.
- Lösen Sie einen Würfel Hühnerbrühe in warmem Wasser auf und trinken Sie es.

- Lösen Sie ½ Teelöffel Salz in 1 l Wasser auf (schmeckt wie Schweiß, nicht zu empfehlen).
- Lösen Sie das Salz in einer Mischung aus Zitronen-, Limetten-, Orangensaft oder -Limonade auf und trinken Sie die Flüssigkeit (bevorzugte Methode). Wenn Sie begeistert Sport treiben, empfehle ich Ihnen ein Salz, das von Natur aus jodhaltig ist, doch jodiertes Speisesalz wirkt genauso.

Empfehlungen für die Salzaufnahme beim Sport

Wenn Sie in gemäßigten Klimazonen aktiv sind (unter etwa 26°): Nehmen Sie ½ Teelöffel Salz vor dem Sport und danach jede Stunde.

Wenn Sie in heißem Klima aktiv sind (bei 26 bis 31°): Nehmen Sie ½ bis 1 Teelöffel Salz vor dem Sport und danach jede Stunde.

Wenn Sie in sehr heißem Klima aktiv sind (bei 32° und darüber): Nehmen Sie 1 bis 2 Teelöffel Salz vor dem Sport und danach jede Stunde.

Wichtig: All das sind nur Schätzwerte. Die Salzdosis hängt davon ab, wie viel Sie schwitzen, und dies wird wiederum von Genetik, Kleidung, Trainingsintensität und Umgebungstemperatur bestimmt. Und holen Sie natürlich immer erst das Einverständnis Ihres Arztes ein, bevor Sie Ihre Ernährung oder Ihre Lebensgewohnheiten ändern.

Hinweis: Patienten, die Sport treiben oder sehr schweißtreibende Aktivitäten durchführen und gleichzeitig Salz dezimierende Medikamente wie Diuretika einnehmen (etwa Hydrochlorothiazid oder Furosemid) oder ACE-Hemmer (etwa Ramipril oder Lisinopril) oder Mineralocorticoid-Rezeptor-Antagonisten (wie Spironolacton oder Eplerenone), könnten sogar noch mehr Salz brauchen, als in der vorstehenden Liste angegeben.

Mehr Salz beim Saunieren

Der gesundheitliche Nutzen von Hitze und Schwitzen in der Sauna, bei Sonnenbädern, auf der Sonnenbank und in Whirlpools wird zwar seit Jahren diskutiert, außen vor bleibt in dieser Diskussion jedoch das erhöhte Risiko eines Natriumverlustes im Gewebe. Es könnte auch ratsam sein, Salz zu sich zu nehmen, bevor eine Dehydrierung durch die Wärme stattfinden kann. Halten Sie sich an die Empfehlungen zur Salzdosierung in der weiter vorne stehenden Liste auf S. 163, bevor Sie in die Sauna gehen.

Warum Sie mehr Salz brauchen, wenn Sie schwanger sind oder stillen

Ich erwähnte bereits, inwiefern ein geringerer Salzkonsum nachweislich mit dem Fortpflanzungserfolg zusammenhängt. Tatsächlich scheint eine salzarme Ernährung bei Männern und Frauen wie eine natürliche Empfängnisverhütung zu wirken, denn sie verringert die Libido und die Fruchtbarkeit, sie reduziert die Größe der Jungen (bei Tieren) und das Gewicht von Säuglingen; außerdem verstärkt eine salzarme Ernährung Erektionsstörungen, Abgeschlagenheit, Schlafprobleme und verzögert den Zeitpunkt der ersten Menstruation.[41] Wir sehen die Bedeutung des Salzes für die Fruchtbarkeit an den seltenen Schwangerschaften bei Yanomamo-Indianern, die sich salzarm ernähren und im Durchschnitt nur alle vier bis sechs Jahre ein Kind zur Welt bringen, obwohl sie sexuell aktiv sind und nicht verhüten.[42] Frauen mit angeborener Nebennierenhyperplasie (vor allem jene mit Salzverlustnieren) sind weniger fruchtbar und bringen weniger Kinder zur Welt.[43]

Der Salzstatus einer Mutter bestimmt nicht nur ihre Fähigkeit, schwanger zu werden, sondern kann auch die Gesundheit ihrer Kinder in der Zukunft beeinflussen. Weil Salz für viele Körperfunktionen so wichtig ist, kann ein Salzmangel – entweder, weil über die Nahrung zu wenig aufgenommen wird (also die Empfehlungen für eine salzarme Ernährung befolgt werden), oder weil ein Salzverlust gegeben ist (denken Sie an Übelkeit und Erbrechen während der Schwangerschaft) – nicht nur den Gesundheitszustand der Mutter verschlechtern, sondern auch die Gesundheit des heranwachsenden Kindes sogar bis in sein Erwachsenenalter beeinträchtigen. Schwangerschaft und Stillen stellen höhere Anforderungen an die Ernährung der Mutter, damit sie das Baby mit ausreichend Nährstoffen für ein gesundes Wachstum und eine gesunde Entwicklung versorgen kann,[44] und Salz ist einer dieser Nährstoffe. Eine Salzeinschränkung bei Schwangeren oder Stillenden scheint die Kinder anfälliger zu machen für vielfältige gesundheitliche Folgen.

Bei Tieren beispielsweise kann eine geringe Salzzufuhr während der Trächtigkeit und/oder des Säugens die Fettmasse erhöhen, zu Insulinresistenz führen und zu erhöhten Werten des „schlechten" Cholesterins und der Triglyceride bei den Jungen – alles Symptome, die sich bis ins Erwachsenenstadium hinein erhalten können.[45] Beunruhigender ist, dass eine salzarme Fütterung während der Trächtigkeit bei den Jungen, selbst wenn sie ausgewachsen sind, erwiesenermaßen auch Bluthochdruck und Nierenkrankheiten hervorruft.[46] Das weist alles darauf hin, dass eine salzarme Ernährung in der Schwangerschaft unsere Kinder darauf programmiert, abnorme Fettwerte, Diabetes, Fettleibigkeit, Bluthochdruck und chronische Nierenkrankheiten zu entwickeln – also genau die Krankheiten, die eine salzarme Ernährung nach Expertenmeinung verhindern soll!

Bedauerlicherweise steht der erhöhte physiologische Salzbedarf während der Schwangerschaft im Widerspruch zum Rat für die gesamte Bevölkerung, sich salzarm zu ernähren, den die Regierung und die Gesundheitsbehörden in unseren Köpfen verankert haben. Die Amerikanische Herzgesellschaft etwa empfiehlt allen Amerikanern, ihre tägliche Natriumaufnahme auf weniger als 1 500 mg zu reduzieren, und Frauen im gebärfähigen Alter oder Schwangere oder Stillende scheinen von diesem Rat nicht ausgenommen zu sein. Selbst die Weltgesundheitsorganisation (WHO) regt an, Schwangere und Stillende sollten ihren Natriumkonsum auf unter 2 g pro Tag beschränken.[47] Doch diese Empfehlungen haben unbeabsichtigte Folgen. Gesundheitsbehörden und Regierung haben anscheinend vergessen, dass der Jodbedarf während der Schwangerschaft und des Stillens um 50 Prozent oder mehr steigt und dass Jodsalz seit Jahrzehnten eine wichtige Möglichkeit darstellt, einen

Jodmangel zu verhindern. Gemäß den Empfehlungen der Weltgesundheitsbehörde (WHO) sollen Schwangere und Stillende 250 µg Jod pro Tag zu sich nehmen.[49] Doch selbst wenn eine Mutter während der Schwangerschaft und des Stillens als Salz nur Jodsalz zu sich nimmt, wird sie die empfohlene Nährstoffaufnahme für Jod (250 µg täglich) nicht erfüllen können, wenn sie die Empfehlungen einer salzarmen Ernährung beherzigt! Und wir können nicht davon ausgehen, dass Schwangere und Stillende wissen, dass sie täglich jodreiche Lebensmittel essen müssen, um die Differenz auszugleichen.

Wenn man bedenkt, dass ein Jodmangel in der Schwangerschaft die Hauptursache für geistige Retardierung ist, sollten die Gesundheitsbehörden ihren Rat zu einer salzarmen Ernährung in dieser entscheidenden Phase der menschlichen Entwicklung noch einmal überdenken. Jodmangel in der Schwangerschaft oder Stillzeit kann auch zu motorischer Einschränkungen, zu Wachstumsstörungen sowie Schilddrüsenunterfunktion führen und sogar zu prä- und postnataler Sterblichkeit.[50] Außerdem zeigen nationale Daten, dass Babys nach dem Abstillen nicht genügend Jod aufnehmen und somit von einer höheren Jodsalzzufuhr profitieren könnten.[51]

Tatsächlich kann das, was wir derzeit für eine „angemessene" Jodaufnahme in der Schwangerschaft halten, in Wirklichkeit zu wenig sein, denn wie aus Datenmaterial hervorgeht, entwickeln über 36 Prozent der Schwangeren eine Schilddrüsenunterfunktion, und sogar Schwangere mit einem „ausreichenden" Jodstatus im ersten Schwangerschaftsdrittel.[52] Wichtig zu wissen ist auch, dass Jodmangel nach wie vor weltweit ein erhebliches Gesundheitsproblem darstellt, das Industrienationen und auch Entwicklungsländer betrifft – 54 Länder gelten nach wie vor als Jodmangelgebiete.[53] Vielleicht empfahl deshalb der Council for Responsable Nutrition (CRN, dt. etwa „Rat für bewusste Ernährung") kürzlich, dass Nahrungsergänzungsmittel mindestens 150 µg Jod enthalten sollten, wenn sie für Schwangere und Stillende in den USA gedacht sind.[54] Doch diesen Frauen bis dahin zu raten, sie sollten ihre Salzaufnahme bewusst einschränken, erhöht deren Risiko eines Jodmangels und kann eine ausgesprochen schädliche Empfehlung sein.

Ein Mythos, der sich immer noch hält, besagt, dass zu viel Salz in der Schwangerschaft zu Präeklampsie führen könne, einer gefährlichen Erkrankung, die durch Bluthochdruck gekennzeichnet ist, der das Leben von Mutter und Kind gefährden und neben anderen Komplikationen zu einer Frühgeburt führen kann. Vor mehr als 50 Jahren wurde in einer in der Zeitschrift *The Lancet* veröffentlichte Studie mit mehr als 2 000 Schwangeren festgestellt: Eine salzarme Ernährung, verglichen mit einer salzreichen, führte zu mehr Fehlgeburten, Frühgeburten (vor der 34. Schwangerschaftswoche), Totgeburten, prä- und postnataler Sterblichkeit, zu Ödemen, Präeklampsie (früher als Schwangerschaftsvergiftung bezeichnet) und zu Blutungen.[55] Und weil eine Präeklampsie bei Frauen, die sich salzreich ernährten, seltener auftrat, wurde später entschieden, Fälle von Präeklampsie sollten mit zusätzlichem Salz in der Ernährung behandelt werden. Zwischen Ende Mai und Ende September 1957 wurde bei 28 Frauen eine „Schwangerschaftsvergiftung" diagnostiziert. Acht Frauen erhielten kein zusätzliches Salz, den anderen zwanzig wurde geraten, mehr Salz zu essen. Allen 20 mit Salz behandelten Frauen ging es danach besser, und alle brachten gesunde, voll ausgetragene Babys zur Welt. In einem Bericht zu der Studie hieß es: „Je größer die eingenommene Salzmenge war, desto schneller und vollständiger verlief die Genesung. Diese zusätzliche Dosis Salz musste bis zur Geburt eingenommen werden, sonst traten die Symptome erneut auf." Mit anderen Worten, mehr Salz zu geben, *behandelte* die Präeklampsie, statt sie hervorzurufen oder zu verschlimmern (ein verbreiteter Irrtum). Schauen Sie sich diesen Bericht des Forschers an (aus der in *The Lancet* veröffentlichten Studie):

> 16 Patientinnen wurde geraten, jeden Morgen vier gehäufte Teelöffel Speisesalz abzumessen und abends zu schauen, dass sie alles eingenommen hatten. Je größer die eingenommene Menge war, desto schneller verlief die Genesung. Sie fanden es am einfachsten, den größten Teil dieses Salzes in Orangensaft, Limonade oder Limettensaft zu nehmen, den Rest streuten sie sich über das Essen. Sie wurden täglich besucht, bis alle Symptome verschwunden waren. Alle von ihnen erholten sich vollständig und nahmen weiterhin mindestens drei gehäufte Teelöffel Speisesalz pro Tag. Keine von ihnen hatte einen Plazentainfarkt und alle brachten lebende, voll ausgetragene Säuglinge zur Welt.[56]

Im Gegensatz dazu wurden bei den acht Frauen, die sich an die Salzeinschränkung hielten, auch bestimmte Nebenwirkungen beobachtet, zum Beispiel:

> Starke Rückenschmerzen, einige [klagten] über Hautreizungen an Armen, Beinen oder Bauch und einige über Müdigkeit und Steifheit in den Gliedern. Andere klagten über Stürze, weil ihre Beine plötzlich unter ihnen nachgaben. Manchmal war das so ausgeprägt, dass sie Angst hatten, aus dem Haus zu gehen oder die Straße zu überqueren, aus Angst, hinzufallen. Diese Symptome traten in der Gruppe, die das Salz bekam, nicht auf, und falls sie bei der Erstuntersuchung noch vorhanden waren, verschwanden sie, als die Frauen mehr Salz aßen.[57]

Anders ausgedrückt, eine salzarme Ernährung in der Schwangerschaft scheint zu Muskelschwäche zu führen, und zwar besonders in den Beinen, die durch höhere Salzgaben behandelt wurde. Daraus folgerten die Wissenschaftler: Das zusätzliche Salz in der Ernährung der Frauen schien „lebenswichtig zu sein für die Gesundheit einer Schwangeren, ihren Fötus und für die Plazenta".[58] Wegen der damit verbundenen Risiken würde der Ethikrat heute eine solche Studie wahrscheinlich nicht mehr gutheißen. Dennoch sollten die Ergebnisse dieser zwei kleinen randomisierten, kontrollierten Vergleiche einer salzarmen Ernährung versus eine normale Salzaufnahme, und das bei nur einigen Hundert Frauen, die Praxis, Schwangeren eine salzarme Ernährung zu empfehlen, uns eindeutig neu bewerten lassen.[59]

In einem anderen Aufsatz ist die Erfahrung einer Schwangeren mit erhöhtem Blutdruck und nachweislich niedrigem Aldosteronspiegel beschrieben, die 20 g Salz am Tag einnahm, woraufhin ihr systolischer und ihr diastolischer Blutdruck um 16 bzw. 12 mmHG-Punkte sank. Die Autoren zogen daraus den folgenden Schluss: Ein geringes Blutvolumen während der Schwangerschaft könnte von einer eingeschränkten Fähigkeit zur Aldosteronbildung herrühren, und Schwangere würden wahrscheinlich von einer Salzsupplementierung profitieren.[60] Eine andere Studie bestätigt diese Ergebnisse und dort heißt es: Die Ergebnisse „bestätigen die Bedeutung von Salz in einer normalen Schwangerschaft, ein kritisches Thema angesichts der leidenschaftlichen Kampagnen, den

Salzkonsum in der Allgemeinbevölkerung zu senken." Die Wissenschaftler weisen darauf hin, dass Salz eine „preiswerte und einfache Intervention" sein könnte, vor allem in Gegenden mit weniger Ressourcen, die gefährliche Erkrankungen in der Schwangerschaft wie Präeklampsie mit verhindern kann.[61] Die möglichen Schäden einer salzarmen Ernährung während der Schwangerschaft oder bei Frauen, die versuchen, schwanger zu werden, sind in der folgenden Liste zusammengefasst.

Ein höherer Salzkonsum kann sogar bei Schwangeren mit normalem Blutdruck vorbeugen helfen, damit sie erst gar keinen Bluthochdruck bzw. eine Präeklampsie entwickeln, denn ein geringes Plasmavolumen stellt bei diesen Frauen einen Risikofaktor für Bluthochdruck dar.[62] Tatsächlich wird bei Präeklampsie durchgängig ein niedriges Plasmavolumen festgestellt, und seine Erhöhung könnte der Grund dafür sein, warum Salz so nützlich ist für die Behandlung einer Präeklampsie.[63]

Risiken einer salzarmen Ernährung in der Schwangerschaft oder für die Fruchtbarkeit

- Geringere Chance, schwanger zu werden
- Erhöhtes Risiko einer Fehlgeburt
- Erhöhtes Risiko einer Frühgeburt
- Erhöhtes Risiko einer Säuglingssterblichkeit
- Erhöhtes Blutungsrisiko der Mutter
- Erhöhtes Risiko einer Präeklampsie
- Erhöhtes Risiko für Babys mit niedrigem Geburtsgewicht, die im späteren Leben chronisch nach Salz verlangen oder suchtmittelabhängig werden mit einem höheren Risiko für Fettleibigkeit, Insulinresistenz, Bluthochdruck und eingeschränkte Nierenfunktion

Warum mehr Salz gut ist für Ihre Energie und Ihre Muskeln

Eine in fast jeder Bevölkerungsgruppe beobachtete Nebenwirkung der salzarmen Ernährung ist ein vermindertes Energieniveau und stärkere Abgeschlagenheit. Schauen Sie sich die Ergebnisse eines Versuches an, bei dem neun verschiedene Kombinationen aus Ernährung und Medikamenten zur Behandlung von leichtem Bluthochdruck evaluiert wurden. Bei diesem Trial of Antihypertensive Interventions and Management (TAIM) handelte es sich um eine multizentrische, randomisierte, placebokontrollierte Studie.[64] Die Natriumaufnahme in der TAIM-Studie sank im Durchschnitt von 3 128 mg pro Tag zu Beginn auf 2 484 mg am Tag nach sechs Monaten. Bei dieser Reduzierung von über 600 mg täglich stellte man fest, dass sich Abgeschlagenheit, Schlafstörungen und Erektionsschwierigkeiten verschlechterten.[65] Anders ausgedrückt, eine Salzeinschränkung verringert die Lebensqualität drastisch. Dazu kommt noch Folgendes: Trotz aller Bemühungen schafften es nur 25 Prozent der Teilnehmer, ihre Natriumaufnahme auf unter 1 610 mg täglich zu reduzieren.[66] Verglichen mit der Kontrollgruppe klagten doppelt so viele Teilnehmer mit der natriumarmen Ernährung über Abgeschlagenheit, und bei mehr als jedem dritten verschlimmerten sich die Erschöpfungssymptome.[67]

Von den Patienten mit chronischem Erschöpfungssyndrom (CFS) sagten 61 Prozent, sie „versuchten immer oder meistens, Salz und salzige Nahrungsmittel zu meiden",[68] wahrscheinlich in dem Glauben, das sei gesund für sie. Doch das könnte eine ausgesprochen ungesunde Entscheidung sein.[69] Eine salzarme Ernährung kann zu Muskelschwäche führen und CFS verstärken oder verschlimmern, und sie kann besonders all jenen schaden, deren Symptome sich mit denen des chronischen Erschöpfungssyndroms überschneiden, etwa Parkinson-Patienten, die ebenfalls unter niedrigem Blutdruck, Schwindel, Benommenheit und Synkopen (vorübergehendem Bewusstseinsverlust) leiden.[70]

Falls Sie eines dieser Symptome oder eine dieser Krankheiten haben, sie aber mit Sport zu bekämpfen versuchen, dann kann eine salzarme Ernährung die Wahrscheinlichkeit erhöhen, dass Sie sich während des

Trainings verletzen, dass sich die Regenerationsphasen verlängern und Sie weniger Muskeln aufbauen. Darüber hinaus könnten sich Nebenwirkungen von bestimmten Medikamenten verschlimmern. Muskelschmerzen treten zum Beispiel häufig als Nebenwirkung von Statinen auf, und eine salzarme Ernährung kann Sie genau dafür prädisponieren. So kann sie Menschen, die Statine einnehmen, vom Sport abhalten und das Risiko einer Gewichtszunahme erhöhen.

Warum Sie mehr Salz brauchen, wenn Sie sich zuckerreich ernähren

Ein hoher Blutzuckerspiegel entzieht dem Körper nicht nur Natrium, weil mehr Natrium ausgeschieden wird; er kann den Natriumspiegel im Blut auch allgemein senken. Wie man weiß, senkt ein hoher Blutzucker den Natriumspiegel im Blut, weil er Wasser aus den Zellen und ins Blut zieht.[71] Bei Menschen mit schlecht eingestelltem Diabetes und hohem Blutzuckerspiegel kann die Gefahr eines Natriumverlustes bestehen, weil ein hoher Glukosespiegel eine osmotische Diurese hervorrufen kann und zusätzlich einen Salzverlust und eine Hyponatriämie.[72] In der folgenden Aufstellung finden Sie 22 Arten, wie Zucker Salzmangel verursacht.

All das weist auf Folgendes hin: Wenn Menschen, deren Glukosespiegel chronisch erhöht ist, mehr Salz zu sich nehmen, kann sich ihre Gesundheit tatsächlich verbessern – und ihnen sogar das Leben retten. In einer Studie erhielten Patienten mit Insulinresistenz täglich 6 000 mg statt 3 000 mg Natrium. Wie die Forscher feststellten, verbesserte sich dadurch die Insulinresistenz.[73] Da in den USA mittlerweile mehr als 50 Prozent der Erwachsenen als Diabetiker oder Prädiabetiker gelten, kann eine salzarme Ernährung also mehr als der Hälfte der erwachsenen Bevölkerung schaden.[74]

22 Arten, wie Zucker Salzverlust verursacht

1. *Zucker* ➔ schädigt Darmzellen ➔ Zöliakie/Morbus Crohn/Colitis ulcerosa ➔ verminderte Salzaufnahme über den Darm[75]
2. *Zucker* ➔ Fruktosemalabsorption ➔ Reizdarmsyndrom ➔ Durchfall ➔ vermehrte Salzausscheidung[76]
3. *Zucker* ➔ Candida albicans ➔ Reizdarmsyndrom ➔ Durchfall ➔ Salzverlust über den Magen-Darm-Trakt[77]
4. *Zucker* ➔ schädigt die Rückresorptionsfähigkeit der Nieren (tubulointerstitielle Schädigung) ➔ Salzverlust über die Nieren[78]
5. *Zucker* ➔ schädigt die Nieren ➔ herabgesetzte glomeruläre Filtrationsrate ➔ vorrangige Wasserretention ➔ niedriger Natrium- und Chloridspiegel im Blut[79]
6. *Zucker* ➔ schädigt die juxtaglomerulären Zellen (Atrophie des juxtaglomerulären Apparats) und die Nierenkanälchen ➔ verminderte Reninproduktion (Niedrig-Renin-Hypertonie) ➔ Aldosteronspiegel verringert (und verminderte Reaktion der Nierenkanäle auf Aldosteron) ➔ erhöhte Natriumausscheidung ➔ Natriumverlust[80]
7. *Zucker* ➔ diabetische Dysautonomie (Fehlfunktion des autonomen Nervensystems) ➔ verminderte Umwandlung von Pro-Renin in Renin in der Niere ➔ niedriger Reninspiegel ➔ niedriger Aldosteronspiegel ➔ Natriumverlust[81]
8. *Zucker* ➔ schädigt das Herz ➔ Herzinsuffizienz ➔ vorrangige Wasserretention, um die Herzleistung aufrechtzuerhalten ➔ Risiko eines niedrigen Natrium- und Chloridspiegels im Blut[82]
9. *Zucker* ➔ schädigt die Leber ➔ Fettleber ➔ Leberzirrhose ➔ übermäßige Wasserretention ➔ niedriger Natrium- und Chloridspiegel im Blut[83]
10. *Zucker* ➔ erhöht den Blutzuckerspiegel ➔ vermehrter Wasserbedarf im Blut, um eine Hyperglykämie zu verhindern ➔ niedriger Natrium- und Chloridspiegel im Blut[84]
11. *Zucker* ➔ Hyperglykämie ➔ osmotische Diurese (Polyurie/Natriurese) ➔ hypovolämische Hyponatriämie (Natriumausscheidung über den Urin bei unkontrollierten Blutzuckerwerten)[85] (Steigt die Plasmaglukose ab einem Wert von

150 mmol/l um 100 mmol/l an, sinkt das Natrium im Serum um ungefähr 2,4 mmol/l.[86] Diabetespatienten mit unkontrolliertem Blutzucker sind stärker für eine Hyponatriämie gefährdet.)[87]

12. *Zucker* ➔ diabetische Ketoazidose ➔ Ketone fördern die Natriumausscheidung ➔ renaler Natriumverlust[88]
13. *Zucker* ➔ Diabetes ➔ Diabetes-Medikamente (Natrium-Glukose-Cotransporter-Hemmer [SGLT2-Hemmer], Acarbose, Metformin, Sulfonylharnstoffe) ➔ erhöhte Natriumausscheidung und/oder Risiko einer Hyponatriämie (aufgrund des niedrigeren Insulinspiegels, verminderter Natriumresorption und erhöhter Natriumausscheidung sowie erhöhter Ausschüttung des antidiuretischen Hormons)[89]
14. *Zucker* ➔ Diabetes ➔ Resorption hypotoner Flüssigkeiten aufgrund der verzögerten Magenleerung ➔ niedriger Natrium- und Chloridspiegel im Blut[90]
15. *Zucker* ➔ Bluthochdruck ➔ blutdrucksenkende Medikamente (viele davon verringern die Natriummenge wie Diuretika, Betablocker, ACE-Hemmer, Mineralocorticoid-Rezeptor-Antagonisten) ➔ Risiko einer Hyponatriämie
16. *Zucker* ➔ Fettleibigkeit ➔ verstärktes Training zur Gewichtsreduktion oder um das Gewicht zu halten ➔ Salzverlust über den Schweiß ➔ Salzverlust
17. *Zucker* ➔ Entzündung, oxidativer Stress, Zellschädigung, hoher Insulinspiegel ➔ Krebs ➔ niedriger Natriumspiegel im Blut[91] ➔ bestimmte Zytostatika (Cisplatin) ➔ Nierenerkrankung mit Salzverlust[92]
18. *Zucker* ➔ Fettleibigkeit ➔ Adipositaschirurgie ➔ verminderte Salzaufnahme ➔ Risiko eines Salzverlustes[93]
19. *Zucker* ➔ Candida albicans ➔ Candida-Proteine können an Thyroxin binden ➔ im Rahmen einer allergischen Reaktion kommt es zu einer Kreuzreaktion mit Thyroxin ➔ Autoimmunthyreoiditis ➔ Hypothyreose ➔ Salzverlust[94]
20. *Zucker* ➔ Candida albicans ➔ immunologische Reaktion ➔ Kreuzallergie mit Gluten ➔ Zöliakie ➔ Schädigung der Darmmikrovilli ➔ verminderte Salzaufnahme[97]

21. *Zucker* → Candida albicans → verminderte Laktaseaktivität im Dünndarm → Laktoseintoleranz → Durchfall → vermehrte Salzausscheidung[95] (*Candida* braucht Zuckerverbindungen, um sich an die Dünndarmschleimhaut zu heften, daher ist Zucker notwendig, damit *Candida* eine Laktoseintoleranz auslösen kann.)[96]
22. *Zucker* → Nierenarterienstenose einer Niere → Nierenischämie → erhöhte Reninkonzentration → erhöhte Angiotensin-II-Menge (führt zu erhöhtem Spiegel des antidiuretischen Hormons [ADH]) → Durst und Wasserretention → Hyponatriämie → erhöhter Blutdruck → Drucknatriurese der gesunden Niere → Volumenmangel → weitere ADH-Ausschüttung → hyponatriämisches-hypertensives Syndrom[98]

Warum Nierenpatienten mehr Salz brauchen

Mit zunehmendem Alter sinken der Renin- und Aldosteronspiegel und damit lässt die Fähigkeit der Nieren nach, Salz zurückzuhalten, was das Risiko eines Salzmangels erhöht.[99] Menschen mit chronischer Niereninsuffizienz, also mit nur mangelhaft arbeitenden Nieren, können nicht die optimale Salzmenge im Körper halten, selbst wenn sie normal oder durchschnittlich viel Natrium aufnehmen. In einer Studie wurde ein Natriummangel von 5 750 mg bis 6 900 mg festgestellt, als die Natriumzufuhr nur drei oder vier Tage lang auf 690 bis 920 mg pro Tag reduziert worden war.

Eine Nierenerkrankung mit Salzverlust kann sich unter anderem darin äußern, dass die Natriummenge, die Sie mit dem Urin ausscheiden, jene übersteigt, die Sie aufnehmen. Bei einer Nierenerkrankung mit Salzverlust brauchen Sie möglicherweise mehr als 6 bis 7 g Natrium pro Tag, um Ihre Nierenfunktion stabil zu halten. Falls Sie Ihre Natriumzufuhr auf 1 610 bis 2 300 mg täglich reduzieren, könnten Sie schwer erkranken, weil Ihr Blutvolumen gering und die Nierenfunktion eingeschränkt ist.[100] Wenn Patienten mit Salzverlustnieren sich salzarm ernähren (weniger als 2 300 mg Natrium am Tag), kann das zu Nierenversagen,

Kreislaufkollaps und sogar zum Tod führen. Menschen, die bei einem normalen Salzkonsum einen chronisch erhöhten Aldosteronwert oder bei natriumarmer Ernährung einen um bis das Zehnfache erhöhten Aldosteronwert zeigen, haben möglicherweise Anzeichen einer Nierenerkrankung mit Salzverlust.

Die Natriumpumpe der Nieren hilft nicht nur, Kalium auszuscheiden, sondern hat auch die Aufgabe, Natrium rückzuresorbieren. Aufgrund einer strukturellen Schädigung der Nieren oder Veränderungen an den Nieren kann die Natriumpumpe möglicherweise nur eingeschränkt Natrium rückresorbieren und Kalium ausscheiden. In solchen Fällen kann ein übermäßiger Kaliumspiegel im Blut auf eine Schädigung der Natriumpumpe hinweisen; das lässt sich unter Umständen leichter feststellen als ein Natriumverlust über die Nieren.[101]

Mit zunehmendem Alter lässt die Fähigkeit der Nieren, Wasser auszuscheiden, nach, was ältere Menschen anfälliger macht für eine Hyponatriämie.[102] Zudem steigt, wenn wir älter werden, das Risiko einer Stoffwechselazidose, die als erhebliche Nebenwirkung einer westlichen Ernährung gilt.[103] Die zusätzliche Säure (Wasserstoffionen) muss dann über den Urin ausgeschieden werden; dies wiederum erhöht das Risiko einer renal-tubulären Azidose und schränkt die Fähigkeit der Niere ein, Natrium zurückzuhalten.[104] Bei Bluthochdruckpatienten können die Nieren zu viel Wasser zurückhalten oder zu wenig Salz (Natriumchlorid) rückresorbieren oder beides.[105] Das bedeutet, Patienten mit Bluthochdruck oder bestimmten Nierenerkrankungen brauchen möglicherweise mehr Salz, um nicht nur die große Menge des zurückgehaltenen Wassers auszugleichen, sondern auch den Salzverlust über die Nieren.

Eine verringerte Natriumaufnahme beeinträchtigt erwiesenermaßen die Nierenfunktion und reduziert den renalen Plasmafluss und die Filtrationsrate.[106] Selbst bei unkomplizierter Hypertonie kann eine salzarme Ernährung den Natrium- und den Chloridspiegel[107] im Serum erheblich verringern und aufgrund eines plötzlichen Blutdruckabfalls sogar zum Schock führen.[108] Bei Menschen, deren Nierenfunktion gestört ist und die zusätzlich niedrigen Blutdruck haben, kann eine vermehrte Salzzufuhr die Schocksymptome sofort lindern.[109] Eine Gruppe von Autoren kam zu dem Schluss: Der Nutzen einer natriumarmen Ernährung bei Bluthochdruck sei nicht belegt, doch sie warnten, „eine streng natriumarme Ernährung ist ungenießbar, erfordert umfangreiche psychische und das Umfeld betreffende Änderungen und birgt gelegentlich das Risiko einer Entkräftung sowie – vor allem bei einer vorliegenden Nierenschädigung – das Risiko von Kollaps, Urämie und sogar Tod.“[110]

Ebenso kann eine salzarme Ernährung die Filtrationsrate der Nieren senken, wodurch der Körper möglicherweise mehr Stickstoff zurückhält, und sie kann bei Patienten mit Urämie sogar zum Tod führen. Bei einer Urämie handelt es sich um ein krankhaftes Ungleichgewicht von Flüssigkeit, Hormonen und Elektrolyten, bei dem sich toxische Abbauprodukte im Blut sammeln. Eine Gruppe von Autoren wies sogar auf die Schäden eines Salzmangels hin: „Bei mindestens zwei Hypertonie-Patienten mit diesem Behandlungsplan wurde eine signifikante Stickstoffretention und Tod aufgrund von Urämie gemeldet.“[111] Viele häufig verschriebene Medikamente, auch solche, die die Herzfrequenz senken (z. B. Atenolol), oder solche, die bei Patienten mit Vorhofflimmern einem Schlaganfall vorbeugen sollen (z. B. Dabigatran), werden über die Nieren ausgeschieden. Solange sich salzarm ernährende Personen über die Nieren ausgeschiedene Medikamente einnehmen, verringern sie dadurch deren Ausscheidung. Dadurch steigen die Konzentration dieser Arzneimittel im Blut und so auch das Risiko schwerwiegender Nebenwirkungen (und möglicherweise sogar das Todesrisiko). In den Richtlinien für eine salzarme Ernährung wird diese entscheidende Nebenwirkung einer Natriumrestriktion für die Nieren natürlich nicht erwähnt, deshalb ist dieses Risiko Klinikern und Patienten im Allgemeinen nicht bewusst.

Mit fortschreitender Nierenerkrankung können die Nieren den Urin immer schlechter verdünnen.[112] Und weil Patienten mit chronischer Nierenerkrankung eine verminderte Filtrationsrate haben, beginnen sie, Wasser zurückzuhalten, was sowohl das Risiko eines gefährlich erhöhten Blutvolumens als auch das einer Hyponatriämie steigert. Weil eine wichtige Funktion der Niere darin besteht, alles gefilterte Natrium rückzuresorbieren, scheint eine herabgesetzte glomeruläre Filtration keine Natriumretention hervorzurufen (denn wir rückresorbieren ungefähr

99 Prozent des von den Nieren gefilterten Natriums; das andere 1 Prozent kommt aus der Ernährung). Selbst wenn die Nieren wirklich zu viel Natrium zurückhalten, kann die Leber dem Darm signalisieren, weniger Natrium aufzunehmen, und sowohl die Leber als auch das Verdauungssystem können den Nieren signalisieren, weniger Natrium rückzuresorbieren.[113] Darüber hinaus kann der Körper zusätzliches Natrium in die Haut und die Organe verschieben und möglicherweise sogar in Knorpel und Knochen.[114] Wie all diese sekundären Mechanismen zeigen, ist der Körper gut daran angepasst, mit einem Salzüberschuss umzugehen, jedoch nicht mit einem Salzdefizit.

Eine Natriumeinschränkung ist besonders schädlich bei chronischer Nierenerkrankung, weil es dann außerordentlich häufig zu einer Hyponatriämie kommt (13,5 Prozent). Tatsächlich erlebt mehr als jeder vierte Patient mit chronischer Nierenerkrankung (26 Prozent) innerhalb von fünf Jahren mindestens einmal eine Hyponatriämie, diese kommt hingegen nicht einmal bei jedem vierzehnten Patienten vor (7 Prozent). Eine Hyponatriämie scheint mit fortschreitendem Krankheitsverlauf etwas seltener aufzutreten, doch sie ist immer noch viel häufiger als eine Hypernatriämie. In den Stadien 1 und 2 der chronischen Nierenerkrankung ist eine Hyponatriämie 20- bis 30-mal häufiger, in Stadium 3 fünf- bis siebenmal häufiger und in den Stadien 4 und 5 etwa viermal so häufig.[115]

Interessanterweise wirkt sich die Hyponatriämie auf die Sterblichkeit in ähnlicher Größenordnung aus, und zwar unabhängig vom Stadium der chronischen Nierenerkrankung. Selbst wenn eine Hypernatriämie häufiger auftritt (in den späteren Stadien der Nierenerkrankung), sterben daran weniger Menschen. Das weist auf Folgendes hin: In den späteren Krankheitsstadien (Stadium 4 und 5) erhöht sich zwar der Natriumspiegel im Blut vielleicht etwas häufiger, dieser ist jedoch nicht so gefährlich, und zwar eventuell deshalb, weil der Körper reichlich Zeit hat, sich an den hohen Natriumspiegel im Blut anzupassen, was bei einem niedrigen Natriumspiegel im Blut anscheinend nicht vorkommt.[116]

In einer Studie wurde sowohl bei verringertem als auch bei erhöhtem Blutnatriumspiegel eine erhöhte Sterblichkeit prognostiziert, wobei das geringste Sterblichkeitsrisiko bei einem Serumnatriumwert zwischen 140 und 144 mmol/l festgestellt wurde.[117] Andere Experten definierten den optimalen Natriumspiegel im Blut zwischen 139 und 143 mmol/l.[118] Falls Ihr Blutnatriumspiegel nicht im optimalen Bereich liegt, müssen Sie vielleicht mehr (oder weniger) Salz essen. Bei Patienten mit chronischer Nierenerkrankung unterscheidet sich das Risiko, mit einer Hypernatriämie (einem Natriumspiegel im Blut von über 145 mmol/l) und einer Hyponatriämie (einem zwischen 130 und 135,9 mmol/l) zu sterben, anscheinend nicht signifikant. Doch sobald dieser Wert unter 130 mmol/l absinkt, verdoppelt sich das Todesrisiko beinahe, verglichen mit einem nur 1,3-fach höheren Risiko bei einem Blutnatriumspiegel von über 145 mmol/l.

Kurz gesagt: Eine Hyponatriämie bei chronischer Nierenerkrankung ist äußerst häufig, vor allem im Vergleich zu einer Hypernatriämie. Für Patienten mit chronischer Nierenerkrankung ist es nicht unbedingt eine gute Idee, Natrium einzuschränken, es kann sich sogar ungünstig auf ihre Gesundheit auswirken. Im Gegenteil, Patienten mit chronischer Nierenerkrankung könnten von einem höheren Salzkonsum profitieren. Selbst Hämodialyse-Patienten (die in der Regel zwischen den Dialyse-Terminen kein Salz ausscheiden können) kann es nützen, mehr Salz zu essen, weil eine Hyponatriämie auch das Sterblichkeitsrisiko dieser Patienten erhöht.[119] Eine natriumarme Ernährung wird auch mit einem höheren Todesrisiko bei Bauchfelldialyse (Peritonealdialyse) in Verbindung gebracht,[120] und selbst dabei stellt eine Hyponatriämie eine Komplikation dar.[121]

Eine salzarme Ernährung kann Zucker für die Nieren schädlicher machen, denn sie kann zu einer Dehydrierung führen, was den „Polyolstoffwechsel" in den Nieren aktiviert. Der führt dazu, dass mehr Fruktose aus Glukose gebildet wird, Fruktose schneller verstoffwechselt wird, dass sich der oxidative Stress erhöht und die Nieren geschädigt werden.[122] Und das alles kann wiederum dazu führen, dass wir über die Nieren Salz verlieren. Sollten Sie sich dafür entscheiden, sich zuckerreich und obendrein salzarm zu ernähren, dann haben Sie im Prinzip das perfekte Rezept, Ihre Nieren so zu schädigen, dass sie kein Salz mehr zurückhalten können.[123] Darum ist eine salzarme Ernährung potenziell ausgesprochen gefährlich für Menschen mit einer zuckerreichen Ernährung und vor allem für Diabetiker.[124]

Warum Patienten mit einer entzündlichen Darmerkrankung mehr Salz brauchen

Die operative Entfernung des Dünndarms kann zu Darmversagen führen, dem sogenannten „Kurzdarmsyndrom“, und dadurch können Betroffene Salz nicht mehr so gut aufnehmen.[125] Doch der Darm kann seine Funktion möglicherweise auch aufgrund von Entzündungen, Mangeldurchblutung oder Motilitätsstörungen nicht vollständig erfüllen. Die Hauptaufgabe des Dickdarms besteht zum einen darin, Stuhl aus dem Körper auszuscheiden, und zum anderen, Salz und Wasser zu resorbieren. Patienten mit entzündlicher Darmerkrankung (Morbus Crohn und Colitis ulcerosa) haben erhebliche Probleme, Salz im Dünn- bzw. Dickdarm zu resorbieren. Dadurch scheiden sie mehr Salz aus und haben einen niedrigeren Natriumspiegel im Blut, und zwar auch in Phasen der Remission.[126] Menschen, denen ein Teil des Dickdarms entfernt wurde (als Behandlung von Darmkrebs zum Beispiel) sind ebenfalls für einen Natrium- und Wassermangel gefährdet.[127] Im Grunde verringert jegliche Schädigung der Darmschleimhaut, wie Zöliakie, die Salzaufnahme – und erhöht die Risiken, die mit einer salzarmen Ernährung einhergehen.

Hilfe bei Muskelkrämpfen durch kohlenhydratarme Ernährung

Dr. David Unwin, Allgemeinarzt und ein Freund von mir, hatte kürzlich erstmals schmerzhafte Beschwerden. Er hatte sich eine Zeit lang kohlenhydratarm ernährt und litt daraufhin unter schmerzhaften und unangenehmen Krämpfen in den Beinen, bei denen er ohne Vorwarnung hätte aufschreien können. Diese Krämpfe traten in den unpassendsten Momenten auf, etwa während eines Gesprächs mit einem Patienten! Wahrscheinlich kamen sie von der kohlenhydratarmen Ernährung, an die er sich hielt.

Warum eine kohlenhydratarme Ernährung mit erhöhtem Salzbedarf einhergeht

Patienten, die wenig Kohlenhydrate zu sich nehmen, benötigen mehr Salz (vor allem in den ersten zwei Wochen dieser Ernährungsweise) im Vergleich zu Menschen mit höherem Insulinspiegel (also all jene, die mehr als 50 g Kohlenhydrate am Tag essen). Mehr Ketone, eine höhere Glukagonausschüttung und ein niedrigerer Insulinspiegel, allesamt Begleiterscheinungen einer Low-Carb-Ernährung, erhöhen die Natriumausscheidung.[128]

Beschränkt man Kohlenhydrate in der Ernährung auf 50 g pro Tag, scheidet der Körper genauso viel Natrium aus wie beim Hungern.[129] In einer Studie aßen normal gesunde Patienten zwar mehr als 100 g Eiweiß und 1 500 bis 2 000 Kalorien pro Tag, doch das Weglassen der Kohlenhydrate führte in nur drei Tagen zu einem signifikanten Natriumverlust von etwa 4,7 bis 5,6 g. Früher hat man den Natriumverlust den fehlenden Kalorien beim Fasten zugeschrieben, doch wie sich herausstellte, resultiert er einzig aus der Beschränkung der Kohlenhydrate.[130] Eine andere Studie mit fettleibigen Probanden ergab, dass der Körper bei einer kohlenhydratarmen Ernährung (40 g täglich) in nur sieben Tagen 4 266 mg Natrium ausschied.[131] Als gesunde Personen Kohlenhydrate zehn Tage lang komplett aus ihrer Ernährung strichen, schied der Körper 18,72 g Natrium nur über den Urin aus (wie in einer Studie zum Thema Fasten/Hungern festgestellt wurde).[132] In einer anderen Untersuchung mit 40 fettleibigen Patienten schieden diese innerhalb von zehn Tagen durchschnittlich 8 bis 19 g Natrium aus.[133] In einer weiteren Fasten-Studie mit sieben fettleibigen Frauen wurde festgestellt, dass ihre Natriumausscheidung in Zyklen von fünf bis sechs Tagen verlief und sie in 30 Tagen zwischen 18,6 und 57,3 g Natrium ausschieden.[134] Offenkundig kann eine kohlenhydratarme Ernährung (wie auch ausgedehntes Fasten) die gesamte Natriummenge im Körper drastisch reduzieren (und daher stärker für einen Natriummangel gefährden). Der Natriumverlust über den Urin scheint bei einer kohlenhydratarmen Ernährung nach etwa zwei Wochen allmählich aufzuhören, weil sich der Körper daran anpasst. Doch wenn Menschen von einer kohlenhydratreichen auf eine

Low-Carb-Ernährung umsteigen, scheiden sie mehr Salz mit dem Urin aus, weil der Insulinspiegel sinkt. Dann können Symptome auftreten wie Benommenheit, Abgeschlagenheit und ein Heißhunger auf Kohlenhydrate, die sich bei einer vermehrten Salzaufnahme deutlich bessern könnten.

Einer kohlenhydratarmen Ernährung Salz hinzufügen

Die meisten Patienten, die eine kohlenhydratarme Ernährung beginnen (weniger als 50 g Kohlenhydrate pro Tag), scheiden innerhalb von zehn Tagen zwischen 4 und 8 g Natrium aus, manche jedoch im gleichen Zeitraum bis zu 20 g. Darum ist es sinnvoll, die Natriumzufuhr in den ersten zwei Wochen einer kohlenhydratarmen Ernährung um mindestens 1 g täglich oder um 2 g pro Tag in der ersten Woche zu erhöhen. Das erreichen Sie, indem Sie täglich drei große Dillgurken oder fünf große Oliven essen oder einen Brühwürfel Hühnerbrühe in Wasser aufgelöst trinken.

Dr. E. S. Garnett und Kollegen führten auf einer Station für Stoffwechselerkrankungen eine Studie durch, bei der sieben fettleibige Frauen auf eine Nulldiät gesetzt wurden (sie nahmen nur 115 mg Natrium pro Tag zu sich). Wie die Autoren feststellten, sank das austauschbare Natrium (das Natrium, das in die und aus der Extrazellulärflüssigkeit gelangt) in der ersten Woche des Hungerns, dann stieg es trotz anhaltendem Fasten und anhaltender Natriumrestriktion schrittweise wieder auf den Wert vor der Hungerkur.[135] Zu diesem Anstieg kam es trotz eines stark negativen Natriumhaushalts, was darauf hindeutet, dass gespeichertes Natrium (entweder aus Knochen, Haut oder Organen) in den Bereich des austauschbaren Natriums gezogen wurde. Die Ergebnisse legen nahe, dass anhaltendes Fasten zusätzlich zu einer geringen Natriumaufnahme das Mineral aus den Speichern des Körpers zieht (wie den Knochen), um das austauschbare Natrium aufzufüllen. Im Prinzip kann langes Fasten in Kombination mit einer niedrigen Natriumzufuhr Patienten für Osteoporose gefährden, weil Natrium ein wichtiger Bestandteil der Knochenbildung ist und sich bei einer Fastenkur anscheinend dezimiert.

Wir können uns nicht auf den Natriumspiegel im Blut verlassen, um einen Salzmangel festzustellen, weil der Körper einen normalen Blutnatriumspiegel aufrechterhält und dafür einen Natriummangel in anderen Teilen in Kauf nimmt. Auch wenn zu Beginn der Gesamtnatriumwert bei den Patienten unterschiedlich ist, stoppt der Natriumverlust bei fast allen bei etwa 69 g Gesamtnatrium im Körper. Im Grunde genommen könnten 63 bis 69 g Gesamtnatrium im Körper einen *Minimalwert* anzeigen, den Menschen zum Überleben brauchen. In einer anderen Studie hingegen schied ein Patient, der mit 151 g Gesamtnatrium im Körper begann, bei einer Nulldiät 82 g Natrium aus, andere Patienten jedoch viel weniger. Wie diese Studie zeigt, funktionieren manche Menschen mit einem vergleichsweise höheren Gesamtnatriumgehalt im Körper und sie sind deshalb weniger anfällig für einen Salzmangel. Das bedeutet, dass eine salzarme Ernährung manchen Menschen mehr schadet als anderen. Wir müssen nur ermitteln, welche Personen das sind, bevor wir pauschale Empfehlungen zur Salzaufnahme herausgeben.[136]

Warum Sie mehr Salz brauchen, um einem Jodmangel vorzubeugen

Die Jodierung des Salzes ist ein wichtiger Triumph für die weltweite Volksgesundheit, um die Bildung eines Kropfes zu besiegen. In einer Studie wurden 133 Teilnehmer untersucht, um festzustellen, ob die Salzeinschränkung mit einem Jodmangel zuammenhing.[137] Die Hälfte der Probanden nahm mit der Ernährung eine normale Natriummenge auf, die andere eine reduzierte Menge; anschließend wurden die Natrium- und Jodausscheidungen über 24 Stunden gemessen. Wie die Ergebnisse der acht Monate dauernden Studie zeigten, nahmen die Versuchspersonen in der Gruppe mit der reduzierten Salzmenge nur 1,9 g Natrium am Tag zu sich, und 50 Prozent der Patienten schieden täglich 100 µg Jod oder weniger aus. Anders ausgedrückt, über die Hälfte der Testpersonen mit eingeschränkter Salzaufnahme nahm wahrscheinlich nicht die empfohlene Tagesmenge an Jod zu sich – und diese Testpersonen nahmen *mehr* Natrium auf, als die Amerikanische Herzgesellschaft derzeit empfiehlt (1,9 g pro Tag versus 1,5 g pro Tag), und hielten sich an die Empfehlungen der Weltgesundheitsorganisation (weniger als 2 g Natrium täglich). Doch nur 25 Prozent der Patienten, die eine normale Natriummenge mit der Ernährung aufnahmen, schieden 100 µg oder weniger pro Tag in den acht Monaten aus. Das heißt im Grunde: Verglichen mit Personen, die ihre Salzzufuhr nicht einschränken, nehmen Menschen, die sich salzarm ernähren, mit doppelt so hoher Wahrscheinlichkeit nicht die empfohlene Jodtagesmenge auf. Um einem Kropf vorzubeugen, muss man täglich 50 bis 70 µg Jod zu sich nehmen. Auf der Grundlage des Jodgehalts im 24-Stunden-Urin hatten 15 Prozent der Personen in der sich salzarm ernährenden Gruppe ein Kropfrisiko, in der Kontrollgruppe waren es im Vergleich dazu 10 Prozent. Das ist ein Hinweis darauf, dass das Risiko, einen Kropf zu entwickeln, bei einer salzarmen Ernährung (ungefähr 1,9 g Natrium) um 50 Prozent höher liegt im Vergleich zu einer Ernährung mit normaler Salzmenge. Mit Sicherheit haben Menschen, die keine jodreichen Lebensmittel essen, ein höheres Risiko. Was auch noch wichtig ist, etwa die Hälfte der Versuchsteilnehmer aß mindestens einmal in der Woche Fischgerichte, deshalb ist das Risiko eines Jodmangels für die Kropfentwicklung in dieser Studie eventuell sogar zu niedrig eingeschätzt für Menschen, die nicht regelmäßig genauso viel Fisch essen. Als diese Studie durchgeführt wurde (1983–1984), wurde in der Milchindustrie in hohem Maß Jodophor als Reinigungsmittel eingesetzt, was gewährleistete, dass Milchprodukte mehr Jod lieferten.[138] Damit kann die heutige Bevölkerung, die Milchprodukte ohne diese Menge an Jodophor konsumieren, sogar noch stärker gefährdet sein für einen Jodmangel bzw. Kropf als die Teilnehmer der Studie.

Warum Sie mehr Salz brauchen, um Infektionen abzuwehren

Unser Wirtabwehrsystem könnte von Salz gelenkt werden, das wiederum andere Abwehrsysteme gegen Mikroben aktivieren kann. Ohne Salz könnten wir Pathogene nicht wirksam von der Haut entfernen, denn eine hypertonische Umgebung erhöht die Bildung von Stickstoffmonoxid, das Pathogene mit eliminiert.[139] Das könnte der Grund dafür sein, warum Patienten mit Fieber und Infektionen erheblich weniger Salz ausscheiden, um dadurch die eindringenden Mikroben zu bekämpfen. Wenn wir genügend Salz aufnehmen, stellen wir einen ausreichenden Salzvorrat in der Haut sicher, der die schützenden Makrophagen in ihrem Kampf gegen bakterielle Infektionen unterstützen kann. Die Autoren einer Studie kamen zu dem Schluss: „Wie unsere Ergebnisse zeigen, ist eine Ödembildung bei Infektionen nicht nur durch Wasserretention und Schwellung gekennzeichnet, sondern sie sorgt auch für eine Mikroumgebung mit hoher Natriumkonzentration." Die Forscher stellten fest, dass salzreich gefütterte Mäuse mit ihrem „Natriumvorrat" bakterielle Infektionen durch Leishmaniose (*L. major*) erfolgreich abwehren, wobei Salz als antimikrobielle Barriere in der Haut fungiert.

Mithilfe einer ausreichend salzhaltigen Ernährung sind wir besser in der Lage, Hautinfektionen entgegenwirken. Da wir auf eine Zeit der Resistenzen gegen Antibiotika zugehen, können Hautinfektionen, wenn sie systemisch werden, potenziell tödlich verlaufen. Noch beängstigender: Eine salzarme Ernährung kann unser Risiko für Komplikationen oder sogar das Todesrisiko durch den Methicillin-resistenten *Staphylococcus aureus* (MRSA) und andere Hautinfektionen oder fleischfressende Bakterien erhöhten. MRSA wird häufig mit dem Medikament Bactrim/ Septra behandelt (einer Kombination aus Trimethoprim und Sulfamethoxazol), das die Nieren schädigen und zu einer Stoffwechselacidose führen kann, und diese wiederum auch zu Salzverlust. Sulfamethoxazol löst eine vermehrte Natriumausscheidung über die Nieren aus, deshalb können Patienten, die dieses Medikament hochdosiert einnehmen, stärker für einen Natriummangel gefährdet sein.[140] Weil Salz so wichtig ist für die Bekämpfung einer Hautinfektion, kann eine salzreichere Ernährung bei Diabetespatienten zudem die Heilung von Hautgeschwüren (eine häufige Komplikation) fördern. Im Prinzip brauchen Diabetespatienten möglicherweise sogar mehr Salz, um Hautgeschwüren vorzubeugen und diese zu behandeln. Doch die Haut ist nicht das einzige Organ, dessen Infektionsbekämpfung Salz unterstützt. Mit einer hohen

Salzkonzentration in lymphatischen Organen (Lymphknoten, Milz, Thymus) und in entzündetem Gewebe kann der Körper Infektionen leichter bekämpfen.[141] Eine salzreiche Ernährung kann auch bei einer Blutvergiftung helfen, denn eine hypertone Kochsalzlösung erhöht die T-Zell-Funktion[142] und sie kann bei anderen systemischen Infektionen nützen, wie der erworbenen Immunschwäche (HIV) oder anderen gefährlichen Viruserkrankungen wie Ebola oder virusbedingter Hepatitis.

Zu Infektionen kommt es auch über Nahrungsmittel. Mehr als eine Million Menschen erkranken in den USA jährlich an einer Lebensmittelvergiftung (fast 500 Fälle davon verlaufen tödlich). Die „salzarmen" Varianten verpackter Nahrungsmittel können höhere Keimzahlen enthalten als die Varianten mit normalem Salzgehalt, wodurch das Risiko einer Lebensmittelvergiftung steigt.[143] Damit können salzarme verpackte Lebensmittel das Risiko nahrungsmittelbedingter Erkrankungen steigern. Außerdem verlieren Sie bei einer Lebensmittelvergiftung viel Salz über Erbrechen und Durchfall. Im Grunde kann eine salzarme Ernährung das Sterberisiko in all diesen Fällen von Lebensmittelvergiftung erhöhen – und das sind allein in den USA jährlich über eine Million.

Nach Einschätzung einer australischen Studie beeinflusst es das Listeriose-Risiko in verarbeitetem Fleisch entscheidend, wenn die Vermehrung von Mikroorganismen auch nur mäßig reduziert wird. Die Autoren der Studie sagten: „Die Vermehrungsrate von *L. monocytogenes* um 50 Prozent zu verringern, senkte das Krankheitsrisiko in der Bevölkerung um 80 bis 90 Prozent."[144] Bereits eine geringfügig höhere Vermehrungsrate infolge von weniger Salz ohne entsprechende Maßnahmen durch andere konservierende Eigenschaften könnte das Risiko für die anfällige Bevölkerung beträchtlich erhöhen.

All das sind Hinweise darauf, dass ein niedrigerer Salzgehalt in Nahrungsmitteln in dem Bemühen, den unwissenschaftlichen Richtlinien einer salzarmen Ernährung zu entsprechen, das Risiko lebensmittelbedingter Krankheiten und ebenso die Lebensmittelverschwendung erhöht. „Ein Hersteller von salzreduziertem Speck wendet diese Technik bereits an. Als er den Salzgehalt des Specks von 3,5 auf 2,3 Prozent reduzierte, verkürzte sich die Haltbarkeit von 56 auf 28 Tage."[145] Ein reduzierter Salzgehalt abgepackter Nahrungsmittel kann auch einen vermehrten Einsatz fragwürdiger Konservierungsstoffe notwendig machen, etwa Phosphate, Nitrate und Nitrite, um die mikrobielle Stabilität zu erhalten – und diese Stoffe schaden unserer Gesundheit wahrscheinlich mehr als Salz.[146]

Mehr Salz hilft vielleicht auch hier:

- *Autismus*: Autismus ist eine komplexe Erkrankung mit vielen wahrscheinlichen Ursachen und genetischen Zusammenhängen. Doch einer Theorie zufolge könnte bei Autismus eine Überhydrierung mit niedrigem Natriumspiegel im Blut vorliegen, bei der die Aminosäuren Taurin und Glutamin dezimiert sind, die auch als Gehirnnährstoffe eine wichtige Rolle spielen.[147] Möglicherweise haben Kinder mit Autismus auch deshalb tendenziell ein starkes Verlangen nach Salz. Ein höherer Salzkonsum kann ihnen nützen, während eine salzarme Ernährung ihren Zustand in der Tat verschlechtern könnte. Elektrolytlösungen können bei Autismus ebenfalls helfen.[148]
- *Koffein*: Koffeinhaltige Getränke, die wie natürliche Diuretika wirken, können den Wasser- und Salzverlust über die Nieren verstärken. Kaffee und Tee sind heute die am zweit- und dritthäufigsten konsumierten Getränke weltweit – ganz zu schweigen von koffeinhaltigen Getränken wie Limonaden und Energie- bzw. Sportgetränken, die den Markt überschwemmen. Wir sind mittlerweile wegen unserer Koffeinsucht eine Gesellschaft, die so viel Natrium ausscheidet wie nie zuvor.
- *Weitere Erkrankungen*: Eine hypotone Hyponatriämie ist zu beobachten bei ausgeprägter Polydipsie (häufig bei Schizophrenie) oder die „Biertrinker-Hyponatriämie" (auch bekannt als exzessiver Bierkonsum – Menschen, die übermäßig viel Bier trinken, führen im Grunde selbst eine Verdünnungshyponatriämie herbei). Bestimmte Formen einer renal-tubulären Acidose und metabolischen Alkalose verursachen eine Hyponatriämie, bei denen das erhöhte Bikarbonat im Urin das Natrium aus den Nieren drängt.[149] Das zerebrale Salzverlustsyndrom (aufgrund einer Subarachnoidalblutung) kann

ebenfalls zu einem niedrigen Natriumspiegel im Blut führen. Eine euvolämische Hyponatriämie kann hervorgerufen werden durch: Schilddrüsenunterfunktion, primäre Nebenniereninsuffizienz und Hypophysenunterfunktion mit sekundärer Nebenniereninsuffizienz. Die Autoimmunerkrankung Morbus Addison (oder andere Formen der Nebenniereninsuffizienz wie eine Nebennierenschwäche) können ebenfalls zu Hyponatriämie führen.[150] Und diese kann auch durch einen Cortisolmangel ausgelöst werden.[151]

- *Nikotin*: Menschen, die sich Tabak in nikotinhaltiger Form zuführen (als Zigaretten, Zigarren, Pfeife und Kautabak), sind stärker für einen niedrigen Natriumspiegel im Blut gefährdet, weil das Nikotin die Wasserretention verstärken kann (über eine vermehrte Bildung des antidiuretischen Hormons).[152]

Wegen der zahlreichen chronischen Krankheitszustände und der Medikamente, die in der westlichen Welt zu einem Salzverlust führen, sind wir mittlerweile sogar viel stärker für einen Salzmangel gefährdet als ursprüngliche Gesellschaften, die sehr wenig Salz verzehren. Glücklicherweise können wir jetzt, da wir dies erkennen, etwas dagegen tun – und uns so selbst helfen, vielen der sehr schweren Erkrankungen von heute vorzubeugen oder sie sogar umzukehren. Es ist an der Zeit, dem Salz-Irrtum ein Ende zu bereiten. Im nächsten Kapitel führe ich Sie Schritt für Schritt durch einen Plan, mit dessen Hilfe Sie den Salzhaushalt in Ihrem Körper ins Gleichgewicht bringen, sich wieder mit Ihrem inneren Salz-Thermostat verbinden, die besten Quellen qualitativ hochwertigen Salzes für Ihre Situation auswählen und die „Salz-Schuld“ loslassen können, damit Sie wieder in den Genuss von Vitalität, Energie und der köstlichen, salzigen Befriedigung kommen, zu der Ihnen Salz verhelfen kann.

Kapitel 8

Das Ende des Salz-Irrtums: Geben Sie Ihrem Körper, was er wirklich braucht

Es ist nicht von der Hand zu weisen: Ihr Körper braucht mehr Salz! Zum Glück ist es unkompliziert, Ihren Salzmangel umzukehren: Indem Sie einfach Ihrem angeborenen, natürlichen Verlangen nachgeben, finden Sie selbst auf ganz natürliche Weise zu der idealen Salzmenge zurück, die Ihr Körper für sein optimales Funktionieren braucht. Ihnen wurde beigebracht, dieses Verlangen zu ignorieren und den Salz-Thermostat Ihres Körpers zu übergehen, deshalb dauert es vielleicht ein wenig und Sie müssen etwas experimentieren, um diesen inneren Schutzmechanismus wieder neu einzustellen. Glücklicherweise können sich einige wenige Änderungen in Ihrer derzeitigen Ernährung und Lebensweise erheblich und umfassend auf Ihre Gesundheit auswirken.

Ich habe einen Fünf-Schritte-Plan entwickelt, mit dem Sie Ihren inneren Salz-Thermostat leicht zurücksetzen können, innerliches Verhungern umkehren und Ihren Körper in seinen natürlichen Gleichgewichtszustand zurückbringen können. Ich erläutere diese Veränderungen in fünf Schritten, damit sie sich leicht in den Alltag integrieren lassen können, wobei jeder Schritt auf dem vorherigen aufbaut. Wenn es Ihnen jedoch sinnvoller erscheint, können Sie die Schritte auch in einer anderen Reihenfolge vornehmen oder alle Schritte sofort umsetzen! Machen Sie es so, wie es für Sie am besten ist. Doch versuchen Sie, von jedem Schritt irgendeinen Aspekt aufzunehmen, denn so stellen Sie sicher, dass Sie sich die von Ihrem Körper bevorzugte Menge an lebensspendendem Salz wieder zuführen.

Dieses Programm bringt keinerlei Nachteile mit sich. Sie werden energievoller sein, weniger infektanfällig sein, besseren Sex haben, sportlichere Leistungen an den Tag legen und Ihr Stoffwechsel wird sich beschleunigen. Ihre körperliche Immunität und Ihre Zellfunktion werden sich verbessern und lebenswichtige Organe weniger belastet. Was Sie dafür tun müssen? Köstliche Nahrungsmittel ohne zusätzliche Kalorien essen! Was könnte besser sein? Und so geht's:

Schritt 1: Lassen Sie sich ärztlich untersuchen

Falls Sie um die Körpermitte Fett angesammelt haben oder die ganz Zeit hungrig wie ein Wolf sind, und wenn Sie wenig Natrium *oder* viel Zucker zu sich nehmen, verschlimmern Sie möglicherweise Ihre zugrunde liegende Insulinresistenz. Und Ihr erhöhter Insulinspiegel könnte Sie stärker in Richtung eines innerlichen Verhungerns drängen oder dieses fördern. Kommen Ihnen diese Muster bekannt vor, dann überlegen Sie sich doch, einen Termin bei Ihrem Hausarzt zu vereinbaren.

Folgende Anzeichen weisen ebenfalls auf einen aus dem Gleichgewicht geratenen Insulinspiegel hin, der innerliches Verhungern auslöst:

- Wenn Sie etwas essen oder trinken, das sehr viel zugesetzten Zucker enthält (meist mehr als 20 g), und Sie danach zittrig oder fahrig werden oder schwitzen, dann kann das bedeuten, dass Ihr Körper übermäßig viel Insulin ausschüttet und Ihren Blutzucker absacken lässt.
- Wenn bei Ihnen eine nicht-alkoholische Fettleber diagnostiziert wurde, was rund 30 Prozent der Erwachsenen in den USA betrifft, ist das ein weiterer Hinweis auf wahrscheinliches innerliches Verhungern.

Falls das nach Ihnen klingt, können Sie folgendermaßen vorgehen:

Lassen Sie Ihren Insulinspiegel überprüfen. Lassen Sie im Vorfeld Ihres Arzttermins unbedingt Ihren Nüchterninsulinwert ermitteln. So wird ein hoher Insulinspiegel aufgedeckt und Sie erfahren indirekt, ob Sie unter innerlichem Verhungern leiden. Dann können Sie beim Arztbesuch direkt die nächsten Schritte besprechen.

Allgemein ist ein Nüchterninsulinspiegel von 5 mmol/l oder darunter optimal; liegt Ihr Wert darüber, dann speichern Sie wahrscheinlich mehr Fett als Menschen mit niedrigerem Nüchterninsulinwert, selbst wenn Sie beide die gleiche Anzahl und Art von Kalorien zu sich nehmen. Um diese Zahl ins Verhältnis zu setzen: Die Menschen in weniger entwickelten Gesellschaften haben in der Regel einen Nüchterninsulinspiegel von 3 bis 5 mmol/l; im Gegensatz dazu liegt er bei US-Amerikanern im Durchschnitt bei etwa 9 bis 11 mmol/l (obwohl er im Laufe der Jahre etwas schwankte).[1]

Lassen Sie genauere Untersuchungen durchführen. Für genauere Ergebnisse könnten Sie um einen sogenannten „Glukosetoleranztest" bitten und zusätzlich um eine Insulinbestimmung. Bei diesem Test wird Ihr Insulin- und Blutzuckerspiegel zwei Stunden nach einem Getränk mit 75 g Glukose gemessen. So lässt sich feststellen, ob Sie nach einer Mahlzeit eine hohe Blutzucker- und Insulinspitze haben, das ist häufig ein besserer Gradmesser für innerliches Verhungern. Falls Sie einen hohen Nüchterninsulinwert haben oder einen hohen postprandialen Insulinwert (Insulinwert nach einer Mahlzeit), dann liegt wahrscheinlich zu einem gewissen Grad ein Verhungern vor; und dieser hohe Insulinspiegel führt dazu, dass Sie mit jeder verzehrten Kalorie abnorm viel Fett speichern.

Lassen Sie Ihre Medikation neu bewerten. Wenn bei diesen Untersuchungen ein hoher Insulinspiegel festgestellt wird, sollten Sie mit Ihrem Arzt darauf hinarbeiten, diesen zu senken. Im ersten Schritt sollte Ihr Arzt dafür beurteilen, ob eines Ihrer Medikamente eine Insulinresistenz bzw. einen hohen Insulinspiegel auslösen könnte. Viele gängige Medikamente – wie SSRI-Antidepressiva, bestimmte Antipsychotika, Diuretika und Betablocker gegen Bluthochdruck – können eine Insulinresistenz verschlimmern. Für jede dieser Grunderkrankungen könnte es andere Medikamente oder bessere Optionen in derselben Klasse geben, die Ihre Beschwerden wirksam behandeln, ohne einen hohen Insulinspiegel zu fördern. Je nach Ihrem Nüchterninsulin- und Nüchternblutzuckerwert sollten Sie auch besprechen, ob Sie von der Einnahme eines Insulin-Sensitizers profitieren könnten (wie Metformin, Acarbose oder

Pioglitazon). In der unten stehenden Tabelle finden Sie alternative Medikamente, mit denen Sie einer Insulinresistenz vorbeugen oder sie umkehren können.

Mögliche Medikamentenwechsel, um einer Insulinresistenz vorzubeugen (oder sie umzukehren)

	Derzeitiges Medikament	Alternativen
Diuretika	Hydrochlorothiazid	Indapamid
Betablocker	Atenolol, Metoprolol	Carvedilol, Nebivolol
Statine	Atorvastatin, Simvastatin, Rosuvastatin	Pitavastatin, Pravastatin
Antidiabetika	Glyburid, Glipizid, Glimeperid, Insulin, Repaglinid	Acarbose, Metformin, Pioglitazon
ACE-Hemmer	Enalapril, Lisinopril	Perindopril

Schritt 2: Ersetzen Sie Einfachzucker durch echtes Salz

Der Spruch, „Maßhalten bei allem" gilt auch für den Verzehr von Salz und Zucker, doch das „Maßhalten" könnte bei Salz *weiter* definiert sein, als Sie glauben, und bei Zucker *enger,* als es das Ihrer Meinung nach sein sollte. Streben Sie gewissermaßen den Sweetspot an, den idealen Punkt:

- Die *gesamte* Menge Salz, nach der es Sie verlangt, genug, um den Bedarf Ihres Körpers zu decken und Ihre Geschmacksknospen zu befriedigen, ohne zu übertreiben (nicht mehr als 6 000 mg Natrium täglich für Menschen, die kein Salz über die Nieren ausscheiden oder Salz nicht gut aufnehmen können); und

- die *kleinste* Menge Zucker, um Ihren süßen Zahn zu befriedigen (streben Sie an, sie wo immer möglich zu reduzieren, und essen Sie nur zu seltenen Gelegenheiten mehr als 30 g zugesetzten Zucker, denn mehr kann Ihrer Gesundheit schaden).

Wenn Patienten mit Bluthochdruck das Sprechzimmer eines Arztes betreten, empfehlen viele Ärzte als Erstes, den Salzkonsum einzuschränken. Doch aus meiner Sicht könnte es so viele Leben retten, wenn wir die Patienten drängen würden, mehr Salz zu genießen und stattdessen Zucker gehörig einzuschränken. Wenn Sie sich erlauben, so viel Salz zu essen, wie es Sie verlangt, kann Ihnen das helfen, Ihren Heißhunger auf Süßes zu überwinden.

Jahrelang hat man Ihnen gesagt, Sie müssten Ihre Geschmacksknospen neu trainieren, damit sie mit weniger Salz auskommen können, um Ihren Salzkonsum in den richtigen Bereich zu bringen. Doch jetzt wissen Sie, dass nicht Ihre Geschmacksknospen die Salzaufnahme steuern; vielmehr *steuert* Ihr innerer Salz-Thermostat die Geschmacksknospen, um die Salzaufnahme insgesamt zu erhöhen oder zu verringern.

Sollten Sie mehr Salz zu sich nehmen als normal, also mit dem Salzstreuer recht großzügig sein, dann teilt Ihnen Ihr Körper wahrscheinlich gerade mit, dass er für eine optimale Gesundheit zusätzliches Salz braucht. Für Zucker gilt jedoch das Gegenteil. Das süße Gift kann in Ihrem Körper und Gehirn regelrecht das Kommando übernehmen, was dazu führt, dass Ihr Zuckerkonsum stetig auf ein gefährliches Niveau ansteigt, und das alles angetrieben durch Heißhunger und Abhängigkeit. Noch einmal, im Gegensatz zum Salzkonsum *können* Sie diese Abhängigkeit sehr wohl durchbrechen, indem Sie Ihre Geschmacksknospen neu trainieren. Wie in Kapitel 6 besprochen, kann Ihr Körper mit einer höheren Salzzufuhr bei gleichzeitiger Zuckerreduzierung diese Veränderung auch auf viele andere Arten leichter vollziehen.

Manche Menschen sind der Meinung, Zucker lasse sich am besten nach einem Alles-oder-nichts-Prinzip streichen, andere gehen lieber schrittweise vor. Den Zucker nach und nach, Stück für Stück zu reduzieren, erscheint mir etwas einfacher und leichter beizubehalten, während Sie Ihren Salzkonsum erhöhen. Unabhängig davon, für welche Methode Sie sich entscheiden, hier sind die optimalen Zucker-Richtlinien, die Sie anstreben sollten:

Nehmen Sie maximal 20 g Zucker zu sich. Versuchen Sie, nicht mehr als 20 g (ca. 5 Teelöffel) „zugesetzten Zucker" oder „freien Zucker" täglich zu sich zu nehmen (in Fruchtsäften, Sirup und Honig – das gilt nicht unbedingt für rohen, wilden Honig, der eine Fülle von Antioxidanzien enthält). Beachten Sie, dass diese Empfehlung unabhängig ist von natürlichem Zucker, den Sie über Obst, Gemüse und andere natürliche Lebensmittel zu sich nehmen. Allgemein empfehle ich eine 20/80-Regel: Verzehren Sie nicht mehr als 20 g raffinierten Zucker am Tag und halten Sie sich mindestens 80 Prozent der Zeit daran (zum Beispiel an acht von zehn Tagen). Wenn Sie das schaffen, sind Sie auf einem guten Weg, Ihre Zuckersucht zu überwinden und Ihre Gesundheit zu verbessern.

Trinken Sie Ihren Zucker nie. Um Zucker in Ihrer Ernährung zu reduzieren, streichen Sie als Erstes zugesetzten oder freien Zucker in Getränken, wie Limonade, Fruchtsäfte (auch echten Saft aus 100 Prozent Frucht), Smoothies, gesüßten Eistee, Energie- und Sportgetränke sowie Milchkaffee und andere gesüßte Kaffeegetränke – auch den Zucker, den Sie in Ihren Kaffee geben. Flüssiger Zucker ist am schlimmsten, weil er am schnellsten aufgenommen wird und sich deshalb gravierender auf den Stoffwechsel auswirkt als Zucker in fester Form. Die 40 g Zucker, die Sie buchstäblich in Sekunden mit einer Dose Limonade trinken können, überschwemmen Sie geradezu mit einer riesigen Zuckermenge. Dieser ganze Zucker kann die Stoffwechselfähigkeit des Körpers überfordern; wenn Sie also süße Getränke einschränken (oder idealerweise ganz auf sie verzichten), kann diese eine Veränderung sich am stärksten auf Ihren Körper auswirken. (Künstliche Süßungsmittel sind auch nicht die Lösung; mehr darüber erfahren Sie im Folgenden.)

Entlarven Sie versteckte Zucker. Sobald Sie zugesetzten Zucker aus offensichtlichen Quellen reduziert haben, meiden Sie auch zugesetzte Zucker wie Maissirup mit hohem Fruktosegehalt und Rohrzucker in anderen verarbeiteten Lebensmitteln. Wie die Forschung herausgefunden hat, senkt ein geringerer Konsum zugesetzter Fruktose einen chronisch hohen Insulinspiegel und verringert so die Insulinresistenz – das zu ändern, ist also wichtig.[2] Versteckte Zucker lassen sich leichter aufspüren, wenn Sie sich angewöhnen, auf verarbeiteten Lebensmitteln die Etiketten mit den Inhaltsstoffen zu lesen. Zucker kommt unter vielen verschiedenen Namen daher – neben Kristallzucker auch als Streuzucker, Haushaltszucker und brauner Zucker, es gibt aber auch noch verdampften Zuckerrohrsaft, Maissirup, Agavendicksaft, Ahornsirup, Kokosblütenzucker und die meisten Dinge, die auf *-ose* enden (Maltose, Dextrose usw.).

Seien Sie wachsam bei „gesunden" Zuckern. Bei manchen Zuckerarten wird damit geworben, sie seien „gesünder" als andere. Da ist tatsächlich etwas Wahres daran, doch richtiger ist es, davon zu sprechen, dass manche Zucker *schädlicher* sind als andere. Aus physiologischer Sicht werden Fruktose und Glukose im Körper unterschiedlich verstoffwechselt, darum sind Zucker, die Fruktose enthalten, nicht das Gleiche wie Zucker aus reiner Glukose. Trotz Unterschieden in Geschmack, Beschaffenheit und Farbe ist der Nährwert der meisten Zuckerarten recht vergleichbar, auch wenn Melasse Spuren von Kalzium, Eisen und Kalium enthält und Honig über die meisten antioxidativen und antibakteriellen Eigenschaften verfügt. Und obwohl eine bestimmte Menge aller Zuckerarten die gleiche Anzahl an Kalorien hat (16 pro Teelöffel), sind die Kalorien der Fruktose viel schädlicher.[3]

Agavendicksaft galt einmal als besonders gesund, weil er einen niedrigen glykämischen Index hat, das heißt, Ihr Blutzucker steigt nach seinem Verzehr weniger an. Doch in letzter Zeit wird er verteufelt, weil er sehr viel Fruktose enthält, sogar noch mehr als Maissirup mit hohem Fruktosegehalt (das lange auf der Liste zu meidender Lebensmittel ganz oben stand). Das Problem besteht darin, dass Agavendicksaft und andere fruktosehaltige Zucker einen ungesunden Entzündungszustand begünstigen und die appetitregulierenden Hormone (wie Leptin und Ghrelin) beeinträchtigen können, und das wiederum kann zu einer Gewichtszunahme vor allem um den Bauch führen. Außerdem erhöht ein hoher Verzehr von Agavendicksaft Ihr Risiko, eine Insulinresistenz zu entwickeln, was Sie für Diabetes gefährdet oder, falls Sie schon Diabetes haben, diesen schwerer kontrollierbar macht. Wenn Fruktose in Agavendicksaft, Haushaltszucker oder Maissirup mit hohem Fruktosegehalt konsumiert wird, dann dringt die Fruktose wie ein außer Kontrolle geratener Frachtzug in die Zellen ein, überrumpelt das System der Blutzuckerregulierung, verursacht oxidativen Stress, einen Entzündungszustand, ATP-Verlust (Adenosintriphosphat, das Energie für zahlreiche biochemische Zellprozesse liefert) und eine Insulinresistenz. Wie Sie es auch drehen, es wird eine gefährliche Kaskade von Vorgängen ausgelöst. Jede Kombination aus Fruktose und Glukose kann diesen Dominoeffekt in Gang setzen. Wenn Sie die über 60 Namen für die verschiedenen Arten von Zucker kennen, ist das ein Schritt in die richtige Richtung und Sie werden dadurch leichter einen versehentlichen Zuckerkonsum vermeiden können. Reine Glukose ist zwar nicht so schlecht für Ihre Gesundheit wie andere Zuckerarten, die Fruktose und Glukose enthalten (etwa Maissirup mit hohem Fruktosegehalt, Haushaltszucker, verdampfter Zuckerrohrsaft, brauner Zucker und möglicherweise sogar Melasse), dennoch kann sie zu einer Insulinresistenz und zu ungewollter Gewichtszunahme führen.

Meiden Sie Süßstoffe vollständig. Die meisten Zuckeraustauschstoffe sind nicht unbedingt eine Lösung. Im Grunde verwirren künstliche Süßungsmittel den Körper: Wenn Zucker nicht mit dem süßen Geschmack von Zuckeraustauschstoffen einhergeht, spielt Ihr Appetit verrückt, damit Ihr Körper doch noch den Zucker bekommt, den er seiner Meinung nach verdient. Das kann dazu führen, dass Sie auf echten Zucker in Ihrer Ernährung aus sind, und letztlich nehmen Sie dadurch vielleicht sogar mehr Süßes zu sich. Zusätzlich kann der Körper alle Kohlenhydrate (Burger-Brötchen, Pommes frites etc.), die zusammen mit Diätgetränken im Körper ankommen, leichter aufnehmen; und das lässt Ihren Blutzucker in die Höhe schießen und schadet der Gesundheit.

Machen Sie Ihren süßen Zahn scharf auf gerade ausgereiftes Obst. Sollte es Sie mal nach einem schnellen „Zucker-Schuss" verlangen, während Sie Ihren Geschmacksknospen Erholung gönnen, dann entscheiden Sie sich für kleine Zuckermengen in fester Form — und essen Sie sie langsam und mit Genuss! Eine kleine Portion gerade ausgereiftes Obst kann helfen, z. B. einige Beeren, ein Pfirsich oder eine Nektarine, Melonenwürfel oder sogar ein Apfel oder eine Birne). (Ausgereiftes oder überreifes Obst enthält mehr Zucker, weil es keine resistente Stärke enthält.) Wenn Sie Zucker zusammen mit Eiweiß essen, kann das ebenfalls den Sättigungsfaktor erhöhen und einen raschen Blutzuckeranstieg abschwächen, zu dem es sonst käme. Eine kleine Menge dunkle Schokolade mit Mandeln und Meersalz dürfte den Zweck erfüllen, denn die dunkle Schokolade liefert die Süße, nach der Sie verlangen, das Meersalz regt die Ausschüttung des Neurotransmitters Dopamin an (der das Belohnungszentrum im Gehirn kontrolliert), und die Mandeln sorgen für ein lang anhaltendes Sättigungsgefühl. Einen qualitativ hochwertigen Bio-Protein-Shake mit Schokoladengeschmack zu trinken (der Stevia statt Zucker enthält), ist auch eine gute Möglichkeit, Ihren Heißhunger auf Zucker im Zaum zu halten, und gleichzeitig sättigt es (dank des Eiweißes). Stevia ist ein seit Jahrtausenden konsumierter natürlicher Pflanzenstoff, im Gegensatz zu chemisch hergestellten künstlichen Süßungsmitteln. Diese Bio-Protein-Shakes halfen mir beispielsweise, wenn ich plötzlich den Drang nach Zucker verspürte. Nach einigen Schlucken verschwand mein Heißhunger auf Süßes und nach wenigen Monaten brauchte ich nicht einmal mehr diese. Stevia in kleinen Dosen – höchstens 10 g am Tag – kann Sie unterstützen, wenn Sie sich Ihre Vorliebe für Süßes abgewöhnen.

Widerstehen Sie dem „Zucker" in herzhaften Lebensmitteln. Reduzieren Sie drastisch raffinierte Kohlenhydrate wie Weißbrot, weißen Reis, weiße Teigwaren und auch stärkehaltiges Gemüse wie weiße Kartoffeln. (Siehe „Kartoffeln ohne schlechtes Gewissen" auf S. 198 als einzige Ausnahme.) Andere Strategien bestehen etwa darin, gesunde Kohlenhydrate in kleinen Mengen zu essen, etwa eine Scheibe Essenerbrot (aus gekeimtem Getreide), das Sie in Natives Olivenöl extra stippen. Dieses ohne Mehl hergestellte Brot liefert den „Zucker-Schuss" und das Olivenöl sorgt zusätzlich für ein Sättigungsgefühl und liefert gesunde Phenolverbindungen.

Kartoffeln ohne schlechtes Gewissen

Während herkömmlich zubereitete weiße Kartoffeln den Blutzuckerspiegel enorm in die Höhe treiben können, können diese Seelentröster bei besonderen Gelegenheiten weiterhin auf den Tisch kommen, wenn Sie sie etwas anders zubereiten. Kochen Sie die Kartoffeln, bis sie fast gar sind, und lassen Sie sie dann acht Stunden im Kühlschrank durchkühlen, bevor Sie sie essen, denn der Abkühlungsprozess verwandelt „stärkehaltige" Kartoffeln in „ballaststoffreiche". Sie können kleine Kartoffeln kaufen (vorzugsweise Bio-Kartoffeln) und sie für die Zubereitung waschen und vierteln. Heizen Sie den Backofen auf 175° vor. Geben Sie die geviertelten Kartoffeln und gehackte Zwiebeln in eine große Schüssel und träufeln Sie natives Olivenöl darüber. Vermischen Sie die Kartoffeln mit den Zwiebeln und geben Sie sie in eine gläserne Auflaufform. Streuen Sie Salz und Pfeffer über die Kartoffeln und Zwiebeln und backen Sie sie dann 40 bis 45 Minuten lang, bis sie fast gar sind. Das Kochen und Abkühlenlassen der Kartoffeln erhöht die resistente Stärke, was den glykämischen Index senkt und eine Gewichtsabnahme begünstigt.

So können Sie mit allen Kartoffeln verfahren, mit weißen und mit Süßkartoffeln. Salzen Sie Ihre Kartoffeln natürlich ruhig großzügig!

Eine Scheibe Essenerbrot enthält nur 14 g Kohlenhydrate (3 g davon sind Ballaststoffe, was als Nettoergebnis einen Kohlenhydratgehalt von 11 g pro Scheibe ausmacht). Außerdem scheint Essenerbrot den Blutzuckerspiegel weniger in die Höhe schnellen zu lassen als andere stärker raffinierte Brotsorten, und es ist biologisch (enthält deshalb also keine künstlichen Konservierungsstoffe oder Pflanzenöle). Ferner enthält Essenerbrot andere gesunde Inhaltsstoffe (wie Gerste, Linsen und biologischen Sesamsamen, je nachdem, welches Essenerbrot Sie kaufen – ich mag das mit Sesam am liebsten!). Wenn Sie das Essenerbrot im Kühlschrank aufbewahren und dann toasten, intensiviert das den Geschmack. Und wenn Sie es in natives Olivenöl stippen, haben Sie eine tolle, sättigende Zwischenmahlzeit, ohne den Schaden, den ein rasch resorbierter zuckerhaltiger Snack anrichten würde. Achten Sie darauf, das Olivenöl mit etwas Knoblauchsalz, Gewürzen und vielleicht einem Schuss Pfeffer zu würzen, bevor Sie das Brot eintauchen.

Salz lässt Menschen aufleben, die sich kohlenhydratarm ernähren

Falls Sie gerade Diät halten, achten Sie besonders darauf, in ausreichender Menge gesundes Salz zu sich zu nehmen. Denken Sie daran, wenn Sie nach einem der gängigsten Ansätze vorgehen – und Ihre Kohlenhydrate reduzieren –, scheiden Sie in den ersten drei bis zehn Tagen mehr Salz aus als bei einer ausgewogeneren Ernährung, vor allem dann, wenn Sie sich einer Ketose nähern (bei ungefähr 50 g Kohlenhydraten am Tag oder weniger). Sobald Ihr Insulinspiegel sinkt, scheidet Ihr Körper mehr Salz aus, insbesondere, wenn Sie eine Zeit lang eine Insulinresistenz hatten. Es ist fast so, als müssten Ihre erst Nieren wieder lernen, ohne Hilfe des übermäßigen Insulins Natrium rückzuresorbieren. (Vielleicht hatten Sie schon einmal die sogenannte „Atkins-Grippe“: Eine kohlenhydratarme Ernährung wie die Atkins-Diät kann zu einem Natrium- und Wasserverlust führen, und dies wiederum zu Schwindel, Benommenheit und niedrigem Blutdruck.)

Sie sollten Ihre Salzzufuhr erhöhen, um den zusätzlichen Salzverlust durch die Nieren auszugleichen und einem anschließenden kompensatorischen Anstieg des Insulinspiegels vorzubeugen. Die meisten Menschen müssen in der ersten Woche, wenn sie den Kohlenhydratverzehr reduzieren (50 g Kohlenhydrate pro Tag oder weniger) mehr Wasser trinken und zusätzlich 2000 mg Natrium pro Tag zu sich nehmen im Vergleich zu ihrer normalen Natriumaufnahme. In der zweiten Woche sollten sie dann zusätzlich 1000 mg Natrium pro Tag zu sich nehmen, um den vermehrten Salzverlust auszugleichen. Dieses zusätzliche Natrium können Sie ganz einfach aufnehmen, indem Sie etwa 90 g Gewürzgurken essen, einen Brühwürfel Hühner- oder Rinderbrühe (aufgelöst in warmem Wasser) trinken, fünf sehr große Oliven, 170 g Austern oder 340 g Krebsfleisch essen.

Nahrungsergänzungsmittel, die die Zucker-Lust in Schach halten

Falls Sie unter Übergewicht, Diabetes oder Prädiabetes oder einer Fettleber leiden, bekommen Sie vielleicht einen zusätzlich motivierenden „Schub", wenn Sie bestimmte Nahrungsergänzungsmittel einnehmen und gleichzeitig versuchen, Ihren Zuckerkonsum zu reduzieren.

- *L-Carnitin* bessert erwiesenermaßen eine Fettleber, kann den Gewichtsverlust unterstützen und das Hungergefühl verringern.[4] Es kann nützen, einige Monate lang zwei- bis dreimal täglich 1 000 mg L-Carnitin (auf nüchternen Magen) einzunehmen.
- *Glycin*, die kleinste Aminosäure, hilft nachweislich ebenfalls, einige durch Zucker verursachte Stoffwechselschäden zu lindern. Die Einnahme von 5 g Glycin (vorzugsweise als Pulver mit Wasser vermischt), dreimal täglich 30 bis 45 Minuten vor den Mahlzeiten, kann helfen, hohen Blutdruck zu senken, eine Fettlebererkrankung zu bessern und einige Pfunde loszuwerden.[5]
- Stellen Sie sicher, ungefähr 1 000 mg *EPA/DHA* (die Wirkstoffe in Fischöl) einzunehmen, dadurch können Sie Fett besser verbrennen und es hilft nachweislich auch bei der Gewichtsabnahme (besonders um das hartnäckige Fett um Bauch und Leber loszuwerden).
- Falls Sie nicht genügend *Jod* zu sich nehmen (also keine jodhaltigen Nahrungsmittel), könnte eine Jodsupplementierung die zweitbeste Entscheidung sein.

Hinweis: Falls Sie Diabetes oder Prädiabetes haben oder Medikamente einnehmen, die den Blutzucker senken können, teilen Sie Ihrem Arzt bitte mit, dass Sie weniger raffinierten Zucker und weniger Kohlenhydrate essen wollen, vor allem, wenn Sie Insulin spritzen. Es wird zwar diskutiert, ob Kohlenhydrate in der Ernährung wirklich notwendig sind, doch das bedeutet nicht, dass ein reduzierter Verzehr von Kohlenhydraten keine Folgen hat (wie Hypoglykämie, d. h. niedrigen Blutzucker). Stellen Sie also sicher, dass Ihr Arzt Bescheid weiß.

Schritt 3: Konzentrieren Sie sich auf Nahrungsmittel, die von Natur aus salzig sind

Einer der besten Aspekte vom Ende des Salz-Irrtums ist, dass Sie einen Freifahrtschein bekommen, endlich wieder einmal köstliche, *wirklich* salzreiche Lebensmittel zu genießen. Es ist nicht notwendig, den Geschmack den unbefriedigenden, künstlichen Varianten Ihrer Lieblingsspeisen zu opfern. Wie Sie mittlerweile wissen, können die salzarmen Varianten verarbeiteter Lebensmittel langfristig Ihrer Gesundheit schaden und Sie möglicherweise stärker gefährden für lebensmittelbedingte Erkrankungen, Diabetes, Fettleibigkeit, Bluthochdruck und metabolisches Syndrom. Fertignudelsoße enthält zum Beispiel häufig jede Menge Zucker, und das muss nicht sein. Wenn Sie sich an die Grundsätze in diesem Buch halten, können Sie rasch Ihre eigene Soße zubereiten aus Tomatenmark, gewürfelten Tomaten, Kräutern, gehacktem Knoblauch, Salz nach Belieben und müssen vielleicht nur ein klein wenig Zucker dazugeben. Ihre selbst gemachte Soße schmeckt so gut, dass Ihnen das Wasser im Mund zusammenläuft, und sie hat viel weniger Zucker als die aus dem Glas.

Denken Sie auch daran: Der Körper fordert die meisten Menschen regelmäßig auf, 3 000 bis 5 000 mg Natrium täglich zu sich zu nehmen. Wenn Sie Salz bei den Mahlzeiten meiden, wird Sie das wahrscheinlich dazu anregen, den ganzen Tag über mehr zu essen, damit Ihr Körper dennoch die Salzmenge bekommt, nach der er verlangt. Ihr Körper wird Sie so lange zu mehr Salz drängen, bis Sie die Marke von 3 000 bis 5 000 mg Natrium erreichen. Wenn Sie salzarm essen, konsumieren Sie letzten Endes vielleicht doppelt bis dreimal so viel, weil Ihr Körper immer noch nach Salz „hungert“. Das kann zu mehr Kilos in naher Zukunft führen; versuchen Sie also, salzarme Varianten zu meiden, bis Ihr Körper Ihnen mitteilt, dass er genügend Salz bekommen hat.

Wenn Sie Ihre Mahlzeiten ausreichend salzen, können Sie auch leichter die Auswahl Ihrer Portion kontrollieren. Die richtige Salzmenge kann Sie anregen, mehr Obst und Gemüse zu essen (besonders die bitteren), weil diese durch das Salz besser schmecken. Sobald das Essen Sie zufriedener macht, weil Sie die Geschmacksnuancen qualitativ hochwertiger

Nahrungsmittel verstärken, werden Sie mehr davon essen, was gut für Sie ist, und weniger davon, was schlecht für Sie ist – dadurch hören Sie auf, sich an raffinierten Lebensmitteln zu *überessen,* die Sie dick machen.

Orientieren Sie sich an den köstlichsten Küchen der Welt. In vielen Ländern ernähren die Menschen sich salzreich und werden bei guter Gesundheit alt, etwa in Frankreich, Italien, Südkorea und Japan. Der Unterschied liegt darin, dass Menschen in diesen Kulturen natürliche, unverarbeitete Lebensmittel essen und Salz hinzufügen, statt verarbeitete Nahrungsmittel zu konsumieren (die ganz zufällig auch viel Salz enthalten). Die Mittelmeerkost, die allgemein als eine der gesündesten Ernährungsformen für das Herz gilt, enthält nicht gerade wenig Salz – denken Sie an all die Oliven, Sardinen, Sardellen, an gesalzenes und geräuchertes Fleisch, lange gereiften Käse, an Suppen und vieles andere! Holen Sie sich diese bisher verbotenen salzreichen Lebensmittel wieder zurück. Stürzen Sie sich auf Nüsse, saure Gurken, Sauerkraut, Meeresfrüchte, Krustentiere, Rüben, Mangold, Algen und Artischocken – sie alle sind äußerst nahrhaft und enthalten viel Natrium. (Vorteil: Viele dieser Lebensmittel enthalten auch reichlich Kalium, Magnesium und Kalzium – alles Mineralien, die auch den Blutdruck regulieren.)

Suchen Sie alternative Jodquellen. Wenn Sie sich an diesen salzreichen Küchen orientieren, sollten Sie versuchen, natürliche Nahrungsmittel zu essen, die auch Ihren Jodbedarf decken, etwa Milchprodukte, Eier, Meeresfrüchte, Fisch, Sushi, Algen, Cranberrys und knapp gar gekochte und abgekühlte Kartoffeln (siehe S. 198 für die Zubereitung). Bleiben Sie so natürlich wie möglich, etwa indem Sie Fisch aus dem Meer statt aus Aquakulturen verzehren, Milchprodukte von Weidekühen und Eier von Freilandhühnern.

Nehmen Sie bei jeder Mahlzeit Salz zu sich. Beginnen Sie das Frühstück mit einigen gesalzenen Bio-Nüssen. Falls Sie Kaffee trinken, sind die besonders nützlich, um über den Urin ausgeschiedenes Natrium zu ersetzen. Mischen Sie zum Mittagessen Ihre eigene Salatsoße mit nativem Olivenöl (vorzugsweise in Bio-Qualität), Bio-Knoblauchsalz, Pfeffer und Kräutern. Vermischen Sie die Zutaten gut und Sie haben ein gesundes Dressing hergestellt. Gießen Sie dieses köstliche, mit Salz verfeinerte Dressing über bitteres Gemüse und Salat. Sie können es auch als Dip für Ihr Fleisch verwenden. Andere gute Möglichkeiten für das Mittagessen sind beispielsweise gesalzenes und geräuchertes Bio-Fleisch mit reifem Käse (vorzugsweise von freilaufenden Tieren oder Weidetieren) mit Gewürzgurken oder Oliven als Beilage. Falls Ihnen für das Abendessen der Sinn nach Fleisch von Weidetieren steht, streichen Sie das Fleisch auf beiden Seiten mit Olivenöl ein, bestreuen Sie es großzügig mit Knoblauchsalz und einer Prise Pfeffer und braten Sie es auf beiden Seiten auf mittlerer bis starker Hitze an. Schalten Sie dann auf mittlere Hitze zurück, damit es nicht zu dunkel wird.

Verwenden Sie Salz, um unverarbeiteten Nahrungsmitteln Geschmack zu verleihen. Salz ist das Tor, um den Geschmack von Nahrungsmitteln zu intensivieren, so können Sie gesündere bittere Lebensmittel genießen, gesunde Dressings und Soßen selbst herstellen und einfach mehr *natürliche* Lebensmittel essen. Natürliche, vollwertige Nahrungsmittel – wie Obst, Gemüse, Nüsse und Samen, Bohnen und Hülsenfrüchte sowie Fisch – brauchen keine Nahrungsmitteletiketten, deshalb können Sie nie wirklich etwas falsch machen, wenn Sie Lebensmittel ohne Kennzeichnung essen. Von Natur aus enthaltenes Salz und Fett können die Geschmacksnuancen natürlicher Lebensmittel hervorbringen und sie befriedigender machen.

Vor allem Meeresfische, die Algen fressen und viel Omega-3-Fettsäuren und Salz enthalten – etwa Lachs, Makrele, Thunfisch und Sardinen –, fördern das Sättigungsgefühl und die Gewichtsabnahme. Falls Ihr Hungergefühl infolge von innerlichem Verhungern und hohem Insulinspiegel ausufert, kann es Ihnen ein Sättigungsgefühl vermitteln sowie eine mögliche Insulinsensitivität und Leptinresistenz verbessern, wenn Sie gesunde Fette und magere Proteine zu sich nehmen, und zwar in Form von fettem Fisch, Nüssen, Fleisch vom Weiderind, Bio-Käse, Oliven und anderem.[7] Und wenn Sie gesunde, aber allgemein weniger schmackhafte Nahrungsmittel (wie Rosenkohl, Kohl und Steckrüben) stärker salzen, können Sie mehr davon essen.

Variieren Sie die Geschmacksnuancen, um sich vom Zucker zu entwöhnen. Sobald Sie anfangen, mehr natürliche Nahrungsmittel zu sich zu nehmen und weniger Produkte mit zugesetztem Zucker, wird sich Ihr Gaumen auch an weniger süße Lebensmittel gewöhnen. Damit trainieren Sie *tatsächlich* Ihre Geschmacksknospen um, diesmal in die richtige Richtung! Und ehe Sie sich versehen, werden Nahrungsmittel mit auch nur ein wenig zugesetztem Zucker, die Ihnen früher gut schmeckten, jetzt zu süß vorkommen – das ist sehr gut! Es geht darum, zu lernen, sich bewusst für gesunde, natürliche Nahrungsmittel zu entscheiden. Stellen Sie die Zutaten intelligent zusammen und nutzen Sie systematisch Kräuter und Gewürze. Und wenn Sie kein Verlangen nach Salz haben, aber zusätzlichen Geschmack brauchen, dann fügen Sie weitere Gewürze und Kräuter statt Zucker hinzu.

Salz einsetzen im Kampf zwischen guten und schlechten Bakterien

In den letzten Jahren fand das Konzept Verbreitung, wonach ein Ungleichgewicht zwischen guten und schlechten Bakterien im Magen-Darm-Trakt – Ihr Darm-Mikrobiom – zu Übergewicht beitragen könnte. Einfach ausgedrückt: Viel Zucker zu essen, kann die Vermehrung schädlicher Darmbakterien, etwa des Hefepilzes *Candida albicans,* begünstigen. Das sind Mikroorganismen, die Ihre Zellen an der Aufnahme von Nährstoffen hindern – eine andere Form des innerlichen Verhungerns.[8]

Im Gegensatz dazu fördert Salz die Vermehrung guter Bakterien in bestimmten Lebensmitteln entscheidend mit, die wiederum die Darmgesundheit unterstützen. Wenn Sie zum Beispiel Meersalz oder Lake verwenden, um Gemüse zu fermentieren (sagen wir, um Sauerkraut oder Kimchi anzusetzen), dann wird das Gemüse natürlich haltbar und Sie schaffen ein Milieu, in dem Probiotika (die „guten" Bakterien) gedeihen können. Diese gesundheitsfördernden Bakterien kommen von Natur aus in Nahrungsmitteln wie Joghurt und Kefir vor, können aber auch durch den Fermentationsprozess entstehen. Wie die Forschung zeigt, kann ein regelmäßiger Verzehr von Probiotika die Immunfunktion und die Verdauung verbessern und möglicherweise die Gewichtskontrolle erleichtern.

Schritt 4: Verwenden Sie Salz mit höherem Nährstoffgehalt

In den meisten Küchen steht ein Salzstreuer mit einfachem Speisesalz in der Nähe des Herdes oder Tisches. Weil wir uns so an dieses weiße Salz gewöhnt haben, vergessen wir gelegentlich, dass Salz in der Natur nicht einfach auf magische Weise reinweiß und perfekt granuliert vorkommt! Nicht überraschend sind die gesünderen, natürlich vorkommenden Arten tendenziell frei von Verunreinigungen und weniger raffiniert oder verarbeitet. Von Natur aus kann Salz viele verschiedene Geschmacksrichtungen haben: rauchig, erdig, nussig, pfefferig, süß oder sogar schwefelig (dann riecht es wie faule Eier). Experimentieren Sie mit verschiedenen Geschmacksrichtungen und finden Sie Ihr Lieblingssalz. Manche Salze enthalten weitere Mineralien. Hier ein Überblick über die Analyse einiger bekannter „natürlicher“ Salze und ein Vergleich mit dem üblichen Speisesalz.

Salzart: Redmond-Real-Salz

Eigenschaften: Meersalz in unterschiedlicher Konsistenz (grob, grobkörnig oder als Pulver); soll einen süßeren Geschmack haben als Himalaja-Salz.

Nährwertprofil: Liefert 60 Spurenelemente und weist anscheinend den höchsten Kalziumgehalt der bekannten Meersalze auf. Falls Sie Ihre gesamte Tagesmenge (3 450 mg Natrium) mit diesem Salz decken würden, nähmen Sie ungefähr 45 mg Kalzium, 8 mg Magnesium, 9 mg Kalium und 178 µg Jod auf. Sofern die firmeneigene Elementaranalyse stimmt, lässt sich damit ganz wunderbar die empfohlene Tagesmenge an Jod aufnehmen.

Reinheit: Offensichtlich enthält dieses Salz keine Rieselhilfen und anscheinend auch keine radioaktiven Elemente, wie sie sich im Himalaja-Salz finden. Außerdem ist es anscheinend weniger Umweltschadstoffen ausgesetzt als Salz, das aus den heutigen Meeren gewonnen wird.[9]

Ernte: Es wird aus urzeitlichem Meeresboden in Redmond, Utah, gewonnen.[10]

Salzart: Keltisches Meersalz

Eigenschaften: Hellgraue Farbe; grobe Konsistenz; kann leicht feucht sein (muss vielleicht an der Luft getrocknet werden, bevor man es in den Salzstreuer füllt)

Nährwertprofil: Es liefert 82 wichtige Spurenelemente, doch in recht geringer Menge. Keltisches Meersalz hat laut Werbeaussagen den höchsten Magnesiumgehalt von allen Salzen, doch es liefert möglicherweise nur rund 40 mg Magnesium pro Tag, wenn die empfohlene Salzmenge verzehrt wird. Andere im Keltischen Meersalz enthaltene Spurenelemente in ganzer Tagesmenge sind nur 17 mg Kalzium, 9 mg Kalium und nur 6 µg Jod. Fazit: Die tatsächliche Menge fast all dieser Spurenelemente (außer vielleicht Magnesium) ist so minimal, dass der zusätzliche Nutzen den höheren Preis nicht wert sein dürfte.[11]

Reinheit: Dieses Salz wird angeblich nicht raffiniert und keinem Bleichverfahren unterzogen und es enthält keine Zusätze. Allerdings wird es aus dem heutigen Meer gewonnen, was bedeutet, dass es Spuren giftiger Metalle wie Quecksilber enthalten kann. Es heißt jedoch, dass das Makai Pure® Sea Salt aus tiefen Meeresschichten gewonnen wird (mehr als 600 m unter der Meeresoberfläche). Dieser Teil des Meeres vermischt sich angeblich nicht mit anderen Teilen (wegen der tiefen kalten Meeresströmungen) und deshalb könnte dieses bestimmte Keltische Meersalz möglicherweise weniger Verschmutzungen aufweisen.[12]

Ernte: Kommt aus dem heutigen Meer und wird in Gärten an der französischen Küste verdunstet (daher wird es nicht übermäßiger Hitze ausgesetzt wie gewöhnliches Speisesalz).[13]

Salzart: Rosafarbenes Himalaja-Salz

Eigenschaften: Rosafarben, Beschaffenheit kristallisiert oder stückig; erdiger Geschmack

Nährwertprofil: Es enthält 84 Mineralien und Spurenelemente und könnte den höchsten Kaliumgehalt von allen Meeressalzen haben (ungefähr dreimal so viel wie Redmond-Real-Salz). Aber: Selbst wenn

Sie ausschließlich Himalaja-Salz zu sich nähmen, würde das nur ungefähr 28 bis 32 mg Kalium liefern (nur einen Bruchteil der empfohlenen Tagesmenge von 4 700 mg).[14] Lassen Sie uns diese Menge ins rechte Licht rücken: Eine Tasse schwarze Bohnen liefert 2 877 mg Kalium. Himalaja-Salz ist die teuerste von allen beliebten Salzvarianten.

Reinheit: Es wird im Allgemeinen nach der Gewinnung aus unberührten unterirdischen Quellen von Hand gefördert und von Hand gewaschen. Daher ist es wahrscheinlich weniger mit toxischen Metallen verunreinigt, kann aber radioaktive Elemente enthalten wie Radium, Uran, Polonium, Plutonium (wenn auch in Konzentrationen von unter 0,001 ppm).[15]

Ernte: Gewonnen wird es in verschiedenen Teilen Pakistans und es kommt aus einem urzeitlichen ausgetrockneten Meer.[16]

Salzart: Schwarzes Himalaja-Salz (Kala Namak)

Eigenschaften: Indisches Steinsalz, das wegen seines Schwefelgehalts angeblich nach faulen Eiern riecht. Braun-rosa bis dunkelviolett in der Farbe in ungemahlenem, hell-lila bis rosa in gemahlenem Zustand.

Nährwertprofil: Es besteht hauptsächlich aus Natriumchlorid und Natriumbisulfat, Natriumbisulfit, Natriumsulfid, Eisensulfid und Schwefelwasserstoff.

Reinheit: Die Reinheit hängt von der Gewinnung ab. Kala Namak wird in Bangladesch, Indien und Pakistan wohl häufig als Gewürz verwendet.

Ernte: Anscheinend kann Kala Namak auf zahlreiche Arten gewonnen werden, entweder aus natürlichem Halit (Steinsalz) der Himalaja-Salzgebiete (gewonnen in Bangladesch, Indien, Nepal und Pakistan) und aus Salzseen in Nordindien (Sambhar oder Didwana sowie im Mustang-Distrikt in Nepal) oder künstlich hergestellt, indem Natriumchlorid mit Natriumsulfat, Natriumbisulfat und Eisensulfat vermischt wird (so wird es heute offensichtlich am häufigsten hergestellt).[17]

*Salzart: Schwarzes und rotes Hawaii-Meersalz**

Eigenschaften: Black-Lava-Salz ist tatsächlich *kein* Vulkansalz tief aus der Erde. Es wird aus weißen Meersalzkristallen aus dem Pazifik gewonnen und mit Aktivkohle von verbrannten Kokosnussschalen vermischt.[18] Die Aktivkohle liefert vermutlich Antioxidanzien, wirkt entgiftend und verdauungsfördernd.[19] Das schwarze Hawaii-Meersalz soll einen nussigen oder rauchigen Geschmack haben. Rotes Hawaii-Salz (Alaea) wird ebenfalls aus weißen Meersalzkristallen hergestellt, doch dieses wird mit vulkanischer roter Tonerde versetzt (reich an Eisenoxid). Wie es heißt, hat rotes Alaea-Salz einen süßen Geschmack.[20] Diese Salze sind fein oder grobkörnig und können feucht sein.

Nährwertprofil: Ungefähr 94 Prozent bestehen aus Natriumchlorid. Eine gesamte Tagesmenge an Hawaii-Meersalz kann 30 bis 35 mg Magnesium liefern, 18 mg Kalium, 11 bis 14 mg Kalzium und wenig bis kein Jod. Schwarzes Hawaii-Meersalz scheint von allen natürlichen Salzen die höchste Eisenmenge zu haben (bis zu 3 mg Eisen bei einer ganzen Tagesmenge Salz).

Reinheit: Der Pazifische Ozean um Hawaii kann weniger verunreinigt sein als andere Teile dieses Ozeans. Die Hawaii Kai Corporation bietet auf ihrer Website das echte Hawaii-Salz von Molokai an (angeblich die abgelegenste Insel; deshalb kann das Salz hier am wenigsten durch die Umweltverschmutzung verunreinigt sein). Das von der Hawaii Kai Corporation geerntete Salz wird „offenbar von zertifizierten Salzmeistern überwacht, die Mitglieder der Salt Masters Guild of Hawaii sind (dt. etwa „Gilde der Salzmeister von Hawaii“). Diese Vereinigung wurde mit dem Ziel gegründet, die Jahrtausende alte Tradition der Salzherstellung wieder aufleben zu lassen, wie sie von der altehrwürdigen hawaiianischen Kultur praktiziert wurde.“[22] Doch Sie bekommen auch von den anderen Inseln gutes Hawaii-Salz.[23] Vermeiden Sie imitierte Salze, die „mechanisch hergestellt sind, indem billiges, stark raffiniertes kalifornisches Meersalz (ungefähr 99,8 Prozent reines Natriumchlorid) mit

* Auch bekannt als schwarzes Hawaii-Lavasalz und rotes Hawaii-Alaea-Salz. Doch es gibt auch rosafarbenes, grünes, weißes und graues Hawaii-Meersalz, diese Salzarten sind jedoch nicht so bekannt oder traditionell für die Inseln wie das schwarze und das rote Salz.[21]

Alaea-Tonerde aus China oder Hawaii vermischt wird. Je dunkler das Rot, desto qualitativ hochwertiger ist die für die Herstellung verwendete Tonerde".[24]

Ernte: Das Pazifik-Meersalz verdunstet an der Sonne.[25]

Salzart: Speisesalz (Natriumchlorid)

Eigenschaften: Feine weiße Kristalle

Nährwertprofil: Es enthält nur zwei Mineralien, Natrium und Chlorid, weil der Rest entfernt wurde. Falls es jodiert wurde, enthält es zusätzliches Jod, das dem Speisesalz seit den 1920er-Jahren zugesetzt wird, um eine jodmangelbedingte Kropfbildung zu verhindern (eine abnorme Vergrößerung der Schilddrüse).

Reinheit: Gewöhnlich ist es stark raffiniert und fein vermahlen und die meisten Unreinheiten sind entfernt. Problematisch daran ist, dass fein gemahlenes Salz zum Verklumpen neigt, deshalb werden verschiedene Zusatzstoffe, Rieselhilfen genannt, zugefügt. Die Unbedenklichkeit dieser Wirkstoffe ist zum Teil zweifelhaft, doch bisher scheint es keine großen Bedenken zu geben.

Ernte: Es wird in mehreren Teilen der Welt gewonnen.[26]

Nährstoffvergleich der beliebtesten Salze

Diese Tabelle enthält den (von Produkt zu Produkt unterschiedlichen) geschätzten Mineralgehalt und basiert bei jedem Salz auf der Tagesmenge.

	Jodiertes Speisesalz	*Redmond-Real-Salz*	*Keltisches Meersalz*	*Hawaii-Meersalz*	*Rosa Himalaja-Salz*
Jod	450 µg*	178 µg	6 µg	wenig bis keines	< 100–250 µg
Kalzium	0 mg	45 mg*	17 mg	11–14 mg	37 mg
Magnesium	0 mg	8 mg	40 mg*	30–35 mg	1,4 mg
Kalium	0 mg	9 mg	9 mg	18 mg	28–32 mg*

* Gibt das Salz mit dem höchsten Gehalt dieses Minerals an.

Wie bereits besprochen, sind die tatsächlichen Mengen zusätzlicher Spurenelemente, die die Meersalze liefern, ziemlich gering, mit Ausnahme des Jodgehalts (und vielleicht des Kalziumgehalts) im Redmond-Real-Salz und möglicherweise des Magnesiumgehalts in Keltischem und Hawaii-Meersalz. Falls Sie nicht genügend Jod zu sich nehmen, kann die Verwendung von Redmond-Real-Salz also einige Vorteile bieten. Nehmen Sie hingegen über Ihre Ernährung nicht genügend Kalzium oder Magnesium zu sich, dann können das Redmond-Real-Salz beziehungsweise das Keltische Meersalz der Gesundheit zusätzlich nützen im Vergleich zu einfachem Speisesalz. Jedoch liefert der Verzehr natürlicher Nahrungsmittel diese Spurenelemente mindestens in zehnfacher Menge.

Speisesalz und die hier aufgeführten beliebten Meersalze unterscheiden sich hauptsächlich in der Verarbeitung. Speisesalz soll gebleicht sein (um es reinweiß zu machen) und wird mit starker Hitze behandelt (ungefähr 650 Grad) und mit Rieselhilfen.[27] Die Meersalze hingegen werden anscheinend nicht so stark verarbeitet, was sie hinsichtlich ihrer Unbedenklichkeit vertrauenswürdiger macht.

Das (meiner Meinung nach) beste Salz wäre das Redmond-Real-Salz, und zwar hauptsächlich aus fünf Gründen:

1. Es scheint das günstigste Salz der beliebten Meersalze zu sein.
2. Es liefert eine sinnvolle Menge Jod.
3. Es könnte die wenigsten Verunreinigungen enthalten, denn es kommt aus einem urzeitlichen Meer.
4. Es scheint weniger radioaktive Elemente zu enthalten als Himalaja-Salz.
5. Es besteht nicht aus feuchten Kristallen (im Gegensatz zu Meersalzen aus heutigen Meeren) und braucht nicht an der Luft getrocknet zu werden.

Falls Sie über Ihre Ernährung wahrscheinlich nicht die empfohlene Tagesmenge Jod zu sich nehmen (150 g täglich für die meisten Menschen), könnten Redmond-Real-Salz oder jodiertes Speisesalz eine gute

Wahl für Sie sein. Ansonsten könnten Sie ein Nahrungsergänzungsmittel mit zusätzlichem Jod einnehmen.

Veganer sind besonders gefährdet für einen Jodmangel, denn zu den gängigsten Lebensmitteln mit einer nennenswerten Jodmenge zählen Milchprodukte, Eier, Krustentiere, Meeresfrüchte und Fisch sowie Sushi (Veganer können Jod über Algen, Cranberrys und gebackene Kartoffeln aufnehmen). Eine Sushirolle enthält zum Beispiel schätzungsweise 92 g Jod, hauptsächlich von Algen (laut Food Standards Australia New Zealand, das ist die dortige für die Lebensmittelsicherheit zuständige Behörde).[28]

Meine Empfehlung: Versuchen Sie zuerst, Jod über die Nahrung aufzunehmen. Da strenge Studien noch ausstehen, sollten Sie die tägliche empfohlene Jodmenge nicht nur über jodiertes Speisesalz zu sich nehmen. Salz isst man hauptsächlich, um sich Natrium und Chlorid zuzuführen. Falls Ihre Nahrung nicht genügend Jod enthält (oder Sie große Mengen Jod über den Schweiß abgeben) und Sie kein Jod-Nahrungsergänzungsmittel einnehmen möchten, könnte Redmond-Real-Salz oder jodiertes Speisesalz eine gute Möglichkeit für Sie sein.

Sollte die Jodzufuhr kein Thema für Sie sein, dann ist jedes Bio-Salz oder Bio-Knoblauchsalz ebenfalls eine gute Wahl, denn damit sparen Sie Geld und es ist weniger verarbeitet als Speisesalz. Der wirkliche Nutzen dieser weniger verarbeiteten Salze kommt von der geringeren Umweltbelastung und Verarbeitung, obwohl sich darüber sicher streiten lässt. Diese teureren Meersalze kosten zwischen drei- und zehnmal mehr als normales Speisesalz.

Sagen Sie Nein zum Salzersatz

Mitunter greifen Menschen, die auf ärztliche Empfehlung hin Salz vermeiden, zu Salzersatz. Doch diese Ersatzstoffe sind auch keine Lösung. Zum einen enthalten viele Salzersatzstoffe Kalium und Chlorid[29] statt Natriumchlorid, und Nierenpatienten haben häufig Schwierigkeiten, Kaliumchlorid zu verarbeiten oder überschüssiges auszuscheiden. Falls Sie chronisch nierenkrank sind oder Medikamente gegen Bluthochdruck nehmen (wie ACE-Hemmer oder kaliumsparende Diuretika), könnte die zusätzliche Kaliumansammlung zu einem Kaliumüberschuss führen (dieser Zustand wird Hyperkaliämie genannt), der tödlich sein kann, wenn er nicht rasch behandelt wird. Entscheiden Sie sich für die gesündeste Variante: natürliches Salz!

Schritt 5: Lassen Sie sich beim Sport von Salz antreiben

Wenn Sie merken, dass es Ihnen an Energie und Begeisterung für Sport mangelt, dann verspüren Sie vielleicht neue Energie und Motivation, wieder etwas für Ihre Fitness zu tun, sobald Sie diese grundlegenden Ernährungsthemen angehen.

Falls Sie eine Zeit lang wenig Sport gemacht haben, besteht ein guter Ausgangspunkt für mehr körperliche Aktivität (unter ärztlicher Kontrolle) in einfacher und maßvoller Bewegung, indem Sie etwa zwanzig Minuten lang einen flotten Spaziergang machen oder Fahrrad fahren. Doch bitte belassen Sie es nicht dabei – nehmen Sie auch Krafttraining hinzu, denn Krafttraining oder Widerstandsübungen (mit Fitnessbändern, Kraftgeräten oder Ihrem eigenen Körpergewicht) helfen am besten bei einer Insulinresistenz. Während Ihr Körper durch aerobes Training Insulin besser nutzen und gespeichertes Bauchfett besser abbauen kann, verbessert Widerstandstraining Ihre Insulinsensitivität und unterstützt Ihre Muskeln, mehr Glukose (Zucker) aus dem Blut aufzunehmen, wodurch der Blutzuckerspiegel sinkt. Selbst wenn Sie nur aktiv sind, unmittelbar bevor Sie etwas relativ Kohlenhydratreiches essen oder unmittelbar danach, kann diese Bewegung jegliche resultierenden Schwankungen im Blutzucker und bei der Insulinausschüttung verringern.

Beginnen Sie langsam und mit leichten Gewichten und bauen Sie darauf auf. Fangen Sie an, spazieren zu gehen, und steigern Sie sich langsam zum Joggen und zum Laufen. Nehmen Sie zuerst leichte Gewichte und steigen Sie allmählich auf schwerere um. Forscher der Universität von Verona in Italien fanden 2012 in einer Studie heraus: Nachdem 40 Teilnehmer mit Typ-2-Diabetes vier Monate lang aerobes Training oder Widerstandstraining absolviert hatten, hatte sich in beiden Gruppen die Insulinsensitivität verbessert und das Bauchfett reduziert.[30] In einer Studie der Technisch-Naturwissenschaftlichen Universität Trondheim in Norwegen stellten Wissenschaftler 2012 fest: Bei Probanden, die gefährdet waren, Typ-2-Diabetes zu entwickeln, verringerte sowohl maximales Widerstandstraining als auch anhaltendes Widerstandstraining die Insulinresistenz. Interessanterweise konnten die Muskeln durch den „Maximal-Ansatz", bei dem mit schwereren Gewichten Muskelkraft und Stärke trainiert wurden, Glukose (Zucker) besser aus dem Blut aufnehmen; der auf Ausdauer angelegte Ansatz des Widerstandstrainings erhöhte hingegen die Insulinsensitivität.[31] Auf welche Art auch immer – mit mehr Training kann Ihr Körper Zucker immer besser aus dem Blut aufnehmen, und infolgedessen werden Ihnen die Kohlenhydrate, die Sie essen, weniger schaden.

Je mehr Sport Sie treiben, desto mehr Salz brauchen Sie natürlich auch, denn Sie scheiden Salz über den Schweiß aus. Wichtig ist deshalb: Wenn Sie ausreichend Salz zu sich nehmen, können Sie leichter die notwendige Menge Wasser zurückhalten, darum sind Sie besser hydriert und haben somit von vornherein mehr Energie für Ihr Training. Schon ein einziger Teelöffel Salz verbessert Ihre Kondition; Ihr Krafttraining wird dadurch effizienter, weil das Blut besser zirkuliert und das Blutvolumen in den Arterien höher ist, denn es wird Wasser in die Arterien gezogen. So werden auch die Organe besser durchblutet. Durch eine Salzvermeidung schränken sich begeisterte Sportler selbst ein, sie erhöhen die Nebenwirkungen und die gefährlichen Risiken eines Kreislaufkollapses und reduzieren ihre Erfolge im Fitnessstudio. Das sage ich all meinen sportlich aktiven Freunden: Salz ist der Zugang zu stärkeren Muskeln, besserer Kondition und einem zunehmend geformten Körperbau.

Salz hat mein Trainingsprogramm gerettet

Für diese Lektion bezahlte ich teures Lehrgeld. Vor einigen Jahren hatte ich acht Monate lang nicht mehr im Fitnessstudio trainiert. (Zum Ende des Sommers hatte ich damit aufgehört und während des langen, acht Monate dauernden Winters zu Hause nur leichte Gewichten gestemmt.) Als ich am ersten Tag wieder ins Studio zurückkam, wollte ich einen weiteren 1-Jahres-Vertrag abschließen. Die Dame am Empfang sagte, ich solle erst einmal mein Training absolvieren und danach wiederkommen. Nachdem ich etwa eine Stunde lang Gewichte gestemmt hatte und gerade wieder zum Empfang ging, fühlte ich mich völlig benommen und hatte das Gefühl, der Raum würde sich drehen. Ich sagte der Dame, ich müsse mich einen Moment setzen, doch ich wollte sie nicht mitbekommen lassen, wie schlecht es mir wirklich ging.

Nun ja, es ließ sich dann doch nicht verbergen – unmittelbar darauf brach ich über einer Hantelbank zusammen, weil mein Körper so erschöpft war. Ich erschlaffte völlig, Gesicht nach unten, Augen geschlossen und konnte nur noch tief atmen. Ich hatte das Gefühl, ich läge unter einem 45-Kilo-Gewicht, unfähig, mich zu bewegen. Ich kam mir vor wie ein Fisch auf dem Trockenen; den Kopf zur Seite gedreht, lag ich bäuchlings da und schnappte nach Luft. So hilflos hatte ich mich noch nie gefühlt.

Nachdem ich ungefähr drei Minuten lang völlig erschöpft war und mich nicht bewegen konnte, kam ich wieder so weit zu Kräften, dass ich zum Empfang gehen konnte, und da erinnerte ich mich: Ich hatte vergessen, vor dem Training Salz zu nehmen!

Bevor ich am nächsten Tag ins Studio ging, nahm ich einen gehäuften Teelöffel trockenes Knoblauchsalz zu mir und spülte es mit Wasser hinunter. Sofort fühlte ich mich gekräftigt. Im Fitnessstudio konnte ich nicht nur länger und intensiver schwerere Gewichte stemmen, sondern sprintete danach auch noch eine Meile, ohne mich irgendwie erschöpft zu fühlen. Vergleichen Sie das mit dem ersten Tag, als ich mein Training nicht mit einem Lauf, sondern mit einer Beinahe-Ohnmacht beendete!

Auch wenn Sie derzeit nicht topfit sind, können Sie Ihr Energieniveau wunderbar steigern, indem Sie genügend Salz essen. Dadurch werden Sie mehr Sport treiben *wollen* und das ist mit das Beste, was Sie tun können, um das innerliche Verhungern zu reduzieren. Am besten überhaupt ist Folgendes: Wenn Sie Ihre Salzaufnahme nicht länger einschränken, kann Ihr Insulinspiegel auf einen normalen Wert sinken und Ihr Körper kann auf seine gespeicherte Energie zugreifen – mit anderen Worten, Sie verbrennen mehr Fett! Außerdem wird Ihr Körper die Kalorien verbrauchen, die Sie aus der Nahrung zur Energiegewinnung aufnehmen, statt sie sofort als Fett zu speichern. Noch wichtiger ist, der Spiegel Ihrer salzretinierenden Hormone sinkt und dadurch verbessert sich die Insulinsensitivität Ihrer Fettzellen. Hierdurch können diese nach und nach zusätzliches Fett und zusätzliche Glukose aufnehmen – und all das dorthin transportieren, wo es hinkommen soll, statt den Weg in Ihren Bauch und die inneren Organe zu finden. Ihr Gehirn wird besser auf Leptin ansprechen, Ihr Appetit regelt sich wieder natürlich und Sie haben genügend Energie, um Sport zu treiben und sich gut zu fühlen. Indem Sie Ihren inneren Salz-Thermostat neu starten und Sie wieder – wie schon lange nicht mehr – Salz in normaler Menge zu sich nehmen, kehren auch Schwung und Elan wieder zurück. So vermeiden Sie einen erneuten Zustand des Verhungerns, Sie schalten Ihren arbeitenden Stoffwechsel einen Gang höher und bekommen Ihr Gewicht in den Griff. Irgendwann wechseln Sie wieder über von „außen schlank und innen dick“ und bewegen sich in Richtung „außen und innen schlank“! Am allerbesten aber ist, dass Sie diese toxische Zuckersucht ein für alle Mal ablegen können.

Alle diese Vorteile rühren unmittelbar daher, dass Sie Ihr angeborenes Verlangen nach Salz wieder beachten, dass Sie wieder gesunde und natürliche Lebensmittel genießen und Ihrem Körper gestatten, das Salz zu essen, das er so verzweifelt will und braucht – statt ihm eines seiner Grundbedürfnisse zu verwehren.

Wenn Sie dieses Programm absolviert haben, werden Sie sich auf ein Leben freuen, in dem Sie gute, schmackhafte und gesunde Lebensmittel essen, die Ihre Gesundheit fördern. Sie werden frei sein von unendlichem Hunger und schädlicher Zuckergier. Sie werden lernen, auf Ihren

Salz-Thermostat zu achten, und Ihre Salzmenge angemessen dosieren, sodass Sie Bestleistungen vollbringen können. Und Sie werden auf die Salzräuber achten, die sich in Ihre Lebensweise einschleichen, wie Koffein, übermäßiger Zuckerkonsum und Medikamente. Im Laufe der Zeit werden Sie ein intuitives Gefühl dafür entwickeln, wann Sie noch einmal zum Salzstreuer greifen müssen. Sie werden endlich wieder im Einklang mit Ihrem Körper leben.

Nicht schlecht für eine kleine Prise Salz, nicht wahr?

Greifen Sie zum richtigen weißen Kristall

Nach der Lektüre dieses Buches wissen Sie hoffentlich um die Ernährungslüge, die uns allen weisgemacht wurde, und Sie haben nun ein Gefühl dafür, wie massiv sich die Salz-Kriege schon seit mehr als vier Jahrzehnten auf unseren Körper und unsere Gesundheit auswirken. Statt sich den Genuss dieses lebensnotwendigen Minerals zu versagen, ist es endlich an der Zeit, Salz wieder auf den Tisch zu stellen und es als einen Beitrag willkommen zu heißen, damit Sie sich besser fühlen und Ihr Körper besser funktioniert. Wir müssen die überholte, widerlegte Salz-Blutdruck-Hypothese hinter uns lassen und überlegen, was Salz für die gesamte menschliche Evolution geleistet hat. Wir müssen uns an Folgendes erinnern:

Salz verleiht Lebensmitteln einen fantastischen Geschmack. Wenn Sie mehr Salz zu sich nehmen, können Sie mehr gesunde Nahrungsmittel essen, die häufig bitter sind und durch Salz so viel besser schmecken. Salz ist unser Tor zu einer gesunden Ernährung. Solange Sie gesunde Lebensmittel mit viel Magnesium, Kalzium und Kalium essen, dürfte Salz Ihren Blutdruck nicht erhöhen.

Eine Salzreduzierung kann Ihren Blutdruck senken, doch das ist nicht immer wünschenswert! Den Blutdruck durch einen verringerten Salzkonsum zu senken, ist nicht unbedingt gesund. Im Allgemeinen weist es auf Probleme mit geringem Blutvolumen oder eine Dehydrierung hin. Ihr Blutdruck mag zwar niedriger sein, doch Ihr Kreislauf ist im Keller, Ihre Organe müssen mehr arbeiten und werden nur schlecht mit Sauerstoff und Nährstoffen versorgt – das Gegenteil von langfristiger Gesundheit tritt ein, die, wie beteuert wird, die Richtlinien doch eigentlich schützen sollen.

Eine Salzreduzierung erhöht die Herzfrequenz. Jede mit einer Dehydrierung einhergehende Blutdrucksenkung, die Sie durch eine Salzeinschränkung erreichen, wird durch die Erhöhung der Herzfrequenz aufgewogen. Während Sie also vielleicht eine Senkung des Blutdrucks um 2 Prozent beobachten, erhöht sich die Herzfrequenz der meisten Menschen um 10 Prozent. Dieser Anstieg der Herzfrequenz ist wahrscheinlich schädlicher als die geringe Blutdrucksenkung, weil Sie Herz und Arterien stärker belastet und unter Umständen zu Bluthochdruck, Herzschwäche und Herz-Kreislauf-Erkrankungen führt.

Eine Salzreduzierung verursacht ein belastendes Hormonungleichgewicht. Eine eingeschränkte Salzzufuhr erhöht den Spiegel der Hormone, die, wenn Sie im Übermaß ausgeschüttet werden, bekanntermaßen das Herz vergrößern und die Arterien verhärten. Mit anderen Worten, mehr Salz zu essen, kann die Entwicklung von Bluthochdruck und Herzschwäche verhindern, während eine Salzeinschränkung diese Krankheiten in Wirklichkeit *hervorrufen* kann! Eine salzarme Ernährung erhöht außerdem Ihr Fettleibigkeitsrisiko, weil sie den Insulinspiegel ansteigen lässt. Einfach ausgedrückt: Mit mehr Salz können wir schlank bleiben.

Salz könnte eine Lösung sein für die chronische Krankheitskrise in den USA und weltweit – und nicht ihre Ursache. Wie wir gesehen haben, kann eine niedrige Salzzufuhr eine Gewichtszunahme begünstigen und ebenso Bluthochdruck, Typ-2-Diabetes, Nierenprobleme, Herzinfarkte und Schlaganfälle, Schilddrüsenerkrankungen, Stürze und Verletzungen und möglicherweise sogar einen vorzeitigen Tod. Es ist wichtig, sich daran zu erinnern, dass die gleichen Risiken auch bestehen, wenn man in einem Salzmangelzustand lebt, sei es, weil Sie sich pflichtbewusst an die Richtlinien einer salzarmen Ernährung halten, weil Sie Sport treiben, eine zugrunde liegende Krankheit haben oder Medikamente einnehmen, die Ihrem Körper Salz entziehen. Wir müssen gründlich und kritisch über den *Salzgehalt in unserem Körper* nachdenken, statt *unseren Salzkonsum* zu kontrollieren versuchen. Ja, statt Richtlinien herauszugeben, die die Salzmenge in verarbeiteten Nahrungsmitteln beschränken, sollte die FDA, also die behördliche Lebensmittelüberwachung in den USA, ganz auf eine Salzbeschränkung verzichten. Dadurch sind Lebensmittelhersteller nicht mehr gezwungen, es durch andere, mit höherer Wahrscheinlichkeit gefährliche Substanzen zu ersetzen, wie künstliche Konservierungsstoffe oder Zucker. Bis diese Erkenntnis auch bis zur FDA durchsickert, möchte ich Ihnen hier nur einige Möglichkeiten nennen, wie Sie gegen die Finger-weg-vom-Salz-Propaganda ankämpfen können.

Was können Sie tun?

- ✔ Essen Sie natürliche, nicht industriell verarbeitete Nahrungsmittel und salzen Sie diese nach Ihrem Geschmack.
- ✔ Sprechen Sie mit Ihren Freunden und Familienmitgliedern über das hier vorgestellte Konzept.
- ✔ Besprechen Sie dieses Konzept auch mit Personen, die Sie medizinisch betreuen.
- ✔ Verzichten Sie auf raffinierten Zucker, der der wahre Übeltäter für Bluthochdruck ist.

Was können Ärzte tun?

- ✔ Fordern Sie Ihre Patienten nicht mehr auf, bewusst ihren Salzkonsum einzuschränken; der menschliche Körper weiß besser über die Salzaufnahme Bescheid als jede Richtlinie.
- ✔ Informieren Sie sich über die Kontraindikationen der Richtlinien für eine salzarme Ernährung und besprechen Sie diese Widersprüche mit Ihren Kollegen und der Krankenhaus- oder Praxisverwaltung.
- ✔ Treten Sie gegenüber Ihren Fachkollegen in der Ärzteschaft klar dafür ein, die Empfehlungen für eine salzarme Ernährung abzuschaffen.

Was können politische Entscheidungsträger tun?

- ✔ Diskutieren Sie dieses Konzept Buches mit Kollegen und Experten. Stellen Sie die Ansichten derer infrage, die sich auf „überliefertes Wissen" stützen, und fordern Sie sie auf, ihre Annahmen mit Nachweisen und qualitativ hochwertigen Studien zu untermauern.
- ✔ Schließen Sie sich der wachsenden Zahl von Stimmen an, die die FDA (bzw. Gesundheitsbehörden und Ernährungsgesellschaften in anderen Ländern) drängen, ihre willkürliche Politik aufzugeben, derzufolge sich Nahrungsmittelhersteller freiwillig zu einer Natriumbeschränkung verpflichten.
- ✔ Wenden Sie sich mit einer Petition an Ihre Abgeordneten, die Warnungen zu „salzreichen" Speisen in Restaurants, Sportstadien und Kinos abzuschaffen (ist hauptsächlich in den USA zu finden; Anm. d. Übers.).

In der Zwischenzeit sollten wir alle unser Augenmerk darauf richten, weniger von dem wirklich schädlichen weißen Kristall – dem Zucker – zu uns zu nehmen, und zwar unserer Taille, Gesundheit und Lebenserwartung zuliebe. Selbst wenn ein hoher Zuckerkonsum Sie nicht fettleibig macht, könnte Ihr süßer Zahn Sie heimlich und leise töten, indem er eine chronische Entzündung in Ihrem Körper hervorruft, sich verheerend auf Ihren Hormonhaushalt auswirkt, oxidativen Stress auslöst und eine koronare oder entzündungsbedingte Schädigung in anderer Form hervorruft, die Ihr Herzinfarkt- oder Schlaganfallrisiko erhöht und ebenso Ihr Risiko, Bluthochdruck oder Typ-2-Diabetes, Alzheimer, eine Fettleber oder bestimmte Formen von Krebs zu entwickeln. *Ein hoher Zuckerkonsum nimmt immer ein böses Ende.*

Dennoch kann man Zucker nur schwer widerstehen – und die Lebensmittelhersteller wissen das. Sie zielen darauf ab, verarbeitete, abgepackte Nahrungsmittel zu entwickeln, die an sich unwiderstehlich sind, sodass Sie immer wieder und immer mehr davon wollen. Deshalb setzen sie ihren Produkten routinemäßig, bewusst und absichtlich suchterzeugenden Zucker zu. Die aktuelle Politik muss damit aufhören, schlechte

Nahrungsmittel zu subventionieren, und sie muss damit beginnen, gesunde Lebensmittel zu fördern. Fördern und unterstützen Sie Pläne, zuckerhaltige Lebensmittel zu besteuern, wie dies etwa über eine im kalifornischen Berkeley und in Mexiko eingeführte Limonaden-Steuer der Fall ist. Das sind wunderbare Beispiele, wie durch die Besteuerung zuckerhaltiger Getränke der Konsum zurückgeht. Junkfood mit anschaulichen Warnaufklebern zu versehen, wäre ebenfalls ein Schritt in die richtige Richtung. Stellen Sie sich vor, Sie sehen ein diabetisches Geschwür auf einer Limonadendose, eine Fettleber neben einer gesunden Leber auf einer Kekspackung oder auf einem Etikett einen sechs Monate alten Säugling, der bereits fettleibig ist, weil er zuckerhaltige Babynahrung trinkt. Sie würden das Produkt mit wesentlich geringerer Wahrscheinlichkeit kaufen, nicht wahr?

Bis diese integrierten negativen Anreize Wirklichkeit werden, können Sie die Zuckergewohnheit auf viele verschiedene Arten für sich selbst ablegen, wie Sie in diesem Buch gesehen haben. Eine der machtvollsten und wirksamsten besteht darin, einfach mehr Salz zu essen. Billig, köstlich, vielseitig, lebensrettend: Salz ist ein machtvoller Verbündeter in Ihrem Kampf für ein sauberes und gesundes Nahrungsmittelangebot. Denken Sie daran: Sie könnten ohne weitere Auswirkungen für den Rest Ihres Lebens kein einziges Körnchen Zucker mehr essen, doch ohne Salz würden Sie nicht lange überleben.

Hoffentlich wendet sich das Blatt bald und unsere Gesundheitspolitiker erkennen dies. Wir müssen den Zuckerkonsum reduzieren und endlich beginnen, das Salz zu feiern. Ich appelliere an jeden Einzelnen von uns, an Eltern, Ärzte, politische Entscheidungsträger: Machen wir uns weniger Gedanken wegen Salz und richten wir unsere Aufmerksamkeit weit stärker auf den Zucker, das *wahrhaft* giftige weiße Kristall. Unsere Zukunft hängt davon ab.

Bitte genießen Sie in der Zwischenzeit bei jeder Mahlzeit eine der ältesten und angenehmsten natürlichen Schutzmaßnahmen für die Gesundheit. Stellen Sie den Salzstreuer auf den Tisch – für Ihre Geschmacksknospen und für Ihre Gesundheit!

Anhang

Zeittafel über 100 Jahre mit wichtigen historischen Ereignissen in Bezug auf Salz und Zucker

1904 und 1905 – Ambard und Beauchard wird das Verdienst zugeschrieben, die Salz-Blutdruck-Hypothese aufgestellt und die Ansicht geäußert zu haben, eine Salzretention verursache Bluthochdruck.[1]

1907 – Lowenstein bestätigte den Nutzen einer salzarmen Ernährung bei Bluthochdruck nicht.[2]

1920er-Jahre – Beginn der Salz-Kriege in den USA.[3]

1920 bis 1922 – Allen, Scherrill und Kollegen propagieren das Konzept, Salz erhöhe bei Menschen mit und ohne Nierenerkrankung den Blutdruck.[4]

1929 – Berger und Fineberg kommen zu dem Schluss, eine salzarme Ernährung (weniger als 1 g Salz pro Tag) sei bei fast 75 Prozent der Patienten mit essenziellem Bluthochdruck wirkungslos.[5]

1930 bis 1944 – Eine salzarme Ernährung verliert für die Behandlung von Bluthochdruck langsam an Ansehen.[6]

1944 bis 1948 – Kempner präsentiert den Nutzen seiner Reis-Diät (die unter anderem salzarm war).[7]

1945 – Grollman bestätigt, dass der Aspekt der geringen Salzaufnahme den Blutdruck senkte, und er erhält dafür viel Lob.[8] Doch in Wirklichkeit zeigte die Studie, dass nicht alle Patienten davon profitierten. Einige kamen zu Schaden (ein Patient verstarb) und ein anderer erlitt einen Kreislaufkollaps (der dadurch kuriert wurde, dass dem Patienten Salz verabreicht wurde).[9]

1950er-Jahre – Lewis Dahl und George Meneely stellen ihre Behauptung auf, Salz sei wichtig bei Bluthochdruck und chronischer Erkrankung.[10]

1950er-Jahre – Beginn einer Diskussion hauptsächlich über die Konzepte von Ancel Keys und John Yudkin, inwiefern gesättigte Fette statt Zucker Herzerkrankungen verursachen.[11]

1960er-Jahre – Lewis Dahl veröffentlicht einen berühmten Artikel; darin stellte er nur in fünf Bevölkerungsgruppen eine Beziehung zwischen einer höheren Natriumaufnahme und einem vermehrten Auftreten von Bluthochdruck fest.[12] Dieses Diagramm ähnelt stark den Belegen, mit denen Ancel Keys 1953 Fett in der Ernährung als Ursache für Erkrankungen der Herzkranzgefäße dämonisierte.[13]

1961 – Die amerikanische Herzgesellschaft übernimmt Keys' „Diät-Herz-Hypothese". Sie segnet das Konzept ab, wonach ein übermäßiger Konsum von gesättigten Fetten, nicht von Zucker, als „diätetischer Übeltäter" Herzerkrankungen verursachen.[14] Folgerichtig empfiehlt die Herzgesellschaft die Einschränkung tierischer Fette und einen vermehrten Verzehr von Pflanzenölen, um das Risiko für Herzkrankheiten zu verringern.

1966 – Hall und Hall zeigen, dass Zucker bei Ratten blutdrucksteigernd wirkt.[15]

1972 – *The New England Journal of Medicine* veröffentlicht einen Aufsatz von John Laragh und Kollegen, in dem es heißt: „Die Plasma-Renin-Aktivität taucht auf als möglicher Risikofaktor für Patienten mit essenzieller Hypertonie." Darüber hinaus zeigte die Studie, dass eine verringerte Natriumaufnahme mit einer höheren Plasma-Renin-Aktivität einherging.[16]

1974 – Richard A. Ahrens veröffentlicht eine Übersichtsarbeit, in der er darauf hinweist, dass Zucker Bluthochdruck und Herzerkrankungen antreibt.[17]

1974 – Nach Hinweisen des Food and Nutrition Board (Ausschuss für Lebensmittel und Ernährung) gibt es wenig direkte Belege dafür, dass eine Ernährung mit normaler Natriumzufuhr bei Personen mit unauffälligem Blutdruck eine Hypertonie hervorruft.[18]

1975 – Alexander Walker schreibt, dass es keine eindeutigen Daten gibt, wonach eine zuckerreiche Ernährung Herzerkrankungen oder Bluthochdruck begünstigt. Seine Forschung scheint zum Teil von der Zuckerindustrie gefördert worden zu sein.[19]

1976 – Edward Freis sowie Meneely und Battarbee veröffentlichen einflussreiche Übersichtsarbeiten über die Gefahren von Salz.[20]

1977 – In den *Ernährungszielen* wird empfohlen, dass alle US-Amerikaner ihren Salzkonsum auf 3 g pro Tag beschränken sollten.[21]

1978 – A. E. Harper veröffentlicht eine kritische Besprechung der Ernährungsziele von 1977, in der er zeigt: Die Nachweise für eine salzarme Ernährung bei Bluthochdruckpatienten wurden in unangemessener Weise auf die Allgemeinheit ausgeweitet; und eine tägliche Salzzufuhr von 3 g sei unrealistisch und unerreichbar.[22]

1979 – F. Olaf Simpson veröffentlicht eine Übersichtsarbeit, in der er den Nutzen einer salzarmen Ernährung anzweifelt.[23]

1980 – J. D. Swales veröffentlicht eine Übersichtsarbeit, in der er schlussfolgert, der ganzen Bevölkerung eine Natriumeinschränkung zu empfehlen, sei voreilig gewesen.[24]

1980 – Preuss und Preuss legen dar, dass Zucker (ohne hohe Salzzufuhr) bei Ratten mit normaler Nierenfunktion den Blutdruck erhöht.[25]

1981 – Yamori belegt, dass der Mittelblutdruck nicht erhöht ist, solange das Na/K-Verhältnis bei Japanern (trotz hoher Natriumaufnahme) unter 6 liegt.[26]

1982 – Das Nachrichtenmagazin *Time* veröffentlicht eine Ausgabe mit dem Titel: „Salz: ein neuer Bösewicht?“[27]

1983 – Tessio Rebello und Kollegen weisen erstmals nach, dass Zucker den Blutdruck bei Menschen signifikant erhöht.[28] Das war, nachdem wir Salz als diätetischen Hauptverursacher von Bluthochdruck verunglimpft hatten.

1983 – Robert E. Hodges und Tessio Rebello veröffentlichen eine Übersichtsarbeit, in der sie darlegen, dass Zucker sowohl bei Tieren als auch bei Menschen den Blutdruck erhöht.[29]

1985 – Boon und Aronson kommen in ihrer Übersichtsarbeit zu dem Schluss: Die Salzmenge, die für eine messbare Auswirkung auf den Blutdruck reduziert werden muss, war für die meisten Patienten unerreichbar.[30]

1988 – Die Intersalt-Studie belegt: Wenn die vier ursprünglichen Gesellschaften herausgerechnet wurden (woraufhin 48 Bevölkerungen übrig bleiben), ging eine höhere Natriumaufnahme nicht einher mit einem höheren Mittelblutdruck oder dem Auftreten von Bluthochdruck. Wichtig ist, der „Body-Mass-Index stand bei einzelnen Testpersonen in einer eindeutigen, signifikant eigenständigen Beziehung zum Blutdruck.“[31]

1989 – Harriet P. Dustan behauptet, Blutdruck und Salzmangel / Salzgehalt hängen nicht zusammen und ein „salzbedingter Bluthochdruck“ werde nicht ausschließlich durch die Salzaufnahme gesteuert, sondern wahrscheinlich durch Aldosteron, Norepinephrin und Epinephrin.[32]

1991 – Die erste Metaanalyse wird veröffentlicht (mit nicht-randomisierten und randomisierten Versuchen), in der Natriumeinschränkung und Blutdruck untersucht werden.[33] Allein auf der Grundlage der Blutdrucksenkung kamen die Autoren zu dem Schluss: „Eine Salzreduzierung um 100 mmol/24h würde die Todesfälle durch koronare Herzkrankheiten langfristig schätzungsweise um 30 Prozent senken.“ Und: „Eine Reduzierung der Natriumaufnahme um 50 mmol/24h würde das Auftreten von Schlaganfällen um ein Fünftel und das koronarer Herzkrankheiten um ein Sechstel senken.“

1993 – Im fünften Bericht des Joint National Committee on Prevention, Detection, Evaluation, and Treatment of High Blood Pressure (JNC 5) wird die kurz zuvor veröffentlichte Metaanalyse von 1991 zitiert, um eine Natriumeinschränkung zu untermauern.[34]

1995 – Michael Alderman und Kollegen veröffentlichen einen Artikel, in dem sie zeigen, dass ein „niedriger Natriumspiegel im Urin bei Männern mit behandeltem Bluthochdruck mit einem höheren Myokardinfarkt-Risiko in Verbindung gebracht wird.“[35]

1998 – Niels Graudal veröffentlicht eine Metaanalyse streng randomisierter Studien, in denen eine salzarme Ernährung untersucht wird. Als Ergebnis wurden minimale Blutdrucksenkungen festgestellt; LDL-Cholesterin, Gesamtcholesterin, Noradrenalin, Renin und Aldosteron erhöhten sich jedoch bei einer salzarmen Ernährung. Die Forscher folgerten: „Diese Ergebnisse sprechen nicht für eine allgemeine Empfehlung, die Natriumzufuhr zu reduzieren.“[36]

2001 – Der DASH-Natrium-Versuch wird veröffentlicht. Wie diese 30-tägige randomisierte Studie zeigt, kann sich eine verringerte Natriumzufuhr vorteilhaft auf eine Blutdrucksenkung auswirken.[37] Doch davon profitierten nur wenige Normotoniker im Alter von 45 oder jünger.[38] Zusätzlich stiegen bei Personen in der Kontrollgruppe, die ihren Salzkonsum einschränkten, die Triglyceridwerte, das Low-Density-Lipoprotein (LDL) und der Quotient aus Gesamtcholesterin und High-Density-Lipoprotein / HDL-Cholesterin.[39]

2002 – Raben und Kollegen weisen nach, dass eine zuckerreiche Ernährung den Blutdruck bei Menschen signifikant erhöht.[40]

2008 – Brown und Kollegen zeigen, dass Zucker bei Menschen Blutdruck, Herzfrequenz und Herzleistung erhöht, ebenso die Blutdruckvariabilität und den Sauerstoffbedarf der Herzmuskulatur.[41]

2010 – Perez-Poso und Kollegen belegen: Eine zuckerreiche Ernährung erhöht innerhalb weniger Wochen den ambulatorischen 24-Stunden-Blutdruck signifikant.[42]

2011 – Stolarz-Skrzypek und Kollegen veröffentlichen eine prospektive Bevölkerungsstudie mit der Schlussfolgerung: „Eine niedrige Natriumausscheidung ging mit einer höheren Sterbequote durch Herz-Kreislauf-Erkrankungen einher."[43]

2014 – Malik und Kollegen veröffentlichen eine systematische Übersicht über zwölf Studien (Querschnitts- und prospektive Kohortenstudien) mit mehr als 400 000 Teilnehmern. Dieser Übersicht zufolge wird das Trinken zuckergesüßter Getränke signifikant mit höherem Blutdruck und einem häufigeren Auftreten von Bluthochdruck assoziiert.[44]

2014 – Te Morenga und Kollegen veröffentlichen eine Metaanalyse randomisierter, kontrollierter Studien, die zeigen, dass eine zuckerreiche Ernährung den Blutdruck signifikant erhöht verglichen mit einer zuckerreduzierten Ernährung (die zuckerreiche Ernährung wirkt sich etwa doppelt so stark aus wie die bei veränderter Natriumzufuhr festgestellte).[45]

2014 – Adler und Kollegen veröffentlichen die neueste Cochrane-Metaanalyse randomisierter, kontrollierter Versuche. Diese zeigt minimale

Blutdrucksenkungen bei natriumarmer Ernährung und keine signifikant niedrigere Gesamtsterblichkeit oder Sterblichkeit aufgrund von Herz-Kreislauf-Erkrankungen.[46]

2014 – Graudal und Kollegen veröffentlichen eine Metaanalyse von 23 Kohortenstudien und zwei Follow-up-Studien randomisierter, kontrollierter Versuche mit 274 683 Patienten. Darin kommen sie zu dem Schluss: „Verglichen mit einer normalen Natriumaufnahme werden eine natriumarme und eine natriumreiche Ernährung mit erhöhter Sterblichkeit in Verbindung gebracht."[47]

2015 – Aus den Ernährungsrichtlinien für Amerikaner wurden die strengen Grenzwerte für die Natriumzufuhr (also 1 500 mg pro Tag) gestrichen, doch die Grenze von 2 300 mg bleibt bestehen.[48]

2016 – Eine niedrige Natriumzufuhr wird mit einem erhöhten Risiko für Herz-Kreislauf-Ereignisse und Tod in Zusammenhang gebracht, und zwar bei Menschen mit oder ohne Bluthochdruck. Eine hohe Natriumzufuhr wird mit diesen Symptomen hingegen nur bei Hypertoniepatienten einer zusammengefassten Analyse von vier Studien assoziiert.[49]

2016 – Auf der Grundlage einer Metaanalyse klinischer Studien sank bei Patienten ohne Bluthochdruck der Blutdruck bei einer Natriumbeschränkung nicht signifikant.[50]

Zeittafel der Empfehlungen zur Natriumaufnahme

1977 – 1. Auflage der Ernährungsziele: Als Höchstdosis für Natrium sind 1,2 g (3 g Salz) festgelegt.[51]

1977 – 2. Auflage der Ernährungsziele: Als Höchstdosis für Natrium sind 2 g (*5 g Salz*) festgelegt.[52]

1980 – Ernährungsrichtlinien für Amerikaner: „Verwenden Sie weniger Speisesalz", meiden Sie „eingelegte Nahrungsmittel, gesalzene Nüsse", „salzen Sie Babynahrung nicht", wir „essen viel mehr Natrium, als wir brauchen" und „besonders gefährdet durch übermäßiges Natrium sind Menschen mit hohem Blutdruck".[53]

1985 – Ernährungsrichtlinien für Amerikaner: „Meiden Sie zu viel Natrium."[54]

1990 – Ernährungsrichtlinien für Amerikaner: „Verwenden Sie Natrium nur maßvoll."[55]

1995 – Ernährungsrichtlinien für Amerikaner: Die Tagesdosis für Natrium beträgt 2 400 mg pro Tag (6 g Salz).[56]

2000 – Ernährungsrichtlinien für Amerikaner: „Gesunde Kinder und Erwachsene müssen nur kleine Mengen an Salz zu sich nehmen, um ihren Natriumbedarf zu decken – weniger als ¼ Teelöffel Salz täglich."[57]

2005 – Institute of Medicine (IOM): Das IOM führt eine *ausreichende Zufuhr* von 1 500 mg und eine *Höchstmenge* von 2 300 mg Natrium ein.[58]

2005 – Ernährungsrichtlinien für Amerikaner: Alle Amerikaner sollten pro Tag weniger als 2 300 mg Natrium konsumieren (ca. 1 Teelöffel Salz)[59] (auf der Grundlage des IOM-Berichts). „Menschen mit Bluthochdruck, Dunkelhäutige und Erwachsene mittleren und höheren Alters: Streben Sie an, täglich nicht mehr als 1 500 mg Natrium zu sich zu nehmen."

2010 – Ernährungsrichtlinien für Amerikaner: „Reduzieren Sie die tägliche Natriumzufuhr auf weniger als 2 300 mg. Menschen über 51 Jahre, Afroamerikaner (jeden Alters) oder Patienten mit Bluthochdruck, Diabetes oder einer chronischen Nierenerkrankung reduzieren die Einnahme auf 1 500 mg."[60]

2015 – Ernährungsrichtlinien für Amerikaner: Streichen Sie die Empfehlung zur strengen Natriumeinschränkung (d. h. 1 500 mg pro Tag), aber halten Sie sich weiter an die Empfehlung, nach der alle Amerikaner ihre Natriumaufnahme auf unter 2 300 mg beschränken sollten.[61]

Zeittafel zu den Empfehlungen für Zuckerkonsum

1977 – 1. Auflage der Ernährungsziele: 15 Prozent zugesetzter Zucker[62]

1977 – 2. Auflage der Ernährungsziele: 10 Prozent raffinierter und zugesetzter Zucker[63]

1980 – Ernährungsrichtlinien für Amerikaner: „Entgegen der weitverbreiteten Ansicht scheint zu viel Zucker in der Ernährung keinen Diabetes zu verursachen." Und: „Meiden Sie übermäßig viel Zucker."[64]

1985 – Ernährungsrichtlinien für Amerikaner: „Meiden Sie zu viel Zucker." Und: „Entgegen der weitverbreiteten Ansicht verursacht zu viel Zucker in der Ernährung keinen Diabetes."[65]

1990 – Ernährungsrichtlinien für Amerikaner: „Verwenden Sie Zucker nur in Maßen." Und: „Eine zuckerreiche Ernährung verursacht erwiesenermaßen keinen Diabetes."[66]

1995 – Ernährungsrichtlinien für Amerikaner: „Entscheiden Sie sich für eine Ernährung mit maßvollem Zuckerkonsum." Das erweckt den Eindruck, als würden die Verfasser der Empfehlungen wollen, dass wir zugesetzten Zucker essen.[67]

2000 – Ernährungsrichtlinien für Amerikaner: „Entscheiden Sie sich für Getränke und Nahrungsmittel, mit denen Sie Ihren Zuckerkonsum in Maßen halten." Hier wird in den Ernährungsrichtlinien erstmals nicht mehr behauptet, dass „Zucker keinen Diabetes verursacht" oder dass „nicht belegt ist, dass Zucker Diabetes verursacht."[68]

2002 – Institute of Medicine (IOM): 25 Prozent der Gesamtkalorien dürfen von zugesetztem Zucker kommen.[69]

2005 – Ernährungsrichtlinien für Amerikaner: Erlaubt sind 267 „dem eigenen Ermessen überlassene" Kalorien (die von zugesetztem Zucker und/oder festem Fett kommen). Das wären nur 67 g zugesetzter Zucker (267:4 Kalorien pro Gramm Zucker = 67). Doch es heißt, bis zu 72 g zugesetzter Zucker sind erlaubt.[70] („Falls Fett auf 22 Prozent der Kalorien reduziert wird, sind 18 Teelöffel [72 g] zugesetzter Zucker erlaubt.")

2010 – Ernährungsrichtlinien für Amerikaner: Im Prinzip können bis zu 19 Prozent der Gesamtkalorien aus zugesetztem Zucker verzehrt werden, wenn 3 000 Kalorien am Tag aufgenommen werden (in den Richtlinien wird das nicht ausdrücklich gesagt, doch wenn keine festen Fette gegessen werden, können 19 Prozent der Kalorien aus zugesetzten Zuckern stammen).[71]

2015 – Ernährungsrichtlinien für Amerikaner: Endlich wird empfohlen, zugesetzter Zucker sollte nicht mehr als 10 Prozent der Gesamtkalorien ausmachen.[72]

Medikamente, die den Salzbedarf erhöhen können

Eine hypovolämische Hyponatriämie kann hervorgerufen werden durch Thiazid- und Schleifendiuretika und Natrium-Glukose-Cotransporter-Hemmer (SGLT2-Hemmer, z. B. Dapagliflozin), die eingesetzt werden für die Behandlung von Diabetes, Nierenerkrankungen mit Salzverlust wie renal-tubuläre Acidose, Zystenniere und obstruktive Harnwegserkrankungen. Auch Medikamente wie Ciclosporin und Cisplatin[1] oder Erkrankungen wie eine Blutvergiftung[2] können eine hypovolämische Hyponatriämie hervorrufen. Zu einer Hyponatriämie können unter anderem auch folgende Medikamente führen: Oxcarbazepin, Trimethoprim, Antipsychotika, Antidepressiva, NSAID, Cyclophosphamid, Carbamazepin, Vincristin und Vinblastin, Thiothixen, Thioridazin, andere Phenothiazine, Haloperidol, Amitriptylin, andere trizyklische Antidepressiva, Monoaminooxidase-Hemmer, Bromocriptin, Clofibrat, Allgemeinanästhetika, Betäubungsmittel, Opiate, Ecstasy, Sulfonylharnstoffe und Amiodaron.[3]

Salzgehalt beliebter Lebensmittel

Sie können den Salzgehalt auf dem Etikett mit den Nährwertangaben Ihrer Lieblingsprodukte ermitteln, um sich ein Gefühl dafür zu vermitteln, nach wie viel Salz es Sie verlangt – diese Information ist nützlich, um sich mit Ihrem inneren Salz-Thermostat vertraut zu machen –, aber zählen Sie nicht die einzelnen Milligramm pro Tag. Ihr Körper wird Sie zur richtigen Aufnahmemenge lenken. In der folgenden Liste ist der Salzgehalt einiger gängiger Nahrungsmittel angegeben.

Nahrungsmittel	*Natriumgehalt*
Tiefgefrorene Fertigmahlzeiten	bis zu 1 800 mg pro Mahlzeit
Dosensuppen und Dosengemüse	bis zu 1 300 mg pro Portion
Hüttenkäse	ca. 1 000 mg pro Tasse
Spaghettisoße	bis zu 1 000 mg pro Tasse
Sandwiches	bis zu 900 mg pro Sandwich
Instant-Nudelsuppe mit Rindfleisch	757 mg pro Packung
Geröstete und gesalzene Kürbiskerne	bis zu 711 mg pro Unze (ca. 28 g)
Hotdog	bis zu 700 mg pro Hotdog
Tomatensaft	bis zu 700 mg pro 8 Unzen (ca. 226 g)
Teriyaki-Soße	690 mg pro Teelöffel
Roquefortkäse	507 mg pro Unze (ca. 28 g)
Salzbrezeln	480 mg pro Unze (ca. 28 g)
Bagel	ca. 460 mg pro Bagel
Veggie-Burger	400–500 mg pro Bratling
Sojasoße	409 mg pro Teelöffel
Amerikanischer Käse	400 mg pro Unze (ca. 28 g)
Salatdressing	bis zu 300 mg pro 2 Teelöffel
Kapern	255 mg pro Teelöffel
15-cm-Tortilla	ca. 200 mg
Cerealien	180–300 mg pro Portion

Nahrungsmittel	*Natriumgehalt*
Gepökelter Speck	175 mg pro Scheibe
Ketchup	150 mg pro Teelöffel
Spinat	125 mg pro Tasse
Sweet Relish (Würzsauce)	122 mg pro Teelöffel
Rote Beete	65 mg pro Rote Beete
Sellerie	50 mg pro großer Selleriestange
Karotten	50 mg pro großer Karotte

Quellen

http://www.health.com/health/gallery/#cottage-cheese-1

https://www.healthaliciousness.com/articles/what-foods-high-sodium.php

http://www.everydayhealth.com/heart-health-pictures/10-sneaky-sodium-bombs.aspx#02 http://www.webmd/com/diet/ss/slideshow-salt-shockers

http://www.foxnews.com/leisure/2013/02/25/8-high-sodium-foods-that-are-ok-to-eat

Quellenverzeichnis

Einleitung

1. http://www.cdc.gov/mmwr/preview/mmwrhtml/mm6425a3.htm.

Kapitel 1

1. Bayer, R., D. M. Johns, and S. Galea. 2012. Salt and public health: contested science and the challenge of evidence-based decision making. *Health Aff (Millwood)* 31(12): 2738–2746.
2. Overlack, A., et al. 1993. Divergent hemodynamic and hormonal responsesto varying salt intake in normotensive subjects. *Hypertension*22(3): 331–338.
3. Taubes, G. 2007. *Good Calories, Bad Calories.* New York: Knopf.

Kapitel 2

1. Denton, D. A. 1965. Evolutionary aspects of the emergence of aldosterone secretion and salt appetite. *Physiol Rev* 45: 245–295.
2. http://see-the-sea.org/facts/facts-body.htm.
3. https://web.stanford.edu/group/Urchin/mineral.html.
4. http://water.usgs.gov/edu/whyoceansalty.html.
5. Denton, D. A., M. J. McKinley, and R. S. Weisinger. 1996. Hypothalamic integration of body fluid regulation. *Proc Natl Acad Sci U S A* 93(14): 7397–7404.
6. Denton. Evolutionary aspects of the emergence of aldosterone secretion and salt appetite. 245–295.
7. Denton, McKinley, and Weisinger. Hypothalamic integration of body fluid regulation. 7397–7404.
8. Denton, McKinley, and Weisinger. Evolutionary aspects of the emergence of aldosterone secretion and salt appetite. 245–295.
9. http://www.independent.co.uk/news/science/did-humans-come-from-the-seas-instead-of-the-trees-much-derided-theory-of-evolution-about-aquatic-8608288.html; https://answersingenesis.org/natural-selection/adaptation/did-humans-evolve-from-a-fish-out-of-water/; http://evolution.berkeley.edu/evolibrary/article/evograms_04; https://en.m.wikipedia.org/wiki/Evolution_of_tetrapods.
10. Denton. Evolutionary aspects of the emergence of aldosterone secretion and salt appetite. 245–295.
11. Ibid.

12. https://answersingenesis.org/natural-selection/adaptation/did-humans-evolve-from-a-fish-out-of-water/; https://en.m.wikipedia.org/wiki/Evolution_of_tetrapods; https://en.wikipedia.org/wiki/Tetrapod
13. Denton. Evolutionary aspects of the emergence of aldosterone secretion and salt appetite. 245–295.
14. Ibid.
15. Ibid.
16. Denton, McKinley, and Weisinger. Hypothalamic integration of body fluid regulation. 7397–7404.
17. http://www.scientificamerican.com/article/how-can-sea-mammals-drink/
18. Luft, F. C., et al. 1979. Plasma and urinary norepinephrine values at extremes of sodium intake in normal man. *Hypertension* 1(3): 261–266.
19. Russon, A. E., et al. 2014. Orangutan fish eating, primate aquatic fauna eating, and their implications for the origins of ancestral hominin fish eating. *J Hum Evol* 77: 50–63.
20. Denton, McKinley, and Weisinger. Hypothalamic integration of body fluid regulation. 7397–7404.
21. Russon. Orangutan fish eating, primate aquatic fauna eating, and their implications for the origins of ancestral hominin fish eating. 50–63.
22. Ibid.
23. Ibid.
24. Ibid.
25. Ibid.
26. Stewart, K. M. 2014. Environmental change and hominin exploitation of C4-based resources in wetland/savanna mosaics. *J Hum Evol* 77: 1–16.
27. Brenna, J. T., and S. E. Carlson. 2014. Docosahexaenoic acid and human brain development: evidence that a dietary supply is needed for optimal development. *J Hum Evol* 77: 99–106.
28. Ibid.
29. http://www.dailymail.co.uk/sciencetech/article-2536015/Ancient-ancestors-ate-diet-tiger-nuts-worms-grasshoppers.html.
30. Agbaje, R. B., V. O. Oyetayo, and A. O. Ojokoh. 2015. Effect of fermentation methods on the mineral, amino and fatty acids composition of *Cyperus esculentus*. *Afr J Biochem Res* 9(7): 89–94.
31. Payne, C. L., et al. 2016. Are edible insects more or less 'healthy' than commonly consumed meats? A comparison using two nutrient profiling models developed to combat over- and undernutrition. *Eur J Clin Nutr* 70(3): 285–291.

32. Xiao, K., et al. 2010. Effects of dietary sodium on performance, flight and compensation strategies in the cotton bollworm, *Helicoverpa armigera* (Hübner) (Lepidoptera: Noctuidae). *Front Zool* 7(11): 1–8.

33. Ibid.

34. Payne. Are edible insects more or less 'healthy' than commonly consumed meats? A comparison using two nutrient profiling models developed to combat over- and undernutrition. 285–291.

35. Meneely, G. R., and H. D. Battarbee. 1976. High sodium-low Potassium environment and hypertension. *Am J Cardiol* 38(6): 768–785; Neal, B. 2014. Dietary salt is a public health hazard that requires vigorous attack. *Can J Cardiol* 30(5): 502–506.

36. Eaton, S. B., and M. Konner. 1985. Paleolithic nutrition. A consideration of its nature and current implications. *N Engl J Med* 312(5): 283–289.

37. Denton, D. 1997. Can hypertension be prevented? *J Hum Hypertens* 11(9): 563–569.

38. Gleibermann, L. 1973. Blood pressure and dietary salt in human populations. *Ecol Food Nutr* 2(2): 143–156.

39. O'Keefe, J. H., Jr., and L. Cordain 2004. Cardiovascular disease resulting from a diet and lifestyle at odds with our Paleolithic genome: how to become a 21st-century hunter-gatherer. *Mayo Clin Proc* 79(1): 101–108.

40. Denton. Evolutionary aspects of the emergence of aldosterone secretion and salt appetite. 245–295.

41. Denton, McKinley, and Weisinger. Hypothalamic integration of body fluid regulation. 7397–7404.

42. Folkow, B. 2003. [Salt and blood pressure—centenarian bone of contention]. *Lakartidningen* 100(40): 3142–3147. [Article in Swedish.]

43. Ibid.

44. Milligan, L. P., and B. W. McBride. 1985. Energy costs of ion pumping by animal tissues. *J Nutr* 115(10): 1374–1382.

45. Folkow. [Salt and blood pressure—centenarian bone of contention]. 3142–3147.

46. Overlack, A., et al. 1993. Divergent hemodynamic and hormonal responses to varying salt intake in normotensive subjects. *Hypertension* 22(3): 331–338.

47. Ritz, E. 1996. The history of salt—aspects of interest to the nephrologist. *Nephrol Dial Transplant* 11(6): 969–975.

48. Moinier, B. M., and T. B. Drueke. 2008. Aphrodite, sex and salt—from butterfly to man. *Nephrol Dial Transplant* 23(7): 2154–2161.

49 Ibid.

50 Ibid.

51. Ibid.
52. Denton, McKinley, and Weisinger. Hypothalamic integration of body fluid regulation. 7397–7404.
53. Ritz. The history of salt—aspects of interest to the nephrologist. 969–975.
54. https://en.wikipedia.org/wiki/Mud-puddling.
55. Moinier and Drueke. Aphrodite, sex and salt—from butterfly to man. 2154–2161.
56. Ibid.
57. Wassertheil-Smoller, S., et al. 1991. Effect of antihypertensives on sexual function and quality of life: the TAIM Study. *Ann Intern Med* 114(8): 613–620.
58. Jaaskelainen, J., A. Tiitinen, and R. Voutilainen. 2001. Sexual function and fertility in adult females and males with congenital adrenal hyperplasia. *Horm Res* 56(3–4): 73–80.

Kapitel 3

1. Meneely, G. R., and H. D. Battarbee. 1976. High sodium-low potassium environment and hypertension. *Am J Cardiol* 38(6): 768–785; Dahl, L. K. 2005. Possible role of salt intake in the development of essential hypertension. 1960. *Int J Epidemiol* 34(5): 967–972; discussion 972–974, 975–978.
2. Ha, S. K. 2014. Dietary salt intake and hypertension. *Electrolyte Blood Press* 12(1): 7–18.
3. Kurlansky, M. 2003. *Salt: A World History.* New York: Penguin.
4. Ibid.
5. Ibid.
6. Ibid.
7. Mente, A., M. J. O'Donnell, and S. Yusuf. 2014. The population risks of dietary salt excess are exaggerated. *Can J Cardiol* 30(5): 507–512.
8. Ritz, E. 1996. The history of salt—aspects of interest to the nephrologist. *Nephrol Dial Transplant* 11(6): 969–975.
9. Johnson, R. J. 2012. *The Fat Switch.* Mercola.com.
10. Johnson, R. J., et al. 2007. Potential role of sugar (fructose) in the epidemic of hypertension, obesity and the metabolic syndrome, diabetes, kidney disease, and cardiovascular disease. *Am J Clin Nutr* 86(4): 899–906.
11. http://www.heart.org/idc/groups/heart-public/@wcm/@sop/@smd/documents/downloadable/ucm_462020.pdf.
12. http://www.cdc.gov/nchs/data/databriefs/db133.htm; http://www.cdc.gov/mmwr/preview/mmwrhtml/su6203a24.htm.

13. DiNicolantonio, J. J., and S. C. Lucan. 2014. The wrong white crystals: not salt but sugar as aetiological in hypertension and cardiometabolic disease. *Open Heart* 1. doi:10.1136/openhrt-2014-000167.
14. Kurlansky. *Salt: A World History*.
15. Johnson. *The Fat Switch*.
16. Graudal, N. 2005. Commentary: possible role of salt intake in the development of essential hypertension. *Int J Epidemiol* 34: 972–974.
17. Ibid; https://books.google.com/books?id=SFUcAQAAMAAJ&pg=PA652&dq=ambard+lowenstein+salt+1907&hl=en&sa=X&ved=0ahUKEwig-p-9vKvPAhWCcD4KHUjKD0QQ6AEIHDAA#v=onepage&q=lowenstein&f=false; https://books.google.com/books?id=pTTQAAAAMAAJ&pg=PA417&lpg=PA417&dq=lowenstein+salt+1907&source=bl&ots=6hE8bSq3YD&sig=WIq6enQs0TnJaDi1_ZN72y7N2Ew&hl=en&sa=X&ved=0ahUKEwi2xsTt4arPAhXJzIMKHWHOAb0Q6AEIIDAB#v=onepage&q=lowenstein%20salt%201907&f=false.
18. Chapman, C. B., and T. B. Gibbons. 1950. The diet and hypertension: a review. *Medicine (Baltimore)* 29(1): 29–69.
19. Ibid; Pines, K. L., and G. A. Perera. 1949. Sodium chloride restriction in hypertensive vascular disease. *Med Clin North Am* 33(3): 713–725.
20. Chasis, H., et al. 1950. Salt and protein restriction: effects on blood pressure and renal hemodynamics in hypertensive patients. *JAMA* 142(10): 711–715.
21. Chapman and Gibbons. The diet and hypertension: a review. 29–69.
22. Klemmer, P., C. E. Grim, and F. C. Luft. 2014. Who and what drove Walter Kempner? The Rice Diet revisited. *Hypertension* 64(4): 684–688.
23. https://en.wikipedia.org/wiki/Rice_diet
24. Kempner, W. 1948. Treatment of hypertensive vascular disease with Rice Diet. *Am J Med* 4(4): 545–577.
25. Klemmer, Grim, and Luft. Who and what drove Walter Kempner? The Rice Diet revisited. 684–688.
26. Kempner. Treatment of hypertensive vascular disease with Rice Diet. 545–577.
27. Ibid.
28. Batuman, V. 2011. Salt and hypertension: why is there still a debate? *Kidney Int Suppl* 3(4): 316–320.
29. Ratliff, N. B. 2000. Of rice, grain, and zeal: lessons from Drs. Kempner and Esselstyn. *Cleve Clin J Med* 67(8): 565–566.
30. https://news.google.com/newspapers?nid=1955&dat=19971021&id=mEkwAAAAIBAJ&sjid=nKYFAAAAIBAJ&pg=3810,3940249&hl=en.
31. Kempner. Treatment of hypertensive vascular disease with Rice Diet. 545–577.

32. Ibid.
33. McCallum, L., et al. 2013. Serum chloride is an independent predictor of mortality in hypertensive patients. *Hypertension* 62(5): 836–843.
34. Kempner. Treatment of hypertensive vascular disease with Rice Diet. 545–577.
35. http://www.turner-white.com/memberfile.php?PubCode=hp_mar07_hypertensive.pdf.
36. Kempner. Treatment of hypertensive vascular disease with Rice Diet. 545–577.
37. Chasis. Salt and protein restriction: effects on blood pressure and renal hemodynamics in hypertensive patients. 711–715.
38. Rice Diet in hypertension. *Lancet.* 1950. 256(6637): 529–530.
39. Chasis. Salt and protein restriction: effects on blood pressure and renal hemodynamics in hypertensive patients. 711–715; Laragh, J. H., and M. S. Pecker. 1983. Dietary sodium and essential hypertension: some myths, hopes, and truths. *Ann Intern Med* 98(5 Pt 2): 735–743; Loofbourow, D. G., A. L. Galbraith, and R. S. Palmer. 1949. Effect of the Rice Diet on the level of the blood pressure in essential hypertension. *N Engl J Med* 240(23): 910–914; Schroeder, H. A., et al. 1949. Low sodium chloride diets in hypertension: effects on blood pressure. *JAMA* 140(5): 458–463; Corcoran, A. C., R. D. Taylor, and I. H. Page. 1951. Controlled observations on the effect of low sodium dietotherapy in essential hypertension. *Circulation* 3(1): 1–16.
40. Laragh and Pecker. Dietary sodium and essential hypertension: some myths, hopes, and truths. 735–743; Loofbourow, Galbraith, and Palmer. Effect of the Rice Diet on the level of the blood pressure in essential hypertension. 910–914; Schroeder. Low sodium chloride diets in hypertension: effects on blood pressure. 458–463; Watkin, D. M., et al. 1950. Effects of diet in essential hypertension. II. Results with unmodified Kempner Rice Diet in 50 hospitalized patients. *Am J Med* 9(4): 441–493; Page, I. H. 1951. Treatment of essential and malignant hypertension. *JAMA* 147(14): 1311–1318.
41. Laragh and Pecker. Dietary sodium and essential hypertension: some myths, hopes, and truths. 735–743.
42. Ibid; Reisin, E., et al. 1978. Effect of weight loss without salt restriction on the reduction of blood pressure in overweight hypertensive patients. *N Engl J Med* 298(1): 1–6; Tuck, M. L., et al. 1981. The effect of weight reduction on blood pressure, plasma renin activity, and plasma aldosterone levels in obese patients. *N Engl J Med* 304(16): 930–933.
43. Corcoran, Taylor, and Page. Controlled observations on the effect of low sodium dietotherapy in essential hypertension. 1–16.
44. Loofbourow, Galbraith, and Palmer. Effect of the Rice Diet on the level of the blood pressure in essential hypertension. 910–914.

45. Tasdemir, V., et al. 2015. Hyponatremia in the outpatient setting: clinical characteristics, risk factors, and outcome. *Int Urol Nephrol* 47(12): 1977–1983.
46. Laragh and Pecker. Dietary sodium and essential hypertension: some myths, hopes, and truths. 735–743; Mac, G. W., Jr. 1948. Risk of uremia due to sodium depletion. *JAMA* 137(16): 1377; Soloff, L. A., and J. Zatuchni, 1949. Syndrome of salt depletion induced by a regimen of sodium restriction and sodium diuresis. *JAMA* 139(17): 1136–1139; Grollman, A. R., et al. 1945. Sodium restriction in the diet for hypertension. *JAMA* 129(8): 533–537.
47. Schroeder. Low sodium chloride diets in hypertension: effects on blood pressure. 458–463.
48. Joe, B. 2015. Dr Lewis Kitchener Dahl, the Dahl rats, and the "inconvenient truth" about the genetics of hypertension. *Hypertension* 65(5): 963–969.
49 Dahl. Possible role of salt intake in the development of essential hypertension. 967–972; discussion 972–974, 975–978.
50 Joe. Dr Lewis Kitchener Dahl, the Dahl rats, and the "inconvenient truth" about the genetics of hypertension. 963–969.
51. Dahl, L. K., and R. A. Love. 1954. Evidence for relationship between sodium (chloride) intake and human essential hypertension. *AMA Arch Intern Med* 94(4): 525–531.
52. Rebello, T., R. E. Hodges, and J. L. Smith. 1983. Short-term effects of various sugars on antinatriuresis and blood pressure changes in normotensive young men. *Am J Clin Nutr* 38(1): 84–94.
53. Kearns, C. E., L. A. Schmidt, and S. A. Glantz. 2016. Sugar industry and coronary heart disease research: a historical analysis of internal industry documents. *JAMA Intern Med* 176(11): 1680–1685.
54. Dahl. Possible role of salt intake in the development of essential hypertension. 967–972; discussion 972–974, 975–978.
55. Ibid.
56. Folkow, B., and D. L. Ely. 1987. Dietary sodium effects on cardiovascular and sympathetic neuroeffector functions as studied in various rat models. *J Hypertens* 5(4): 383–395.
57. Grollman. Sodium restriction in the diet for hypertension. 533–537.
58. Dahl, L. K. 1968. Salt in processed baby foods. *Am J Clin Nutr* 21(8): 787–792; Infant mortality in the United States and abroad. *Stat Bull Metropol Life Insur Co*, 1967. 48: 2–6.
59. Dahl. Salt in processed baby foods. 787–792.
60. Meneely, G. R., and H. D. Battarbee. 1976. High sodium-low potassium environment and hypertension. *Am J Cardiol* 38(6): 768–785.
61. https://thescienceofnutrition.files.wordpress.com/2014/03/dietary-goals-for-the-united-states.pdf.

62. http://www.nytimes.com/1987/09/20/obituaries/george-r-meneely-75-dies-louisiana-medical-professor.html.
63. Meneely and Battarbee. High sodium-low potassium environment and hypertension. 768–785.
64. http://babel.hathitrust.org/cgi/pt?id=umn.31951d00283417h;view=1up;seq=7.
65. http://zerodisease.com/archive/Dietary_Goals_For_The_United_States.pdf.
66. http://babel.hathitrust.org/cgi/pt?id=umn.31951d00283417h;view=1up;seq=7.
67. Meneely and Battarbee. High sodium-low potassium environment and hypertension. 768–785.
68. http://babel.hathitrust.org/cgi/pt?id=umn.31951d00283417h;view=1up;seq=7.
69. Pearce, E. N., M. Andersson, and M. B. Zimmermann. 2013. Global iodine nutrition: where do we stand in 2013? *Thyroid* 23(5): 523–528.
70. Brown, W. J., Jr., F. K. Brown, and I. Krishan. 1971. Exchangeable sodium and blood volume in normotensive and hypertensive humans on high and low sodium intake. *Circulation* 43(4): 508–519.
71. Luft, F. C., et al. 1979. Plasma and urinary norepinephrine values at extremes of sodium intake in normal man. *Hypertension* 1(3): 261–266; Grant, H., and F. Reischsman. 1946. The effects of the ingestion of large amounts of sodium chloride on the arterial and venous pressures of normal subjects. *Am Heart J* 32(6): 704–712; Kirkendall, A. M., et al. 1976. The effect of dietary sodium chloride on blood pressure, body fluids, electrolytes, renal function, and serum lipids of normotensive man. *J Lab Clin Med* 87(3): 411–434.
72. Guyton, A. C., et al. 1980. Salt balance and long-term blood pressure control. *Annu Rev Med* 31: 15–27.
73. Luft. Plasma and urinary norepinephrine values at extremes of sodium intake in normal man. 261–266.
74. DiNicolantonio and Lucan. The wrong white crystals: not salt but sugar as aetiological in hypertension and cardiometabolic disease; Johnson, R. J., et al. 2015. The discovery of hypertension: evolving views on the role of the kidneys, and current hot topics. *Am J Physiol Renal Physiol* 308(3): F167–F178.
75. Meneely and Battarbee. High sodium-low potassium environment and hypertension. 768–785.
76. Loofbourow, Galbraith, and Palmer. Effect of the Rice Diet on the level of the blood pressure in essential hypertension. 910–914.
77. Dahl. Possible role of salt intake in the development of essential hypertension. 967–972; discussion 972–974, 975–978.

78. http://www.legacy.com/obituaries/nytimes/obituary.aspx?pid=174460411.
79. Laragh and Pecker. Dietary sodium and essential hypertension: some myths, hopes, and truths. 735–743.
80. MacGregor, G. A., et al. 1982. Double-blind randomised crossover trial of moderate sodium restriction in essential hypertension. *Lancet* 1(8268): 351–355.
81. http://www.health.gov/dietaryguidelines/dga2010/dietaryguidelines2010.pdf.
82. http://www.actiononsalt.org.uk/about/Staff Profiles/42511.html.
83. http://www.worldactiononsalt.com/about/index.html.
84. http://www.actiononsalt.org.uk/news/Salt in the news/2014/126738.html.
85. Law, M. R., C. D. Frost, and N. J. Wald. 1991. By how much does dietary salt reduction lower blood pressure? III—Analysis of data from trials of salt reduction. *BMJ* 302(6780): 819–824.
86. Graudal, N. A., A. M. Galloe, and P. Garred. 1998. Effects of sodium restriction on blood pressure, renin, aldosterone, catecholamines, cholesterols, and triglyceride: a meta-analysis. *JAMA* 279(17): 1383–1391; Midgley, J. P., et al. 1996. Effect of reduced dietary sodium on blood pressure: a meta-analysis of randomized controlled trials. *JAMA* 275(20): 1590–1597.
87. The fifth report of the Joint National Committee on Detection, Evaluation, and Treatment of High Blood Pressure (JNC V). *Arch Intern Med.* 1993. 153(2): 154–183.
88. Swales, J. 2000. Population advice on salt restriction: the social issues. *Am J Hypertens* 13(1 Pt 1): 2–7.
89. Ibid.
90. Graudal, Galloe, and Garred. Effects of sodium restriction on blood pressure, renin, aldosterone, catecholamines, cholesterols, and triglyceride: a meta-analysis. 1383–1391; Midgley. Effect of reduced dietary sodium on blood pressure: a meta-analysis of randomized controlled trials. 1590–1597; Swales, J. D. 1995. Dietary sodium restriction in hypertension. In J. H. Laragh and B. M. Brenner, eds., *Hypertension: Pathophysiology, Diagnosis and Management*, 283–298. New York: Raven Press.
91. Cutler, J. A., D. Follmann, and S. Allender. 1997. Randomized trials of sodium reduction: an overview. *Am J Clin Nutr* 65(2 Suppl): 643s–651s.
92. Kumanyika, S. K., et al. 1993. Feasibility and efficacy of sodium reduction in the Trials of Hypertension Prevention, phase I. Trials of Hypertension Prevention Collaborative Research Group. *Hypertension* 22(4): 502–512.
93. Ebrahim, S., and G. D. Smith. 1998. Lowering blood pressure: a systematic review of sustained effects of non-pharmacological interventions. *J Public Health Med* 20(4): 441–448.
94. Swales, J. D. 1991. Dietary salt and blood pressure: the role of meta-analyses. *J Hypertens Suppl* 9(6): S42–S46; discussion S47–S49.

95. Midgley. Effect of reduced dietary sodium on blood pressure: a meta-analysis of randomized controlled trials. 1590–1597.

96. Food and Nutrition Board. 1989. *Diet and Health: Implications for Reducing Chronic Disease Risk.* Washington, DC: National Academies Press; King, J. C., and K. J. Reimers. 2014. Beyond blood pressure: new paradigms in sodium intake reduction and health outcomes. *Adv Nutr* 5(5): 550–552; Sodium, potassium, body mass, alcohol and blood pressure: the INTERSALT Study. The INTERSALT Co-operative Research Group. *J Hypertens Suppl.* 1988. 6(4): S584–S586.

97. Intersalt: an international study of electrolyte excretion and blood pressure. Results for 24 hour urinary sodium and potassium excretion. Intersalt Cooperative Research Group. *BMJ.* 1988. 297(6644): 319–328.

98. Folkow, B., and D. Ely. 1998. Importance of the blood pressure-heart rate relationship. *Blood Press* 7(3): 133–138.

99. Overlack, A., et al. 1993. Divergent hemodynamic and hormonal responses to varying salt intake in normotensive subjects. *Hypertension* 22(3): 331–338.

100. Freedman, D. A., and D. B. Petitti. 2001. Salt and blood pressure. Conventional wisdom reconsidered. *Eval Rev* 25(3): 267–287.

101. Folkow, B. 2003. [Salt and blood pressure—centenarian bone of contention]. *Lakartidningen* 100(40): 3142–3147. [Article in Swedish.]; Folkow and Ely. Importance of the blood pressure-heart rate relationship. 133–138.

102. Food and Nutrition Board. 2005. Dietary Reference Intakes for Water, Potassium, Sodium, Chloride, and Sulfate By Standing Committee on the Scientific Evaluation of Dietary Reference Intakes, Panel on Dietary Reference Intakes for Electrolytes and Water. Washington, DC: Institute of Medicine.

103. Ibid.

104. Ibid.

105. http://www.health.gov/dietaryguidelines/dga2005/document/pdf/dga2005.pdf

106. http://www.jhsph.edu/faculty/directory/profile/15/lawrence-j-appel

107. http://www.nap.edu/read/10925/chapter/1%20-%20v.108. http://www.worldactiononsalt.com/about/members/index.html.

109. http://www.health.gov/dietaryguidelines/dga2010/dietaryguidelines2010.pdf.

110. http://www.forbes.com/sites/realspin/2015/04/09/if-you-must-have-a-dietary-culprit-at-least-pick-the-right-one/

111. Dietary fat and its relation to heart attacks and strokes. Report by the Central Committee for Medical and Community Program of the American Heart Association. *JAMA* 175(5): 389–391.

112. http://garytaubes.com/wp-content/uploads/2011/08/science-political-science-of-salt.pdf

113. http://www.theguardian.com/society/2003/apr/21/usnews.food
114. http://www.thedrum.com/news/2016/07/20/coca-cola-use-olympics-sponsorship-push-non-fizzy-drinks; http://fluoridealert.org/news/sugar-industry-has-subverted-public-health-policy-for-decades-study-finds/
115. http://well.blogs.nytimes.com/2015/08/09/coca-cola-funds-scientists-who-shift-blame-for-obesity-away-from-bad-diets/?_r=0; http://www.eurekalert.org/pub_releases/2015-02/bmj-bir020915.php; http://www.naturalnews.com/049027_Coca-Cola_payola_scheme_corporate_ propaganda.html; http://finance.yahoo.com/news/coke-healthy-snack-company-gets-message-104133830.html
116. Lucan, S. C., and J. J. DiNicolantonio. 2015. How calorie-focused thinking about obesity and related diseases may mislead and harm public health. An alternative. *Public Health Nutr* 18(4): 571–581.
117. Walker, A. R. 1975. Sucrose, hypertension, and heart disease. *Am J Clin Nutr* 28(3): 195–200.
118. Sievenpiper, J. L., L. Tappy, and F. Brouns. 2015. Letter to the editor regarding: DiNicolantonio JJ, O'Keefe JH, Lucan SC. Added Fructose: A Principal Driver of Type 2 Diabetes Mellitus and Its Consequences. *Mayo Clin Proc* January 26. pii: S0025-6196(15)00040-3.doi:10.1016/j.mayocp.2014.12.019. [Epub ahead of print] Review.
119. Johnson. Potential role of sugar (fructose) in the epidemic of hypertension, obesity and the metabolic syndrome, diabetes, kidney disease, and cardiovascular disease. 899–906; DiNicolantonio and Lucan. The wrong white crystals: not salt but sugar as aetiological in hypertension and cardiometabolic disease; DiNicolantonio, J. J., J. H. O'Keefe, and S. C. Lucan. 2015. In reply—fructose as a driver of diabetes: an incomplete view of the evidence. *Mayo Clin Proc* 90(7): 988–990; DiNicolantonio, J. J., J. H. O'Keefe, and S. C. Lucan. 2014. An unsavory truth: sugar, more than salt, predisposes to hypertension and chronic disease. *Am J Cardiol* 114(7): 1126–1128; DiNicolantonio, J. J., J. H. O'Keefe, and S. C. Lucan, Added fructose: a principal driver of type 2 diabetes mellitus and its consequences. *Mayo Clin Proc* 90(3): 372–381; Basu, S., et al. 2013. The relationship of sugar to population-level diabetes prevalence: an econometric analysis of repeated cross-sectional data. *PLoS One* 8(2): e57873.
120. http://zerodisease.com/archive/Dietary_Goals_For_The_United_States.pdf.
121. https://thescienceofnutrition.files.wordpress.com/2014/03/dietary-goals-for-the-united-states.pdf
122. http://content.time.com/time/covers/0,16641,19820315,00.html
123. http://content.time.com/time/covers/0,16641,19840326,00.html
124. http://content.time.com/time/covers/0,16641,19610113,00.html
125. http://www.health.gov/dietaryguidelines/1980thin.pdf; http://www.health.gov/dietaryguidelines/1985thin.pdf; http://www.health.gov/dietaryguidelines/

1990thin.pdf; http://www.cnpp.usda.gov/sites/default/files/dietary_guidelines_for_americans/1995DGConsumerBrochure.pdf

126. Rebello, Hodges, and Smith. Short-term effects of various sugars on antinatriuresis and blood pressure changes in normotensive young men. 84–94; Reiser, S., et al. 1981. Serum insulin and glucose in hyperinsulinemic subjects fed three different levels of sucrose. *Am J Clin Nutr* 34(11): 2348–2358; Yudkin, J. 1964. Patterns and trends in carbohydrate consumption and their relation to disease. *Proc Nutr Soc* 23: 149–162; Yudkin, J. 1964. Dietary fat and dietary sugar in relation to ischaemic heart-disease and diabetes. *Lancet* 2(7349): 4–5.
127. Reiser, S., et al. 1979. Isocaloric exchange of dietary starch and sucrose in humans. II. Effect on fasting blood insulin, glucose, and glucagon and on insulin and glucose response to a sucrose load. *Am J Clin Nutr* 32(11): 2206–2216.
128. Reiser. Serum insulin and glucose in hyperinsulinemic subjects fed three different levels of sucrose. 2348–2358.
129. DiNicolantonio, O'Keefe, and Lucan. Added fructose: a principal driver of type 2 diabetes mellitus and its consequences. 372–381.
130. Hujoel, P. 2009. Dietary carbohydrates and dental-systemic diseases. *J Dent Res* 88(6): 490–502.
131. Bes-Rastrollo, M., et al. 2013. Financial conflicts of interest and reporting bias regarding the association between sugar-sweetened beverages and weight gain: a systematic review of systematic reviews. *PLoS Med* 10(12): e1001578; discussion e1001578.
132. http://www.youtube.com/watch?v=eIlaGlBVphI.
133. Bray, G. A., and B. M. Popkin. 2014. Dietary sugar and body weight: have we reached a crisis in the epidemic of obesity and diabetes? Health be damned! Pour on the sugar. *Diabetes Care* 37(4): 950–956.
134. https://thescienceofnutrition.files.wordpress.com/2014/03/dietary-goals-for-the-united-states.pdf
135. Johnson. Potential role of sugar (fructose) in the epidemic of hypertension, obesity and the metabolic syndrome, diabetes, kidney disease, and cardiovascular disease. 899–906.
136. Bernstein, A. M., and W. C. Willett. 2010. Trends in 24 h urinary sodium excretion in the United States, 1957–2003: a systematic review. *Am J Clin Nutr* 92(5): 1172–1180.
137. DiNicolantonio and Lucan. The wrong white crystals: not salt but sugar as aetiological in hypertension and cardiometabolic disease; http://www.ers.usda.gov/data-products/food-availability-(per-capita)-data-system/food-availability-documentation.aspx)
138. http://www.qmfound.com/history_of_rations.htm

139. http://www.qmfound.com/army_rations_historical_background.htm

140. Ibid.

141. https://en.wikipedia.org/wiki/Refrigeration.

142. http://www.cdc.gov/nchs/data/databriefs/db88.pdf.

143. Antar, M. A., M. A. Ohlson, and R. E. Hodges. Changes in retail market food supplies in the United States in the last seventy years in relation to the incidence of coronary heart disease, with special reference to dietary carbohydrates and essential fatty acids. *Am J Clin Nutr* 14: 169–178.

144. http://health.gov/dietaryguidelines/2015-scientific-report/pdfs/scientific-report-of-the-2015-dietary-guidelines-advisory-committee.pdf

145. http://www.health.gov/dietaryguidelines/1980thin.pdf.

146. Trumbo, P., et al. 2002. Dietary reference intakes for energy, carbohydrate, fiber, fat, fatty acids, cholesterol, protein and amino acids. *J Am Diet Assoc* 102(11): 1621–1630.

147. http://www.health.gov/dietaryguidelines/dga2005/document/pdf/dga2005.pdf

148. http://www.health.gov/dietaryguidelines/dga2010/dietaryguidelines2010.pdf

149. http://health.gov/dietaryguidelines/2015-scientific-report/pdfs/scientific-report-of-the-2015-dietary-guidelines-advisory-committee.pdf

Kapitel 4

1. Park, J., and C. K. Kwock. 2015. Sodium intake and prevalence of hypertension, coronary heart disease, and stroke in Korean adults. *J Ethn Foods* 2(3): 92–96.

2. http://www.worldlifeexpectancy.com/cause-of-death/coronary-heart-disease/by-country/)

3. http://ec.europa.eu/health/nutrition_physical_activity/docs/salt_report1_en.pdf

4. http://www.worldlifeexpectancy.com/cause-of-death/coronary-heart-disease/by-country/)

5. https://en.wikipedia.org/wiki/List_of_countries_by_life_expectancy.

6. http://ec.europa.eu/health/nutrition_physical_activity/docs/salt_report1_en.pdf; http://ec.europa.eu/eurostat/statistics-explained/index.php/Causes_of_death_statistics; Elliot, P., and I. Brown. 2006. Sodium intakes around the world. http://www.who.int/dietphysicalactivity/Elliot-brown-2007.pdf

7. https://en.wikipedia.org/wiki/Kimchi

8. Park and Kwock. Sodium intake and prevalence of hypertension, coronary heart disease, and stroke in Korean adults. 92–96.

9. Elliot and Brown. Sodium intakes around the world.

10. Timio, M., et al. 1997. Blood pressure trend and cardiovascular events in nuns in a secluded order: a 30-year follow up study. *Blood Press* 6(2): 81–87.
11. Chappuis, A., et al. 2011. Swiss survey on salt intake: main results. https://serval.unil.ch/resource/serval:BIB%5f16AEF897B618.P001/REF
12. Ibid.
13. https://en.wikipedia.org/wiki/List_of_countries_by_life_expectancy
14. http://ec.europa.eu/health/nutrition_physical_activity/docs/salt_report1_en.pdf; http://ec.europa.eu/eurostat/statistics-explained/index.php/Causes_of_death_statistics; Elliot and Brown. Sodium intakes-around the world
15. Park and Kwock. Sodium intake and prevalence of hypertension, coronary heart disease, and stroke in Korean adults. 92–96.
16. Graudal, N. A., A. M. Galloe, and P. Garred. 1998. Effects of sodium restriction on blood pressure, renin, aldosterone, catecholamines, cholesterols, and triglyceride: a meta-analysis. *JAMA* 279(17): 1383–1391.
17. Ibid.
18. Kotchen, T. A., et al. 1989. Baroreceptor sensitivity in prehypertensive young adults. 13(6 Pt 2): 878–883; Longworth, D. L., et al. 1980. Divergent blood pressure responses during short-term sodium restriction in hypertension. *Clin Pharmacol Ther* 27(4): 544–546; Weinberger, M. H., et al. 1986. Definitions and characteristics of sodium sensitivity and blood pressure resistance. *Hypertension* 8(6 Pt 2): II127–II134; Egan, B. M., et al. 1991. Neurohumoral and metabolic effects of short-term dietary NaCl restriction in men. Relationship to salt-sensitivity status. *Am J Hypertens* 4(5 Pt 1): 416–421.
19. Graudal, Galloe, and Garred. Effects of sodium restriction on blood pressure, renin, aldosterone, catecholamines, cholesterols, and triglyceride: a meta-analysis. 1383–1391.
20. Sullivan, J. M., et al. 1980. Hemodynamic effects of dietary sodium in man: a preliminary report. *Hypertension* 2(4): 506–514.
21. Heaney, R. P. 2015. Making sense of the science of sodium. *Nutr Today* 50(2): 63–66.
22. Ibid.
23. Luft, F. C., et al. 1979. Plasma and urinary norepinephrine values at extremes of sodium intake in normal man. *Hypertension* 1(3): 261–266.
24. McDonough, D. J., and C. M. Wilhelmj. 1954. The effect of excess salt intake on human blood pressure. *Am J Dig Dis* 21(7): 180–181; Murray, R. H., et al. 1978. Blood pressure responses to extremes of sodium intake in normal man. *Proc Soc Exp Biol Med* 159(3): 432–436.
25. Murray. Blood pressure responses to extremes of sodium intake in normal man. 432–436.

26. Luft. Plasma and urinary norepinephrine values at extremes of sodium intake in normal man. 261–266.
27. Kirkendall, A. M., et al. 1976. The effect of dietary sodium chloride on blood pressure, body fluids, electrolytes, renal function, and serum lipids of normotensive man. *J Lab Clin Med* 87(3): 411–434.
28. Scribner, B. H. 1983. Salt and hypertension. *JAMA* 250(3): 388–389.
29. Egan. Neurohumoral and metabolic effects of short-term dietary NaCl restriction in men. Relationship to salt-sensitivity status. 416–421.
30. Longworth. Divergent blood pressure responses during short-term sodium restriction in hypertension. 544–546.
31. Heer, M., et al. 2000. High dietary sodium chloride consumption may not induce body fluid retention in humans. *Am J Physiol Renal Physiol* 278(4): F585–F595.
32. Haddy, F. J., and M. B. Pamnani. 1985. The kidney in the pathogenesis of hypertension: the role of sodium. *Am J Kidney Dis* 5(4): A5–A13; Beretta-Piccoli, C., et al. 1984. Body sodium blood volume state in essential hypertension: abnormal relation of exchangeable sodium to age and blood pressure in male patients. *J Cardiovasc Pharmacol* 6 (Suppl 1): S134–S142.
33. Finnerty, F. A., Jr., et al. 1970. Influence of extracellular fluid volume on response to antihypertensive drugs. *Circ Res* 27(1 Suppl 1): 71–82.
34. Luft. Plasma and urinary norepinephrine values at extremes of sodium intake in normal man. 261–266.
35. Kirkendall. The effect of dietary sodium chloride on blood pressure, body fluids, electrolytes, renal function, and serum lipids of normotensive man. 411–434.
36. Freis, E. D. 1976. Salt, volume and the prevention of hypertension. *Circulation* 53(4): 589–595.
37. Heaney. Making sense of the science of sodium. 63–66.
38. Srinivasan, S. R., et al. 1980. Effects of dietary sodium and sucrose on the induction of hypertension in spider monkeys. *Am J Clin Nutr* 33(3): 561–569.
39. Haddy and Pamnani. The kidney in the pathogenesis of hypertension: the role of sodium. A5–A13.
40. Overlack, A., et al. 1993. Divergent hemodynamic and hormonal responses to varying salt intake in normotensive subjects. *Hypertension* 22(3): 331–338; Folkow, B., and D. Ely. 1998. Importance of the blood pressure-heart rate relationship. *Blood Press* 7(3): 133–138.
41. Folkow, B. 2003. [Salt and blood pressure—centenarian bone of contention]. *Lakartidningen* 100(40): 3142–3147. [Article in Swedish]; Folkow and Ely. Importance of the blood pressure-heart rate relationship. 133–138.

42. Omvik, P., and P. Lund-Johansen. 1986. Is sodium restriction effective treatment of borderline and mild essential hypertension? A long-term haemodynamic study at rest and during exercise. 4(5): 535–541; Omvik, P., and P. Lund-Johansen. Hemodynamic effects at rest and during exercise of long-term sodium restriction in mild essential hypertension. *Acta Med Scand Suppl* 714: 71–74.

43. McCarty, M. F. 2005. Marinobufagenin may mediate the impact of salty diets on left ventricular hypertrophy by disrupting the protective function of coronary microvascular endothelium. *Med Hypotheses* 64(4): 854–863.

44. Ibid; Fedorova, O. V., et al. 2001. Marinobufagenin, an endogenous alpha-1 sodium pump ligand, in hypertensive Dahl salt-sensitive rats. *Hypertension* 37(2 Pt 2): 462–466.

45. Omvik and Lund-Johansen. Is sodium restriction effective treatment of borderline and mild essential hypertension? A long-term haemodynamic study at rest and during exercise. 535–541; Omvik and Lund-Johansen. Hemodynamic effects at rest and during exercise of long-term sodium restriction in mild essential hypertension. 71–74.

46. Bagrov, Y. Y., et al. 2005. Marinobufagenin, an endogenous inhibitor of alpha-1 Na/K-ATPase, is a novel factor in pathogenesis of diabetes mellitus. *Dokl Biol Sci* 404: 333–337; Bagrov, Y. Y., et al. 2005. Endogenous digitalis-like ligands and Na/K-ATPase inhibition in experimental diabetes mellitus. *Front Biosci* 10: 2257–2262.

47. Bagrov, Y. Y., et al. 2007. Endogenous sodium pump inhibitors, diabetes mellitus and preeclampsia. *Pathophysiol* 14(3–4): 147–151.

48. DiNicolantonio, J. J., J. H. O'Keefe, and S. C. Lucan. Added fructose: a principal driver of type 2 diabetes mellitus and its consequences. *Mayo Clin Proc* 90(3): 372–381.

49 Johnson, R. J., et al. 2007. Potential role of sugar (fructose) in the epidemic of hypertension, obesity and the metabolic syndrome, diabetes, kidney disease, and cardiovascular disease. *Am J Clin Nutr* 86(4): 899–906; Bes-Rastrollo, M., et al. 2013. Financial conflicts of interest and reporting bias regarding the association between sugar-sweetened beverages and weight gain: a systematic review of systematic reviews. *PLoS Med* 10(12): e1001578; discussion e1001578; Nakayama, T., et al. 2010. Dietary fructose causes tubulointerstitial injury in the normal rat kidney. *Am J Physiol Renal Physiol* 298(3): F712–F720; Cirillo, P., et al. 2009. Ketohexokinase-dependent metabolism of fructose induces proinflammatory mediators in proximal tubular cells. *J Am Soc Nephrol* 20(3): 545–553.

50 DiNicolantonio, O'Keefe, and Lucan. Added fructose: a principal driver of type 2 diabetes mellitus and its consequences. 372–381; Basu, S., et al. 2013. The relationship of sugar to population-level diabetes prevalence: an econometric analysis of repeated cross-sectional data. *PLoS One* 8(2): e57873;

Reiser, S., et al. 1981. Serum insulin and glucose in hyperinsulinemic subjects fed three different levels of sucrose. *Am J Clin Nutr* 34(11): 2348–2358.

51. Reiser. Serum insulin and glucose in hyperinsulinemic subjects fed three different levels of sucrose. 2348–2358.
52. McCarty. Marinobufagenin may mediate the impact of salty diets on left ventricular hypertrophy by disrupting the protective function of coronary microvascular endothelium. 854–863.
53. Giampietro, O., et al. 1988. Increased urinary excretion of digoxin-like immunoreactive substance by insulin-dependent diabetic patients: a linkage with hypertension? *Clin Chem* 34(12): 2418–2422.
54. Weidmann, P., and B. N. Trost. 1985. Pathogenesis and treatment of hypertension associated with diabetes. *Horm Metab Res Suppl* 15: 51–58; Christlieb, A. R., et al. 1985. Is insulin the link between hypertension and obesity? *Hypertension* 7(6 Pt 2): II54–II57.
55. Weidmann, P., C. Beretta-Piccoli, and B. N. Trost. Pressor factors and responsiveness in hypertension accompanying diabetes mellitus. *Hypertension* 7 (6 Pt 2): II33–II42; O'Hare, J. A., et al. 1985. Exchangeable sodium and renin in hypertensive diabetic patients with and without nephropathy. *Hypertension* 7(6 Pt 2): II43–II48; Feldt-Rasmussen, B., et al. 1987. Central role for sodium in the pathogenesis of blood pressure changes independent of angiotensin, aldosterone and catecholamines in type 1 (insulin-dependent) diabetes mellitus. *Diabetologia* 30(8): 610–617.
56. DeFronzo, R. A. 1981. The effect of insulin on renal sodium metabolism. A review with clinical implications. *Diabetologia* 21(3): 165–171; Vierhapper, H. 1985. Effect of exogenous insulin on blood pressure regulation in healthy and diabetic subjects. *Hypertension* 7(6 Pt 2): II49–II53.
57. Johansen, K., and A. P. Hansen. 1969. High 24-hour level of serum growth hormone in juvenile diabetics. *BMJ* 2(5653): 356–357.
58. Giampietro. Increased urinary excretion of digoxin-like immunoreactive substance by insulin-dependent diabetic patients: a linkage with hypertension? 2418–2422; Deray, G., et al. 1987. Evidence of an endogenous digitalis-like factor in the plasma of patients with acromegaly. *N Engl J Med* 316(10): 575–580.
59. Greene, D. A., S. A. Lattimer, and A. A. Sima. 1987. Sorbitol, phosphoinositides, and sodium-potassium-ATPase in the pathogenesis of diabetic complications. *N Engl J Med* 316(10): 599–606; Das, P. K., et al. 1976. Diminished ouabain-sensitive, sodium-potassium ATPase activity in sciatic nerves of rats with streptozotocin-induced diabetes. *Exp Neurol* 53(1): 285–288; Pierce, G. N., and N. S. Dhalla. 1983. Sarcolemmal Na+-K+- ATPase activity in diabetic rat heart. *Am J Physiol* 245(3): C241–C247; Finotti, P., and P. Palatini. 1986. Reduction of erythrocyte (Na+-K+) ATPase activity in type 1 (insulin-dependent) diabetic subjects and its activation by homologous plasma. *Diabetologia* 29(9): 623–628.

60. Jakobsen, J., G. M. Knudsen, and M. Juhler. Cation permeability of the blood-brain barrier in streptozotocin-diabetic rats. *Diabetologia* 30(6): 409–413; Moore, R. D. 1993. *The High Blood Pressure Solution.* Rochester, VT: Healing Arts Press.

61. Ng, L. L., M. Harker, and E. D. Abel. 1989. Leucocyte sodium content and sodium pump activity in overweight and lean hypertensives. *Clin Endocrinol (Oxf)* 30(2): 191–200.

62. Ferrannini, E., et al. 1989. Hypertension: a metabolic disorder? *Diabetes Metab* 15(5 Pt 2): 284–291; Ferrannini, E., et al. 1987. Insulin resistance in essential hypertension. *N Engl J Med* 317(6): 350–357; Reaven, G. M., and B. B. Hoffman. 1987. A role for insulin in the aetiology and course of hypertension? *Lancet* 2(8556): 435–437.

63. Cambien, F., et al. 1987. Body mass, blood pressure, glucose, and lipids. Does plasma insulin explain their relationships? *Arteriosclerosis* 7(2): 197–202.

64. Christlieb. Is insulin the link between hypertension and obesity? II54–II57; Vasdev, S., and J. Stuckless. 2010. Role of methylglyoxal in essential hypertension. *Int J Angiol* 19(2): e58–e65.

65. Ferrannini. Insulin resistance in essential hypertension. 350–357.

66. Yudkin, J. 1972. Sucrose and cardiovascular disease. *Proc Nutr Soc* 31(3): 331–337; Macdonald, I. 1971. Effects of dietary carbohydrate on lipid metabolism in primates. *Proc Nutr Soc* 30(3): 277–282.

67. Feldman, R. D., A. G. Logan, and N. D. Schmidt. 1996. Dietary salt restriction increases vascular insulin resistance. *Clin Pharmacol Ther* 60(4): 444–451; Feldman, R. D., and N. D. Schmidt. 1999. Moderate dietary salt restriction increases vascular and systemic insulin resistance. *Am J Hypertens* 12(6): 643–647.

68. Yudkin, J., V. V. Kakkar, and S. Szanto. 1969. Sugar intake, serum insulin and platelet adhesiveness in men with and without peripheral vascular disease. *Postgrad Med J* 45(527): 608–611.

69. Pazarloglou, M., et al. 2007. Evaluation of insulin resistance and sodium sensitivity in normotensive offspring of hypertensive individuals. *Am J Kidney Dis* 49(4): 540–546.

70. Ibid.

71. Falkner, B., et al. 1990. Insulin resistance and blood pressure in young black men. *Hypertension* 16(6): 706–711.

72. Pazarloglou. Evaluation of insulin resistance and sodium sensitivity in normotensive offspring of hypertensive individuals. 540–546.

73. Reaven, G. M., H. Lithell, and L. Landsberg. 1996. Hypertension and associated metabolic abnormalities—the role of insulin resistance and the sympathoadrenal system. *N Engl J Med* 334(6): 374–381; Scaglione, R., et al.

1995. Central obesity and hypertension: pathophysiologic role of renal haemodynamics and function. *Int J Obes Relat Metab Disord* 19(6): 403–409.

74. Sharma, A. M., et al. 1991. Salt sensitivity in young normotensive subjects is associated with a hyperinsulinemic response to oral glucose. *J Hypertens* 9(4): 329–335; Zavaroni, I., et al. 1995. Association between salt sensitivity and insulin concentrations in patients with hypertension. *Am J Hypertens* 8(8): 855–858; Fuenmayor, N., E. Moreira, and L. X. Cubeddu. 1998. Salt sensitivity is associated with insulin resistance in essential hypertension. *Am J Hypertens* 11(4 Pt 1): 397–402; Bigazzi, R., et al. 1996. Clustering of cardiovascular risk factors in salt-sensitive patients with essential hypertension: role of insulin. *Am J Hypertens* 9(1): 24–32.

75. Hoffmann, I. S., A. B. Alfieri, and L. X. Cubeddu. 2007. Effects of lifestyle changes and metformin on salt sensitivity and nitric oxide metabolism in obese salt-sensitive Hispanics. *J Hum Hypertens* 21(7): 571–578.

76. Rocchini, A. P., et al. 1989. The effect of weight loss on the sensitivity of blood pressure to sodium in obese adolescents. *N Engl J Med* 321(9): 580–585.

77. Muntzel, M. S., I. Hamidou, and S. Barrett. 1999. Metformin attenuates salt-induced hypertension in spontaneously hypertensive rats. *Hypertension* 33(5): 1135–1140.

78. Muntzel, M. S., B. Nyeduala, and S. Barrett. 1999. High dietary salt enhances acute depressor responses to metformin. *Am J Hypertens* 12(12 Pt 1–2): 1256–1259.

79. Tuck, M. L., et al. 1981. The effect of weight reduction on blood pressure, plasma renin activity, and plasma aldosterone levels in obese patients. *N Engl J Med* 304(16): 930–933.

80. Whitworth, J. A., et al. 1995. Mechanisms of cortisol-induced Hypertension in humans. *Steroids* 60(1): 76–80.

81. Bruckdorfer, K. R., et al. 1974. Diurnal changes in the concentrations of plasma lipids, sugars, insulin and corticosterone in rats fed diets containing various carbohydrates. *Horm Metab Res* 6(2): 99–106; Cawley, N. X. 2012. Sugar making sugar: gluconeogenesis triggered by fructose via a hypothalamic-adrenal-corticosterone circuit. *Endocrinology* 153(8): 3561–3563; Kovacevic, S., et al. 2014. Dietary fructose-related adiposity and glucocorticoid receptor function in visceral adipose tissue of female rats. *Eur J Nutr* 53(6): 1409–1420; Bursac, B. N., et al. 2013. Fructose consumption enhances glucocorticoid action in rat visceral adipose tissue. *J Nutr Biochem* 24(6): 1166–1172; London, E., and T. W. Castonguay. High fructose diets increase 11beta-hydroxysteroid dehydrogenase type 1 in liver and visceral adipose in rats within 24 h exposure. *Obesity (Silver Spring)* 19(5): 925–932.

82. Bruckdorfer. Diurnal changes in the concentrations of plasma lipids, sugars, insulin and corticosterone in rats fed diets containing various carbohydrates. 99–106.

83. Perera, G. A. 1950. The adrenal cortex and hypertension. *Bull N Y Acad Med* 26(2): 75–92; Perera, G. A., and D. W. Blood. 1947. The relationship of sodium chloride to hypertension. *J Clin Invest* 26(6): 1109–1118.

84. Cawley. Sugar making sugar: gluconeogenesis triggered by fructose via a hypothalamic-adrenal-corticosterone circuit. 3561–3563.

85. Lanaspa, M. A., et al. 2014. Endogenous fructose production and fructokinase activation mediate renal injury in diabetic nephropathy. *J Am Soc Nephrol* 25(11): 2526–2538; Tang, W. H., K. A. Martin, and J. Hwa. 2012. Aldose reductase, oxidative stress, and diabetic mellitus. *Front Pharmacol* 3: 87.

86. Perera and Blood. The relationship of sodium chloride to hypertension. 1109–1118.

87. Denton, D. 1982. *The Hunger for Salt: An Anthropological, Physiological and Medical Analysis.* New York: Springer-Verlag.

88. McCarty, M. F., and J. J. DiNicolantonio. 2014. Are organically grown foods safer and more healthful than conventionally grown foods? *Br J Nutr* 112(10): 1589–1591.

89. Yamagishi, K., et al. 2010. Dietary intake of saturated fatty acids and mortality from cardiovascular disease in Japanese: the Japan Collaborative Cohort Study for Evaluation of Cancer Risk (JACC) Study. *Am J Clin Nutr* 92(4): 759–765.

90. Sasaki. High blood pressure and the salt intake of the Japanese. 313–324.

91. Timio, M. Blood pressure trend and cardiovascular events in nuns in a secluded order: a 30-year follow-up study. 81–87.

92. Heaney. Making sense of the science of sodium. 63–66; Hollenberg, N. K., et al. 1997. Aging, acculturation, salt intake, and hypertension in the Kuna of Panama. *Hypertension* 29(1 Pt 2): 171–176.

93. Rouse, I. L., B. K. Armstrong, and L. J. Beilin. The relationship of blood pressure to diet and lifestyle in two religious populations. *J Hypertens* 1(1): 65–71.

94. Gleibermann, L. 1973. Blood pressure and dietary salt in human populations. *Ecol Food Nutr* 2(2): 143–156.

95. Ibid.

96. Ibid.

97. Gleibermann. Blood pressure and dietary salt in human populations. 143–156; http://goafrica.about.com/od/Best-Time-to-Visit-Africa/a/Rainy-Seasons-And-Dry-Seasons-In-Africa.htm

98. Gleibermann. Blood pressure and dietary salt in human populations. 143–156.

99. Kawasaki, T., et al. 1993. Investigation of high salt intake in a Nepalese population with low blood pressure. *J Hum Hypertens* 7(2): 131–140.
100. Gleibermann. Blood pressure and dietary salt in human populations. 143–156.
101. Ibid.
102. Sasaki, N. 1962. High blood pressure and the salt intake of the Japanese. *Jpn Heart J* 3: 313–324.
103. Gleibermann. Blood pressure and dietary salt in human populations. 143–156.
104. Ibid.
105. Swales, J. D. 1980. Dietary salt and hypertension. *Lancet* 1(8179): 1177–1179; Henry, J. P., and J. C. Cassel. Psychosocial factors in essential hypertension. Recent epidemiologic and animal experimental evidence. *Am J Epidemiol* 90(3): 171–200.
106. Sasaki. High blood pressure and the salt intake of the Japanese. 313–324.
107. Iimura, O., et al. 1981. Studies on the hypotensive effect of high potassium intake in patients with essential hypertension. *Clin Sci (Lond)* 61(Suppl 7): 77s–80s.
108. Rouse, Armstrong, and Beilin. The relationship of blood pressure to diet and lifestyle in two religious populations. 65–71.
109. Moore. *The High Blood Pressure Solution.*
110. DiNicolantonio, J. J., S. C. Lucan, and J. H. O'Keefe. 2016. The evidence for saturated fat and for sugar related to coronary heart disease. *Prog Cardiovasc Dis* 58(5): 464–472.
111. http://www.iom.edu/Reports/2013/Sodium-Intake-in-Populations-Assessment-of-Evidence/Report-Brief051413.aspx
112. Heaney. Making sense of the science of sodium. 63–66.
113. Catanozi, S., et al. 2003. Dietary sodium chloride restriction enhances aortic wall lipid storage and raises plasma lipid concentration in LDL receptor knockout mice. *J Lipid Res* 44(4): 727–732; Ivanovski, O., et al. 2005. Dietary salt restriction accelerates atherosclerosis in apolipoprotein E deficient mice. *Atherosclerosis* 180(2): 271–276.
114. Nakandakare, E. R., et al. 2008. Dietary salt restriction increases plasma lipoprotein and inflammatory marker concentrations in hypertensive patients. *Atherosclerosis* 200(2): 410–416.
115. Dzau, V. J. 1988. Mechanism of the interaction of hypertension and hypercholesterolemia in atherogenesis: the effects of antihypertensive agents. *Am Heart J* 116(6 Pt 2): 1725–1728; Leren, T. P. 1985. Doxazosin increases low density lipoprotein receptor activity. *Acta Pharmacol Toxicol (Copenh)* 56(3): 269–272.
116. Masugi, F., et al. 1988. Changes in plasma lipids and uric acid with sodium loading and sodium depletion in patients with essential hypertension. *J Hum Hypertens* 1(4): 293–298.

117. Harsha, D. W., et al. 2004. Effect of dietary sodium intake on blood lipids: results from the DASH-sodium trial. *Hypertension* 43(2): 393–398.

118. Krikken, J. A., et al. 2012. Short term dietary sodium restriction decreases HDL cholesterol, apolipoprotein A-I and high molecular weight adiponectin in healthy young men: relationships with renal hemodynamics and RAAS activation. *Nutr Metab Cardiovasc Dis* 22(1): 35–41.

119. Graudal, N. A., T. Hubeck-Graudal, and G. Jurgens. 2011. Effects of low sodium diet versus high sodium diet on blood pressure, renin, aldosterone, catecholamines, cholesterol, and triglyceride. *Cochrane Database Syst Rev* (11): Cd004022.

120. Weder, A. B., and B. M. Egan. 1991. Potential deleterious impact of dietary salt restriction on cardiovascular risk factors. *Klin Wochenschr* 69(Suppl 25): 45–50.

121. Rillaerts, E., et al. 1989. Blood viscosity in human obesity: relation to glucose tolerance and insulin status. *Int J Obes* 13(6): 739–745.

122. Overlack. Divergent hemodynamic and hormonal responses to varying salt intake in normotensive subjects. 331–338; Dimsdale, J. E., et al. 1990. Prediction of salt sensitivity. *Am J Hypertens* 3(6 Pt 1): 429–435.

123. Graudal, Hubeck-Graudal, and Jurgens. Effects of low sodium diet versus high sodium diet on blood pressure, renin, aldosterone, catecholamines, cholesterol, and triglyceride. Cd004022.

124. Weder and Egan. Potential deleterious impact of dietary salt restriction on cardiovascular risk factors. 45–50.

125. Ibid.

126. Alderman, M. H., et al. 1995. Low urinary sodium is associated with greater risk of myocardial infarction among treated hypertensive men. *Hypertension* 25(6): 1144–1152.

127. Stolarz-Skrzypek, K., et al. 2011. Fatal and nonfatal outcomes, incidence of hypertension, and blood pressure changes in relation to urinary sodium excretion. *JAMA* 305(17): 1777–1785.

128. O'Donnell, M., et al. 2014. Urinary sodium and potassium excretion, mortality, and cardiovascular events. *N Engl J Med* 371(7): 612–623.

129. Graudal, N., et al. 2014. Compared with usual sodium intake, lowand excessive-sodium diets are associated with increased mortality: a meta-analysis. *Am J Hypertens* 27(9): 1129–1137.

Kapitel 5

1. http://www.cdc.gov/nchs/data/hestat/obesity_adult_09_10/obesity_adult_09_10.htm

2. Lucan, S. C., and J. J. DiNicolantonio. 2015. How calorie-focused thinking about obesity and related diseases may mislead and harm public health. An

alternative. *Public Health Nutr* 18(4): 571–581; Bray, G. A., S. J. Nielsen, and B. M. Popkin. 2004. Consumption of high-fructose corn syrup in beverages may play a role in the epidemic of obesity. *Am J Clin Nutr* 79(4): 537–543; DiNicolantonio, J. J. 2014. The cardiometabolic consequences of replacing saturated fats with carbohydrates or Ω 6 polyunsaturated fats: do the dietary guidelines have it wrong? *Open Heart* 1: e000032. doi:10.1136/openhrt-2013-000032.

3. Taubes, G. 2007. *Good Calories, Bad Calories.* New York: Knopf; Prada, P. O., et al. 2005. Low salt intake modulates insulin signaling, JNK activity and IRS-1ser307 phosphorylation in rat tissues. *J Endocrinol* 185(3): 429–437; Garg, R., et al. 2011. Low-salt diet increases insulin resistance in healthy subjects. *Metabolism* 60(7): 965–968.
4. Weidemann, B. J., et al. 2015. Dietary sodium suppresses digestive efficiency via the renin-angiotensin system. *Sci Rep* 5: 11123.
5. Taubes. *Good Calories, Bad Calories.*
6. Gupta, N., K. K. Jani, and N. Gupta. 2011. Hypertension: salt restriction, sodium homeostasis, and other ions. *Indian J Med Sci* 65(3): 121–132.
7. Taubes. *Good Calories, Bad Calories.*
8. Lustig, R. H. 2011. Hypothalamic obesity after craniopharyngioma: mechanisms, diagnosis, and treatment. *Front Endocrinol* 2: 60.
9. Taubes. *Good Calories, Bad Calories.*
10. Prada. Low salt intake modulates insulin signaling, JNK activity and IRS-1ser307 phosphorylation in rat tissues. 429–437; Leandro, S. M., et al. 2008. Low birth weight in response to salt restriction during pregnancy is not due to alterations in uterine-placental blood flow or the placental and peripheral renin-angiotensin system. *Physiol Behav* 95(1–2): 145–151; Lopes, K. L., et al. 2008. Perinatal salt restriction: a new pathway to programming adiposity indices in adult female Wistar rats. *Life Sci* 82(13–14): 728–732; Vidonho, A. F., Jr., et al. 2004. Perinatal salt restriction: a new pathway to programming insulin resistance and dyslipidemia in adult Wistar rats. *Pediatr Res* 56(6): 842–848.
11. Wilcox, G. 2005. Insulin and insulin resistance. *Clin Biochem Rev* 26(2): 19–39; http://www.news-medical.net/health/Insulin-Resistance-Diagnosis.aspx; Wu, T., et al. 2002. Associations of serum C reactive protein with fasting insulin, glucose, and glycosylated hemoglobin: the Third National Health and Nutrition Examination Survey, 1988–1994. *Am J Epidemiol* 155(1): 65–71; Palaniappan, L. P., M. R. Carnethon, and S. P. Fortmann. Heterogeneity in the relationship between ethnicity, BMI, and fasting insulin. *Diabetes Care* 25(8): 1351–1357; Lindeberg, S., et al. 1999. Low serum insulin in traditional Pacific Islanders—the Kitava Study. *Metabolism* 48(10): 1216–1219; Lindgarde, F., et al. 2004. Traditional versus agricultural lifestyle among Shuar women of the Ecuadorian Amazon: effects on leptin levels. *Metabolism* 53(10): 1355–1358.

12. Patel, S. M., et al. 2015. Dietary sodium reduction does not affect circulating glucose concentrations in fasting children or adults: findings from a systematic review and meta-analysis. *J Nutr* 145(3): 505–513.

13. Egan, B. M., K. Stepniakowski, and P. Nazzaro. 1994. Insulin levels are similar in obese salt-sensitive and salt-resistant hypertensive subjects. *Hypertension* 23(1 Suppl): I1–I7; Egan, B. M., and K. Stepniakowski. 1993. Effects of enalapril on the hyperinsulinemic response to severe salt restriction in obese young men with mild systemic hypertension. *Am J Cardiol* 72(1): 53–57; Egan, B. M., and K. T. Stepniakowski. 1997. Adverse effects of short-term, very-low-salt diets in subjects with risk-factor clustering. *Am J Clin Nutr* 65(2 Suppl): 671s–677s.

14. Iwaoka, T., et al. 1988. The effect of low and high NaCl diets on oral glucose tolerance. *Klin Wochenschr* 66(16): 724–728.

15. Egan, B. M., K. Stepniakowski, and T. L. Goodfriend. 1994. Renin and aldosterone are higher and the hyperinsulinemic effect of salt restriction greater in subjects with risk factors clustering. *Am J Hypertens* 7(10 Pt 1): 886–893.

16. Egan and Stepniakowski. Adverse effects of short-term, very-low-salt diets in subjects with risk-factor clustering. 671s–677s.

17. Ibid.

18. Egan, B. M., and D. T. Lackland. 2000. Biochemical and metabolic effects of very-low-salt diets. *Am J Med Sci* 320(4): 233–239.

19. Ruppert, M., et al. 1991. Short-term dietary sodium restriction increases serum lipids and insulin in salt-sensitive and salt-resistant normotensive adults. *Klin Wochenschr* 69(Suppl 25): 51–57.

20. Patel. Dietary sodium reduction does not affect circulating glucose concentrations in fasting children or adults: findings from a systematic review and meta-analysis. 505–513; Egan, Stepniakowski, and Nazzaro. Insulin levels are similar in obese salt-sensitive and salt-resistant hypertensive subjects. I1–I7; Egan and Stepniakowski. Effects of enalapril on the hyperinsulinemic response to severe salt restriction in obese young men with mild systemic hypertension. 53–57.

21. Egan, B. M., et al. 1991. Neurohumoral and metabolic effects of short-term dietary NaCl restriction in men. Relationship to salt-sensitivity status. *Am J Hypertens* 4(5 Pt 1): 416–421.

22. Prada, P., et al. 2000. High- or low-salt diet from weaning to adulthood: effect on insulin sensitivity in Wistar rats. *Hypertension* 35(1 Pt 2): 424–429.

23. Okamoto, M. M., et al. 2004. Changes in dietary sodium consumption modulate GLUT4 gene expression and early steps of insulin signaling. *Am J Physiol Regul Integr Comp Physiol* 286(4): R779–R785.

24. Iwaoka. The effect of low and high NaCl diets on oral glucose tolerance. 724–728; Ruppert. Short-term dietary sodium restriction increases serum

lipids and insulin in salt-sensitive and salt-resistant normotensive adults. 51–57; Sharma, A. M., et al. 1990. Dietary sodium restriction: adverse effect on plasma lipids. *Klin Wochenschr* 68(13): 664–668.

25. Prada. High- or low-salt diet from weaning to adulthood: effect on insulin sensitivity in Wistar rats. 424–429. 26. Xavier, A. R., et al. 2003. Dietary sodium restriction exacerbates age-related changes in rat adipose tissue and liver lipogenesis. *Metabolism* 52(8): 1072–1077.
27. Ames, R. P. 2001. The effect of sodium supplementation on glucose tolerance and insulin concentrations in patients with hypertension and diabetes mellitus. *Am J Hypertens* 14(7 Pt 1): 653–659.
28. McCarty, M. F. 2004. Elevated sympathetic activity may promote insulin resistance syndrome by activating alpha 1 adrenergic receptors on adipocytes. *Med Hypotheses* 62(5): 830–838.
29. Ibid; Pollare, T., H. Lithell, and C. Berne. 1989. A comparison of the effects of hydrochlorothiazide and captopril on glucose and lipid metabolism in patients with hypertension. *N Engl J Med* 321(13): 868–873.
30. DiNicolantonio, J. J., J. H. O'Keefe, and S. C. Lucan. Added fructose: a principal driver of type 2 diabetes mellitus and its consequences. *Mayo Clin Proc* 90(3): 372–381.
31. Lustig, R. H. 2010. Fructose: metabolic, hedonic, and societal parallels with ethanol. *J Am Diet Assoc* 110(9): 1307–1321.
32. Bursac, B. N., et al. 2014. High-fructose diet leads to visceral adiposity and hypothalamic leptin resistance in male rats—do glucocorticoids play a role? *J Nutr Biochem* 25(4): 446–455.
33. Lim, J. S., et al. 2010. The role of fructose in the pathogenesis of NAFLD and the metabolic syndrome. *Nat Rev Gastroenterol Hepatol* 7(5): 251–264; Abdelmalek, M. F., et al. 2012. Higher dietary fructose is associated with impaired hepatic adenosine triphosphate homeostasis in obese individuals with type 2 diabetes. *Hepatology* 56(3): 952–960.
34. Palmer, B. F., and D. J. Clegg. 2015. Electrolyte and acid-base disturbances in patients with diabetes mellitus. *N Engl J Med* 373(6): 548–559.

Kapitel 6

1. https://books.google.com/books?id=WuMRAAAAYAAJ&pg=PA364&dq=Lapicque+salt&hl=en&sa=X&ved=0ahUKEwj9ucSG6bnPAhWJ8z4KHd-3BLAQ6AEIKDAC#v=onepage&q=Lapicque&f=false
2. https://books.google.com/books?id=NIdYAAAAMAAJ&pg=PA441&lpg=PA441&dq=m.+lapicque+salt&source=bl&ots=KOUJakgy-A&sig=4QvD1iNRHZ3xXEonXtoZU04VH_8&hl=en&sa=X&ved=0ahUKEwjMgZvu6bnPAhXLOD4KHaILCbEQ6AEIHDAA#v=onepage&q=m.%20lapicque%20salt&f=false

3. Dorhout Mees, E. J., and T. Thien. 2008. Beyond science: the salt debate. *Neth J Med* 66(10): 404–407.
4. Meneely, G. R., and H. D. Battarbee. 1976. High sodium-low potassium environment and hypertension. *Am J Cardiol* 38(6): 768–785.
5. Ibid.
6. Ghooi, R. B., V. V. Valanju, and M. G. Rajarshi. 1993. Salt restriction in hypertension. *Med Hypotheses* 41(2): 137–140.
7. Denton, D. 1982. *The Hunger for Salt: An Anthropological, Physiological and Medical Analysis.* New York: Springer-Verlag; Ghooi, Valanju, and Rajarshi. Salt restriction in hypertension. 137–140.
8. Folkow, B. 2003. [Salt and blood pressure—centenarian bone of contention]. *Lakartidningen* 100(40): 3142–3147. [Article in Swedish]; Wald, N., and M. Leshem. 2003. Salt conditions a flavor preference or aversion after exercise depending on NaCl dose and sweat loss. *Appetite* 40(3): 277–284; Leshem, M., A. Abutbul, and R. Eilon. 1999. Exercise increases the preference for salt in humans. *Appetite* 32(2): 251–260; Leshem, M., and J. Rudoy. 1997. Hemodialysis increases the preference for salt in soup. *Physiol Behav* 61(1): 65–69.
9. DiNicolantonio, J. J., and S. C. Lucan. 2014. The wrong white crystals: not salt but sugar as aetiological in hypertension and cardiometabolic disease. *Open Heart* 1. doi:10.1136/openhrt-2014-000167.
10. Folkow. [Salt and blood pressure—centenarian bone of contention]. 3142–3147.
11. Titze, J., et al. 2016. Balancing wobbles in the body sodium. *Nephrol Dial Transplant* 31(7): 1078–1081.
12. Dahl, L. K. 2005. Possible role of salt intake in the development of essential hypertension. 1960. *Int J Epidemiol* 34(5): 967–972; discussion 972–974, 975–978.
13. Wassertheil-Smoller, S., et al. 1992. The Trial of Antihypertensive Interventions and Management (TAIM) Study. Final results with regard to blood pressure, cardiovascular risk, and quality of life. *Am J Hypertens* 5(1): 37–44.
14. Heaney, R. P. 2015. Making sense of the science of sodium. *Nutr Today* 50(2): 63–66.
15. Clark, J. J., and I. L. Bernstein. 2006. A role for D2 but not D1 dopamine receptors in the cross-sensitization between amphetamine and salt appetite. *Pharmacol Biochem Behav* 83(2): 277–284; Robinson, T. E., and K. C. Berridge 1993. The neural basis of drug craving: an incentive-sensitization theory of addiction. *Brain Res Rev* 18(3): 247–291; McCutcheon, B., and C. Levy. 1972. Relationship between NaCl rewarded bar-pressing and duration of sodium deficiency. *Physiol Behav* 8(4): 761–763.

16. Sakai, R. R., et al. 1987. Salt appetite is enhanced by one prior episode of sodium depletion in the rat. *Behav Neurosci* 101(5): 724–731.

17. Denton, D. A., M. J. McKinley, and R. S. Weisinger. 1996. Hypothalamic integration of body fluid regulation. *Proc Natl Acad Sci U S A* 93(14): 7397–7404; Liedtke, W. B., et al. 2011. Relation of addiction genes to hypothalamic gene changes subserving genesis and gratification of a classic instinct, sodium appetite. *Proc Natl Acad Sci U S A* 108(30): 12509–12514.

18. Robinson and Berridge. The neural basis of drug craving: an incentive-sensitization theory of addiction. 247–291.

19. Clark and Bernstein. A role for D2 but not D1 dopamine receptors in the cross-sensitization between amphetamine and salt appetite. 277–284; Roitman, M. F., et al. 2002. Induction of a salt appetite alters dendritic morphology in nucleus accumbens and sensitizes rats to amphetamine. *J Neurosci* 22(11): Rc225; Robinson, T. E., and B. Kolb. 1997. Persistent structural modifications in nucleus accumbens and prefrontal cortex neurons produced by previous experience with amphetamine. *J Neurosci* 17(21): 8491–8497.

20. Clark, J. J., and I. L. Bernstein 2004. Reciprocal cross-sensitization between amphetamine and salt appetite. *Pharmacol Biochem Behav*78(4): 691–698; Vanderschuren, L. J., et al. 1999. Dopaminergic mechanisms mediating the long-term expression of locomotor sensitization following pre-exposure to morphine or amphetamine. *Psychopharmacology (Berl)* 143(3): 244–253.

21. Vanderschuren. Dopaminergic mechanisms mediating the long-term expression of locomotor sensitization following pre-exposure to morphine or amphetamine. 244–253.

22. Cocores, J. A., and M. S. Gold. 2009. The Salted Food Addiction Hypothesis may explain overeating and the obesity epidemic. *Med Hypotheses* 73(6): 892–899.

23. Heaney. Making sense of the science of sodium. 63–66; Wald and Leshem. Salt conditions a flavor preference or aversion after exercise depending on NaCl dose and sweat loss. 277–284.

24. Heaney. Making sense of the science of sodium. 63–66.

25. http://www.drugabuse.gov/related-topics/trends-statistics/overdose-death-rates.

26. Fessler, D. M. 2003. An evolutionary explanation of the plasticity of salt preferences: prophylaxis against sudden dehydration. *Med Hypotheses* 61(3): 412–415.

27. Ibid.

28. Shirazki, A., et al. 2007. Lowest neonatal serum sodium predicts sodium intake in low birth weight children. *Am J Physiol Regul Integr Comp Physiol* 292(4): R1683–R1689.

29. Leshem, M. 2011. Low dietary sodium is anxiogenic in rats. *Physiol Behav* 103(5): 453–458.
30. http://www.medicalnewstoday.com/releases/141778.php.
31. Pines, K. L., and G. A. Perera. 1949. Sodium chloride restriction in hypertensive vascular disease. *Med Clin North Am* 33(3): 713–725.
32. Tryon, M. S., et al. Excessive sugar consumption may be a difficult habit to break: a view from the brain and body. *J Clin Endocrinol Metab* 100(6): 2239–2247; Tryon, M. S., et al. 2013. Chronic stress exposure may affect the brain's response to high calorie food cues and predispose to obesogenic eating habits. *Physiol Behav* 120: 233–242.
33. Yudkin, J. 2012. *Pure, white and deadly: how sugar is killing us and what we can do to stop it.* New York: Penguin.
34. DiNicolantonio, J. J., and S. C. Lucan. 2014. Sugar season: it's everywhere and addictive. *New York Times*, December 12.
35. Ibid.
36. Newhauser, R. 2013. John Gower's sweet tooth. *Rev Engl Stud* 64(267): 752–769.
37. DiNicolantonio, J. J., J. H. O'Keefe, and S. C. Lucan, Added fructose: a principal driver of type 2 diabetes mellitus and its consequences. *Mayo Clin Proc* 90(3): 372–381.
38. Ahmed, S. H., K. Guillem, and Y. Vandaele. 2013. Sugar addiction: pushing the drug-sugar analogy to the limit. *Curr Opin Clin Nutr Metab Care* 16(4): 434–439.
39. DiNicolantonio and Lucan. Sugar season: it's everywhere and addictive.
40. Avena, N. M., P. Rada, and B. G. Hoebel. 2008. Evidence for sugar addiction: behavioral and neurochemical effects of intermittent, excessive sugar intake. *Neurosci Biobehav Rev* 32(1): 20–39; Colantuoni, C., et al. 2002. Evidence that intermittent, excessive sugar intake causes endogenous opioid dependence. *Obes Res* 10(6): 478–488; Colantuoni, C., et al. 2001. Excessive sugar intake alters binding to dopamine and mu-opioid receptors in the brain. *Neuroreport* 12(16): 3549–3552; Unterwald, E. M., J. Fillmore, and M. J. Kreek. 1996. Chronic repeated cocaine administration increases dopamine D1 receptor-mediated signal transduction. *Eur J Pharmacol* 318(1): 31–35; Vanderschuren, L. J., and P. W. Kalivas. 2000. Alterations in dopaminergic and glutamatergic transmission in the induction and expression of behavioral sensitization: a critical review of preclinical studies. *Psychopharmacology (Berl)* 151(2–3): 99–120.
41. Bray, G. A., S. J. Nielsen, and B. M. Popkin. 2004. Consumption of high-fructose corn syrup in beverages may play a role in the epidemic of obesity. *Am J Clin Nutr* 79(4): 537–543; Bursac, B. N., et al. 2014. High-fructose diet leads to visceral adiposity and hypothalamic leptin resistance in male rats—

do glucocorticoids play a role? *J Nutr Biochem* 25(4): 446–455; Shapiro, A., et al. 2008. Fructose-induced leptin resistance exacerbates weight gain in response to subsequent high-fat feeding. *Am J Physiol Regul Integr Comp Physiol* 295(5): R1370–R1375; Shapiro, A., et al. 2011. Prevention and reversal of diet-induced leptin resistance with a sugar-free diet despite high fat content. *Br J Nutr* 106(3): 390–397.

42. Taubes, G. 2007. *Good Calories, Bad Calories.* New York: Knopf.
43. DiNicolantonio and Lucan. Sugar season: it's everywhere and addictive.

Kapitel 7

1. Simpson, F. O. 1990. The control of body sodium in relation to hypertension: exploring the Strauss concept. *J Cardiovasc Pharmacol* 16(Suppl 7): S27–S30.
2. Hollenberg, N. K. 1980. Set point for sodium homeostasis: surfeit, deficit, and their implications. *Kidney Int* 17(4): 423–429.
3. Andrukhova, O., et al. 2014. FGF23 regulates renal sodium handling and blood pressure. *EMBO Mol Med* 6(6): 744–759.
4. Hollenberg. Set point for sodium homeostasis: surfeit, deficit, and their implications. 423–429.
5. Ibid.
6. Strauss, M. B., et al. 1958. Surfeit and deficit of sodium: a kinetic concept of sodium excretion. *AMA Arch Intern Med* 102(4): 527–536.
7. https://en.wikipedia.org/wiki/Intravascular_volume_status.
8. Peters, J. P. 1950. Sodium, water and edema. *J Mt Sinai Hosp N Y* 17(3): 159–175.
9. Gupta, N., K. K. Jani, and N. Gupta. 2011. Hypertension: salt restriction, sodium homeostasis, and other ions. *Indian J Med Sci* 65(3): 121–132.
10. Elkinton, J. R., T. S. Danowski, and A. W. Winkler. 1946. Hemodynamic changes in salt depletion and in dehydration. *J Clin Invest* 25: 120–129.
11. Ibid.
12. Gankam-Kengne, F., et al. 2013. Mild hyponatremia is associated with an increased risk of death in an ambulatory setting. *Kidney Int* 83(4): 700–706.
13. AlZahrani, A., R. Sinnert, and J. Gernsheimer. 2013. Acute kidney injury, sodium disorders, and hypercalcemia in the aging kidney: diagnostic and therapeutic management strategies in emergency medicine. *Clin Geriatr Med* 29(1): 275–319.
14. Kovesdy, C. P., et al. 2012. Hyponatremia, hypernatremia, and mortality in patients with chronic kidney disease with and without congestive heart failure. *Circulation* 125(5): 677–684; Delin, K., et al. 1984. Factors regulating

sodium balance in proctocolectomized patients with various ileal resections. *Scand J Gastroenterol* 19(2): 145–149.

15. Passare, G., et al. 2004. Sodium and potassium disturbances in the elderly: prevalence and association with drug use. *Clin Drug Investig* 24(9): 535–544.
16. Kovesdy. Hyponatremia, hypernatremia, and mortality in patients with chronic kidney disease with and without congestive heart failure. 677–684.
17. Wannamethee, S. G., et al. 2016. Mild hyponatremia, hypernatremia and incident cardiovascular disease and mortality in older men: a population-based cohort study. *Nutr Metab Cardiovasc Dis* 26(1): 12–19.
18. AlZahrani, Sinnert, and Gernsheimer. Acute kidney injury, sodium disorders, and hypercalcemia in the aging kidney: diagnostic and therapeutic management strategies in emergency medicine. 275–319.
19. Kovesdy, C. P. 2012. Significance of hypo- and hypernatremia in chronic kidney disease. *Nephrol Dial Transplant* 27(3): 891–898.
20. AlZahrani, Sinnert, and Gernsheimer. Acute kidney injury, sodium disorders, and hypercalcemia in the aging kidney: diagnostic and therapeutic management strategies in emergency medicine. 275–319.
21. Bautista, A. A., J. E. Duya, and M. A. Sandoval. 2014. Salt-losing nephropathy in hypothyroidism. *BMJ Case Rep.* doi:10.1136/bcr-2014-203895.
22. Schoenfeld, P. 2013. Safety of MiraLAX/Gatorade bowel preparation has not been established in appropriately designed studies. *Clin Gastroenterol Hepatol* 11(5): 582.
23. Cohen, L. B., D. M. Kastenberg, D. B. Mount, and A. V. Safdi. 2009. Current issues in optimal bowel preparation: excerpts from a roundtable discussion among colon-cleansing experts. *Gastroenterol Hepatol (N Y)* 5(11 Suppl 19): 3–11.
24. Wolfe, M. M., D. R. Lichtenstein, and G. Singh. 1999. Gastrointestinal toxicity of nonsteroidal antiinflammatory drugs. *N Engl J Med* 340(24): 1888–1899.
25. Sharp, R. L. 2006. Role of sodium in fluid homeostasis with exercise. *J Am Coll Nutr* 25(3 Suppl): 231s–239s.
26. Ghooi, R. B., V. V. Valanju, and M. G. Rajarshi. 1993. Salt restriction in hypertension. *Med Hypotheses* 41(2): 137–140.
27. Mao, I. F., M. L. Chen, and Y. C. Ko. 2001. Electrolyte loss in sweat and iodine deficiency in a hot environment. *Arch Environ Health* 56(3): 271–277.
28. Ghooi, Valanju, and Rajarshi. Salt restriction in hypertension. 137–140; Mao, Chen, and Ko. Electrolyte loss in sweat and iodine deficiency in a hot environment. 271–277.
29. Mao, Chen, and Ko. Electrolyte loss in sweat and iodine deficiency in a hot environment. 271–277.

30. Blank, M. C., et al. 2012. Total body Na(+)-depletion without hyponatraemia can trigger overtraining-like symptoms with sleeping disorders and increasing blood pressure: explorative case and literature study. *Med Hypotheses* 79(6): 799–804.

31. Noakes, T. 2002. Hyponatremia in distance runners: fluid and sodium balance during exercise. *Curr Sports Med Rep* 1(4): 197–207.

32. Mao, Chen, and Ko. Electrolyte loss in sweat and iodine deficiency in a hot environment. 271–277.

33. Blank. Total body Na(+)-depletion without hyponatraemia can trigger overtraining-like symptoms with sleeping disorders and increasing blood pressure: explorative case and literature study. 799–804.

34. Ibid; Shirreffs, S. M., et al. 1996. Post-exercise rehydration in man: effects of volume consumed and drink sodium content. *Med Sci Sports Exerc* 28(10): 1260–1271.

35. Sharp. Role of sodium in fluid homeostasis with exercise. 231s–239s.

36. Blank. Total body Na(+)-depletion without hyponatraemia can trigger overtraining-like symptoms with sleeping disorders and increasing blood pressure: explorative case and literature study. 799–804.

37. Sharp. Role of sodium in fluid homeostasis with exercise. 231s–239s.

38. Sanders, B., T. D. Noakes, and S. C. Dennis. 2001. Sodium replacement and fluid shifts during prolonged exercise in humans. *Eur J Appl Physiol* 84(5): 419–425.

39. Sharp. Role of sodium in fluid homeostasis with exercise. 231s–239s.

40. Sutters, M., R. Duncan, and W. S. Peart. 1995. Effect of dietary salt restriction on renal sensitivity to vasopressin in man. *Clin Sci (Lond)* 89(1): 37–43.

41. Moinier, B. M., and T. B. Drueke. 2008. Aphrodite, sex and salt—from butterfly to man. *Nephrol Dial Transplant* 23(7): 2154–2161.

42. Wassertheil-Smoller, S., et al. 1991. Effect of antihypertensives on sexual function and quality of life: the TAIM Study. *Ann Intern Med* 114(8): 613–620.

43. Jaaskelainen, J., A. Tiitinen, and R. Voutilainen. 2001. Sexual function and fertility in adult females and males with congenital adrenal hyperplasia. *Horm Res* 56(3–4): 73–80.

44. Osteria, T. S. 1982. Maternal nutrition, infant health, and subsequent fertility. *Philipp J Nutr* 35(3): 106–111.

45. Leandro, S. M., et al. 2008. Low birth weight in response to salt restriction during pregnancy is not due to alterations in uterine-placental blood flow or the placental and peripheral renin-angiotensin system. *Physiol Behav* 95 (1–2): 145–151; Lopes, K. L., et al. 2008. Perinatal salt restriction: a new pathway to programming adiposity indices in adult female Wistar rats.

Life Sci 82(13–14): 728–732; Vidonho, A. F., Jr., et al. 2004. Perinatal salt restriction: a new pathway to programming insulin resistance and dyslipidemia in adult Wistar rats. *Pediatr Res* 56(6): 842–848.

46. Battista, M. C., et al. 2002. Intrauterine growth restriction in rats is associated with hypertension and renal dysfunction in adulthood. *Am J Physiol Endocrinol Metab* 283(1): E124–E131.
47. http://www.who.int/nutrition/publications/guidelines/sodium_intake_printversion.pdf.
48. Zimmermann, M. B. 2012. The effects of iodine deficiency in pregnancy and infancy. *Paediatr Perinat Epidemiol* 26(Suppl 1): 108–117.
49 http://www.who.int/nutrition/publications/micronutrients/ PHN10(12a).pdf.
50 Campbell, N. R., et al. 2012. Need for coordinated programs to improve global health by optimizing salt and iodine intake. *Rev Panam Salud Publica* 32(4): 281–286.
51. Zimmermann, M. B. 2012. Are weaning infants at risk of iodine deficiency even in countries with established iodized salt programs? *Nestle Nutr Inst Workshop Ser* 70: 137–146.
52. Jaiswal, N., et al. 2014. High prevalence of maternal hypothyroidism despite adequate iodine status in Indian pregnant women in the first trimester. *Thyroid* 24(9): 1419–1429.
53. Pearce, E. N., M. Andersson, and M. B. Zimmermann. 2013. Global iodine nutrition: where do we stand in 2013? *Thyroid* 23(5): 523–528; Zimmermann, M. B. 2013. Iodine deficiency and excess in children: worldwide status in 2013. *Endocr Pract* 19(5): 839–846.
54. http://www.thyroid.org/crn-releases-science-based-guidelines-on-iodine-in-multivitaminmineral-supplements-for-pregnancy-and-lactation/
55. Robinson, M. 1958. Salt in pregnancy. *Lancet* 1(7013): 178–181.
56. Ibid.
57. Ibid.
58. Ibid.
59. Duley, L., and D. Henderson-Smart. 2000. Reduced salt intake compared to normal dietary salt, or high intake, in pregnancy. *Cochrane Database Syst Rev* (2): Cd001687.
60. Farese, S., et al. 2006. Blood pressure reduction in pregnancy by sodium chloride. *Nephrol Dial Transplant* 21(7): 1984–1987.
61. Gennari-Moser, C., et al. 2014. Normotensive blood pressure in pregnancy: the role of salt and aldosterone. *Hypertension* 63(2): 362–368.
62. Scholten, R. R., et al. 2015. Low plasma volume in normotensive formerly preeclamptic women predisposes to hypertension. *Hypertension* 66(5): 1066–1072.

63. Farese. Blood pressure reduction in pregnancy by sodium chloride. 1984–1987; Silver, H. M., M. Seebeck, and R. Carlson. 1998. Comparison of total blood volume in normal, preeclamptic, and nonproteinuric gestational hypertensive pregnancy by simultaneous measurement of red blood cell and plasma volumes. *Am J Obstet Gynecol* 179(1): 87–93.

64. Wassertheil-Smoller. Effect of antihypertensives on sexual function and quality of life: the TAIM Study. 613–620.

65. Wassertheil-Smoller, S., et al. 1992. The Trial of Antihypertensive Interventions and Management (TAIM) Study. Final results with regard to blood pressure, cardiovascular risk, and quality of life. *Am J Hypertens* 5(1): 37–44.

66. Ghooi, Valanju, and Rajarshi. Salt restriction in hypertension. 137–140.

67. Wassertheil-Smoller. Effect of antihypertensives on sexual function and quality of life: the TAIM Study. 613–620.

68. Graham, K. F. 2011. Dietary salt restriction and chronic fatigue syndrome: a hypothesis. *Med Hypotheses* 77(3): 462–463; Bou-Holaigah, I., et al. 1995. The relationship between neurally mediated hypotension and the chronic fatigue syndrome. *JAMA* 274(12): 961–967.

69. Feldman, R. D., A. G. Logan, and N. D. Schmidt. 1996. Dietary salt restriction increases vascular insulin resistance. *Clin Pharmacol Ther* 60(4): 444–451; Feldman, R. D., and N. D. Schmidt. 1999. Moderate dietary salt restriction increases vascular and systemic insulin resistance. *Am J Hypertens* 12(6): 643–647.

70. Hollingsworth, K. G., et al. 2010. Impaired cardiovascular response to standing in chronic fatigue syndrome. *Eur J Clin Invest* 40(7): 608–615; Kaiserova, M., et al. 2015. Orthostatic hypotension is associated with decreased cerebrospinal fluid levels of chromogranin A in early stage of Parkinson disease. *Clin Auton Res* 25(5): 339–342.

71. Liamis, G., E. Liberopoulos, F. Barkas, and M. Elisaf. 2014. Diabetes mellitus and electrolyte disorders. *World J Clin Cases* 2(10): 488–496.

72. Palmer, B. F., and D. J. Clegg. 2015. Electrolyte and acid-base disturbances in patients with diabetes mellitus. *N Engl J Med* 373(6): 548–559; Peters. Sodium, water and edema. 159–175; Liamis, Liberopoulos, Barkas, and Elisaf. Diabetes mellitus and electrolyte disorders. 488–496.

73. Ames, R. P. 2001. The effect of sodium supplementation on glucose tolerance and insulin concentrations in patients with hypertension and diabetes mellitus. *Am J Hypertens* 14(7 Pt 1): 653–659.

74. Menke, A., et al. 2015. Prevalence of and trends in diabetes among adults in the United States, 1988–2012. *JAMA* 314(10): 1021–1029.

75. Johnson, R. J. 2012. *The Fat Switch.* Mercola.com.

76. DiNicolantonio, J. J., and S. C. Lucan. 2015. Is fructose malabsorption a cause of irritable bowel syndrome? *Med Hypotheses* 85(3): 295–297.

77. Santelmann, H., and J. M. Howard. 2005. Yeast metabolic products, yeast antigens and yeasts as possible triggers for irritable bowel syndrome. *Eur J Gastroenterol Hepatol* 17(1): 21–26; Buu, L. M., and Y. C. Chen. 2014. Impact of glucose levels on expression of hypha-associated secreted aspartyl proteinases in *Candida albicans*. *J Biomed Sci* 21: 22; Vargas, S. L., et al. 1993. Modulating effect of dietary carbohydrate supplementation on *Candida albicans* colonization and invasion in a neutropenic mouse model. *Infect Immun* 61(2): 619–626.
78. Nakayama, T., et al. 2010. Dietary fructose causes tubulointerstitial injury in the normal rat kidney. *Am J Physiol Renal Physiol* 298(3): F712–F720.
79. Lanaspa, M. A., et al. 2014. Endogenous fructose production and fructokinase activation mediate renal injury in diabetic nephropathy. *J Am Soc Nephrol* 25(11): 2526–2538.
80. Takeda, R., et al. 1982. [Hyporeninemic hypoaldosteronism associated with diabetes mellitus]. *Nihon Rinsho* 40(9): 2048–2053. [Article in Japanese.]
81. McFarlane, S. I., and J. R. Sowers. 2003. Cardiovascular endocrinology 1: aldosterone function in diabetes mellitus: effects on cardiovascular and renal disease. *J Clin Endocrinol Metab* 88(2): 516–523; Sowers, J. R., and M. Epstein. 1995. Diabetes mellitus and associated hypertension, vascular disease, and nephropathy. An update. *Hypertension* 26(6 Pt 1): 869–879.
82. Sharma, N., et al. High-sugar diets increase cardiac dysfunction and mortality in hypertension compared to low-carbohydrate or high-starch diets. *J Hypertens* 26(7): 1402–1410.
83. Lim, J. S., et al. 2010. The role of fructose in the pathogenesis of NAFLD and the metabolic syndrome. *Nat Rev Gastroenterol Hepatol* 7(5): 251–264.
84. Liamis, Liberopoulos, Barkas, and Elisaf. Diabetes mellitus and electrolyte disorders. 488–496.
85. Ibid.
86. Hillier, T. A., R. D. Abbott, and E. J. Barrett. 1999. Hyponatremia: evaluating the correction factor for hyperglycemia. *Am J Med* 106(4): 399–403.
87. Wannamethee. Mild hyponatremia, hypernatremia and incident cardiovascular disease and mortality in older men: a population-based cohort study. 12–19.
88. Liamis, Liberopoulos, Barkas, and Elisaf. Diabetes mellitus and electrolyte disorders. 488–496.
89. AlZahrani, Sinnert, and Gernsheimer. Acute kidney injury, sodium disorders, and hypercalcemia in the aging kidney: diagnostic and therapeutic management strategies in emergency medicine. 275–319.
90. Liamis, Liberopoulos, Barkas, and Elisaf. Diabetes mellitus and electrolyte disorders. 488–496.
91. AlZahrani, Sinnert, and Gernsheimer. Acute kidney injury, sodium disorders, and hypercalcemia in the aging kidney: diagnostic and therapeutic management

strategies in emergency medicine. 275–319; Sachs, J., and B. Fredman. 2006. The hyponatramia of multiple myeloma is true and not pseudohyponatramia. *Med Hypotheses* 67(4): 839–840.

92. Luft, F. C. 2015. Clinical salt deficits. *Pflugers Arch* 467(3): 559–563.
93. Bueter, M., et al. 2011. Sodium and water handling after gastric bypass surgery in a rat model. *Surg Obes Relat Dis* 7(1): 68–73.
94. Bautista, Duya, and Sandoval. Salt-losing nephropathy in hypothyroidism. doi:10.1136/bcr-2014-203895; Vojdani, A., et al. 1996. Immunological cross reactivity between *Candida albicans* and human tissue. *J Clin Lab Immunol* 48(1): 1–15; Santelmann, H. 2007. [A new syndrome?] *Tidsskr Nor Laegeforen* 127(4): 461. [Article in Norwegian.]
95. Bishop, R. F., and G. L. Barnes. 1974. Depression of lactase activity in the small intestine of infant rabbits by *Candida albicans*. *J Med Microbiol* 7(2): 259–263.
96. Santelmann. [A new syndrome?] 461.
97. Ibid; Nieuwenhuizen, W. F., et al. 2003. Is *Candida albicans* a trigger in the onset of coeliac disease? 361(9375): 2152–2154.
98. Agarwal, M., et al. 1999. Hyponatremic-hypertensive syndrome with renal ischemia: an underrecognized disorder. *Hypertension* 33(4): 1020–1024.
99. AlZahrani, Sinnert, and Gernsheimer. Acute kidney injury, sodium disorders, and hypercalcemia in the aging kidney: diagnostic and therapeutic management strategies in emergency medicine. 275–319.
100. Walker, W. G., et al. 1965. Metabolic observations on salt wasting in a patient with renal disease. *Am J Med* 39: 505–519.
101. Faull, C. M., C. Holmes, and P. H. Baylis. Water balance in elderly people: is there a deficiency of vasopressin? *Age Ageing* 22(2): 114–120.
102. Ibid.
103. Scialla, J. J., and C. A. Anderson. 2013. Dietary acid load: a novel nutritional target in chronic kidney disease? *Adv Chronic Kidney Dis* 20(2): 141–149.
104. Faull, Holmes, and Baylis. Water balance in elderly people: is there a deficiency of vasopressin? 114–120; Al-Awqati, Q. 2013. Basic research: Salt wasting in distal renal tubular acidosis—new look, old problem. *Nat Rev Nephrol* 9(12): 712–713.
105. Pines, K. L., and G. A. Perera. 1949. Sodium chloride restriction in hypertensive vascular disease. *Med Clin North Am* 33(3): 713–725; Peters, J. P., et al. 1929. Total acid-base equilibrium of plasma in health and disease: X. The acidosis of nephritis. *J Clin Invest* 6(4): 517–549.
106. Pines and Perera. Sodium chloride restriction in hypertensive vascular disease. 713–725; Mac, G. W., Jr. 1948. Risk of uremia due to sodium depletion. *JAMA* 137(16): 1377; Grollman, A. R., et al. 1945. Sodium restriction in the diet for hypertension. *JAMA* 129(8): 533–537.

107. Schroeder, H. A., et al. 1949. Low sodium chloride diets in hypertension: effects on blood pressure. *JAMA* 140(5): 458–463.

108. Grollman, A. R., et al. 1945. Sodium restriction in the diet for hypertension. *JAMA* 129(8): 533–537.

109. Pines and Perera. Sodium chloride restriction in hypertensive vascular disease. 713–725; Grollman, A. R., et al. 1945. Sodium restriction in the diet for hypertension. *JAMA* 129(8): 533–537.

110. Pines and Perera. Sodium chloride restriction in hypertensive vascular disease. 713–725.

111. Ibid.

112. Kovesdy. Significance of hypo- and hypernatremia in chronic kidney disease. 891–898.

113. Morita, H., et al. 1995. Role of hepatic receptors in controlling body fluid homeostasis. *Jpn J Physiol* 45(3): 355–368; Morita, H., et al. 1993. Hepatorenal reflex plays an important role in natriuresis after high-NaCl food intake in conscious dogs. *Circ Res* 72(3): 552–559; Morita, H., et al. 1990. Effects of portal infusion of hypertonic solution on jejunal electrolyte transport in anesthetized dogs. *Am J Physiol* 259(6 Pt 2): R1289–R1294; Thomas, L., and R. Kumar 2008. Control of renal solute excretion by enteric signals and mediators. *J Am Soc Nephrol* 19(2): 207–212.

114. Hofmeister, L. H., S. Perisic, and J. Titze. 2015. Tissue sodium storage: evidence for kidney-like extrarenal countercurrent systems? *Pflugers Arch* 467 (3): 551–558; Maril, N., et al. 2006. Sodium MRI of the human kidney at 3 Tesla. *Magn Reson Med* 56(6): 1229–1234; Haneder, S., et al. 2011. Quantitative and qualitative (23)Na MR imaging of the human kidneys at 3 T: before and after a water load. *Radiology* 260(3): 857–865.

115. Kovesdy. Significance of hypo- and hypernatremia in chronic kidney disease. 891–898.

116. Ibid.

117. Ibid.

118. Wannamethee. Mild hyponatremia, hypernatremia and incident cardiovascular disease and mortality in older men: a population-based cohort study. 12–19.

119. Kovesdy. Hyponatremia, hypernatremia, and mortality in patients with chronic kidney disease with and without congestive heart failure. 677–684; Waikar, S. S., G. C. Curhan, and S. M. Brunelli. 2011. Mortality associated with low serum sodium concentration in maintenance hemodialysis. *Am J Med* 124(1): 77–84.

120. Dong, J., et al. 2010. Low dietary sodium intake increases the death risk in peritoneal dialysis. *Clin J Am Soc Nephrol* 5(2): 240–247.

121. Zevallos, G., D. G. Oreopoulos, and M. L. Halperin. 2001. Hyponatremia in patients undergoing CAPD: role of water gain and/or malnutrition. *Perit Dial Int* 21(1): 72–76.

122. Johnson, R. J., et al. 2014. Hyperosmolarity drives hypertension and CKD—water and salt revisited. *Nat Rev Nephrol* 10(7): 415–420.

123. Nakayama. Dietary fructose causes tubulointerstitial injury in the normal rat kidney. F712–F720.

124. Johnson. Hyperosmolarity drives hypertension and CKD—water and salt revisited. 415–420.

125. Mulcahy, A., and V. Forbes. 2015. Intestinal failure and short bowel syndrome. *Medicine* 43(4): 239–243.

126. Barkas, F., et al. 2013. Electrolyte and acid-base disorders in inflammatory bowel disease. *Ann Gastroenterol* 26(1): 23–28; Schilli, R., et al. 1982. Comparison of the composition of faecal fluid in Crohn's disease and ulcerative colitis. *Gut* 23(4): 326–332; Vernia, P., et al. 1988. Organic anions and the diarrhea of inflammatory bowel disease. *Dig Dis Sci* 33(11): 1353–1358; Beeken, W. L. 1975. Remediable defects in Crohn disease: a prospective study of 63 patients. *Arch Intern Med* 135(5): 686–690; Allan, R., et al. 1975. Changes in the bidirectional sodium flux across the intestinal mucosa in Crohn's disease. *Gut* 16(3): 201–204.

127. Delin. Factors regulating sodium balance in proctocolectomized patients with various ileal resections. 145–149.

128. Davidson, M. B., and A. I. Erlbaum. 1979. Role of ketogenesis in urinary sodium excretion: elucidation by nicotinic acid administration during fasting. *J Clin Endocrinol Metab* 49(6): 818–823.

129. Boulter, P. R., R. S. Hoffman, and R. A. Arky. Pattern of sodium excretion accompanying starvation. *Metabolism* 22(5): 675–683.

130. Bloom, W. L., and G. J. Azar. 1963. Similarities of carbohydrate deficiency and fasting. I. Weight loss, electrolyte excretion, and fatigue. 333–337.

131. Rabast, U., K. H. Vornberger, and M. Ehl. 1981. Loss of weight, sodium and water in obese persons consuming a high- or low-carbohydrate diet. *Ann Nutr Metab* 25(6): 341–349.

132. Krzywicki, H. J., et al. 1968. Metabolic aspects of acute starvation. *Am J Clin Nutr* 21(1): 87–97.

133. Runcie, J. 1971. Urinary sodium and potassium excretion in fasting obese subjects. *BMJ* 2(5752): 22–25.

134. Runcie, J., and T. E. Wheldon. 1976. Cyclic renal sodium excretion in women: evidence for a further control system mediating renal sodium loss [proceedings]. *J Physiol* 260(2): 59p.

135. Garnett, E. S., et al. 1968. The mobilization of osmotically inactive sodium during total starvation in man. *Clin Sci* 35(1): 93–103.

136. Ibid.

137. Simpson, F. O., et al. 1984. Iodide excretion in a salt-restriction trial. *N Z Med J* 97(770): 890–893.

138. Ibid.

139. Jantsch, J., et al. 2015. Cutaneous Na+ storage strengthens the antimicrobial barrier function of the skin and boosts macrophage-driven host defense. *Cell Metab* 21(3): 493–501.

140. Kaufman, A. M., G. Hellman, and R. G. Abramson. 1983. Renal salt wasting and metabolic acidosis with trimethoprim-sulfamethoxazole therapy. *Mt Sinai J Med* 50(3): 238–239.

141. Jantsch. Cutaneous Na+ storage strengthens the antimicrobial barrier function of the skin and boosts macrophage-driven host defense. 493–501; Wiig, H., et al. 2013. Immune cells control skin lymphatic electrolyte homeostasis and blood pressure. *J Clin Invest* 123(7): 2803–2815.

142. Woehrle, T., et al. 2010. Hypertonic stress regulates T cell function via pannexin 1 hemichannels and P2X receptors. *J Leukoc Biol* 88(6): 1181–1189.

143. http://www.ncbi.nlm.nih.gov/books/NBK50952/

144. https://acmsf.food.gov.uk/sites/default/files/mnt/drupal_data/sources/files/multimedia/pdfs/acm740a.pdf

145. Ibid.

146. McCarty, M. F., and J. J. DiNicolantonio. 2014. Bioavailable dietary phosphate, a mediator of cardiovascular disease, may be decreased with plant-based diets, phosphate binders, niacin, and avoidance of phosphate additives. *Nutrition* 30(7–8): 739–747.

147. Good, P. 2011. Do salt cravings in children with autistic disorders reveal low blood sodium depleting brain taurine and glutamine? *Med Hypotheses* 77(6): 1015–1021.

148. Ibid; http://rehydrate.org/resources/jianas.htm.

149. AlZahrani, Sinnert, and Gernsheimer. Acute kidney injury, sodium disorders, and hypercalcemia in the aging kidney: diagnostic and therapeutic management strategies in emergency medicine. 275–319.

150. Ibid; Luft. Clinical salt deficits. 559–563.

151. Urso, C., and G. Caimi. 2012. [Hyponatremic syndrome]. *Clin Ter* 163(1): e29–e39. [Article in Italian.]

152. Agarwal. Hyponatremic-hypertensive syndrome with renal ischemia: an underrecognized disorder. 1020–1024; Husain, M. K., et al. 1975. Nicotine-stimulated release of neurophysin and vasopressin in humans. *J Clin Endocrinol Metab* 41(06): 1113–1117.

Kapitel 8

1. Wu, T., et al. 2002. Associations of serum C reactive protein with fasting insulin, glucose, and glycosylated hemoglobin: the Third National Health and Nutrition Examination Survey, 1988–1994. *Am J Epidemiol* 155(1): 65–71; Palaniappan, L. P., M. R. Carnethon, and S. P. Fortmann. Heterogeneity in the relationship between ethnicity, BMI, and fasting insulin. *Diabetes Care* 25(8): 1351–1357; Lindeberg, S., et al. 1999. Low serum insulin in traditional Pacific Islanders—the Kitava Study. *Metabolism* 48(10): 1216–1219; Lindgarde, F., et al. 2004. Traditional versus agricultural lifestyle among Shuar women of the Ecuadorian Amazon: effects on leptin levels. *Metabolism* 53(10): 1355–1358.
2. Reiser, S., et al. 1981. Serum insulin and glucose in hyperinsulinemic subjects fed three different levels of sucrose. *Am J Clin Nutr* 34(11): 2348–2358; Reiser, S., et al. 1979. Isocaloric exchange of dietary starch and sucrose in humans. II. Effect on fasting blood insulin, glucose, and glucagon and on insulin and glucose response to a sucrose load. *Am J Clin Nutr* 32(11): 2206–2216; Madero, M., et al. 2011. The effect of two energy-restricted diets, a low-fructose diet versus a moderate natural fructose diet, on weight loss and metabolic syndrome parameters: a randomized controlled trial. *Metabolism* 60(11): 1551–1559.
3. DiNicolantonio, J. J., J. H. O'Keefe, and S. C. Lucan, Added fructose: a principal driver of type 2 diabetes mellitus and its consequences. *Mayo Clin Proc* 90(3): 372–381.
4. Malaguarnera, M., et al. 2010. L carnitine supplementation to diet: a new tool in treatment of nonalcoholic steatohepatitis—a randomized and controlled clinical trial. *Am J Gastroenterol* 105(6): 1338–1345; Zhang, J. J., et al. 2014. L carnitine ameliorated fasting-induced fatigue, hunger, and metabolic abnormalities in patients with metabolic syndrome: a randomized controlled study. *Nutr J* 13: 110.
5. McCarty, M. F., and J. J. DiNicolantonio. 2014. The cardiometabolic benefits of glycine: is glycine an "antidote" to dietary fructose? *Open Heart* 1:e000103. doi:10.1136/openhrt-2014-000103.
6. http://www.pureencapsulations.com/media/Iodine.pdf
7. Lucan, S. C., and J. J. DiNicolantonio. 2015. How calorie-focused thinking about obesity and related diseases may mislead and harm public health. An alternative. *Public Health Nutr* 18(4): 571–581.
8. Buu, L. M., and Y. C. Chen. 2014. Impact of glucose levels on expression of hypha-associated secreted aspartyl proteinases in *Candida albicans*. *J Biomed Sci* 21: 22; Vargas, S. L., et al. 1993. Modulating effect of dietary carbohydrate supplementation on *Candida albicans* colonization and invasion in a neutropenic mouse model. *Infect Immun* 61(2): 619–626; Vidotto, V., et al. 1996. Influence of fructose on *Candida albicans* germ tube production.

Mycopathologia 135(2): 85–88; Brown, V., J. A. Sexton, and M. Johnston. 2006. A glucose sensor in *Candida albicans*. *Eukaryot Cell* 5(10): 1726–1737; Rodaki, A., et al. 2009. Glucose promotes stress resistance in the fungal pathogen *Candida albicans*. *Mol Biol Cell* 20(22): 4845–4855.

9. http://en.wikipedia.org/wiki/RealSalt; http://www.realsalt.com/wp-content/uploads/2013/03/realsalt_analysis.pdf; http://www.realsalt.com; http://www.realsalt.com/sea-salt/comparing-real-salt-to-himalayan-celtic/
10. http://www.realsalt.com/sea-salt/know-your-salts/
11. http://www.celticseasalt.com/about-us/faq/
12. http://www.selinanaturally.com/makai-pure-deep-sea-salt/
13. http://www.dowsers.com/Celtic Sea Salt Analysis.pdf; http://healthfree.com/celtic_sea_salt.html
14. http://themeadow.com/pages/minerals-in-himalayan-pink-salt-spectral-analysis
15. Ibid.
16. http://www.realsalt.com/sea-salt/know-your-salts/; http://drsircus.com/medicine/salt/real-salt-celtic-salt-and-himalayan-salt-_edn1; http://draxe.com/10-benefits-celtic-sea-salt-himalayan-salt/; http://www.louix.org/the-difference-between-refined-salt-and-unrefined-salt/
17. https://en.wikipedia.org/wiki/Kala_Namak
18. http://seasonalitybylogovida.blogspot.com/2011/06/shock-value-hawaiian-black-lava-sea.html
19. http://www.sfsalt.com/black-hawaiian-sea-salt
20. http://www.thespicehouse.com/spices/hawaiian-black-and-red-sea-salt
21. http://www.hawaiikaico.com/bulk.php
22. http://themeadow.com/pages/about-hawaiian-sea-salt
23. http://www.hawaiikaico.com/
24. http://themeadow.com/pages/about-hawaiian-sea-salt
25. http://k.b5z.net/i/u/2182313/f/Tech_Data_Sheet_-gourmet_salt_-black_hawaiian_lava_sea_salt-2.pdf; http://k.b5z.net/i/u/2182313/f/Tech_Data_Sheet_-gourmet_salt_-alaea_hawaiian_sea_salt-2.pdf
26. http://www.realsalt.com/sea-salt/know-your-salts/
27. http://articles.mercola.com/sites/articles/archive/2010/08/25/why-has-this-lifesustaining-essential-nutrient-been-vilified-by-doctors.aspx; http://articles.mercola.com/sites/articles/archive/2011/09/20/salt-myth.aspx
28. http://www.smh.com.au/national/sushi-linked-to-thyroid-illness-20110730-1i5ul.html
29. Payne, C. L., et al. 2016. Are edible insects more or less 'healthy' than commonly consumed meats? A comparison using two nutrient profiling models

developed to combat over- and undernutrition. *Eur J Clin Nutr* 70(3): 285–291.

30. Bacchi, E., et al. 2012. Metabolic effects of aerobic training and resistance training in type 2 diabetic subjects: a randomized controlled trial (the RAED2 study). *Diabetes Care* 35(4): 676–682.
31. Hansen, E., et al. 2012. Insulin sensitivity after maximal and endurance resistance training. *J Strength Cond Res* 26(2): 327–334.

Anhang

1. Graudal, N. 2005. Commentary: possible role of salt intake in the development of essential hypertension. *Int J Epidemiol* 34: 972–974.
2. Ibid.
3. Ibid.
4. Chapman, C. B., and T. B. Gibbons. 1950. The diet and hypertension: a review. *Medicine (Baltimore)* 29(1): 29–69.
5. Ibid.
6. Ibid.
7. Ibid.
8. Ibid.
9. Grollman, A. R., et al. 1945. Sodium restriction in the diet for hypertension. *JAMA* 129(8): 533–537.
10. Dahl, L. K., and R. A. Love. 1954. Evidence for relationship between sodium (chloride) intake and human essential hypertension. *AMA Arch Intern Med* 94(4): 525–531; Meneely, G. R., R. G. Tucker, and W. J. Darby. 1952. Chronic sodium chloride toxicity in the albino rat. I. Growth on a purified diet containing various levels of sodium chloride. *J Nutr* 48(4): 489–498.
11. http://www.forbes.com/sites/realspin/2015/04/09/if-you-must-have-a-dietary-culprit-at-least-pick-the-right-one/
12. Dahl, L. K. 2005. Possible role of salt intake in the development of essential hypertension. 1960. *Int J Epidemiol* 34(5): 967–972; discussion 972–974, 975–978.
13. Keys, A. 1953. Atherosclerosis: a problem in newer public health. *J Mt Sinai Hosp N Y* 20(2): 118–139.
14. Dietary fat and its relation to heart attacks and strokes. Report by the Central Committee for Medical and Community Program of the American Heart Association. *JAMA* 175(5): 389–391.
15. Hall, C. E., and O. Hall. 1966. Salt hypertension induced by drinking saline and the effect of different concentrations of sucrose and maltose upon its development. *Tex Rep Biol Med* 24(3): 445–456; Hall, C. E., and O. Hall.

1966. Comparative effectiveness of glucose and sucrose in enhancement of hypersalimentation and salt hypertension. *Proc Soc Exp Biol Med* 123(2): 370–374.

16. Brunner, H. R., et al. 1972. Essential hypertension: renin and aldosterone, heart attack and stroke. *N Engl J Med* 286(9): 441–449.
17. Ahrens, R. A. 1974. Sucrose, hypertension, and heart disease: an historical perspective. *Am J Clin Nutr* 27(4): 403–422.
18. Harper, A. E. 1978. Dietary goals—a skeptical view. *Am J Clin Nutr* 31(2): 310–321.
19. Walker, A. R. 1975. Sucrose, hypertension, and heart disease. *Am J Clin Nutr* 28(3): 195–200.
20. Meneely, G. R., and H. D. Battarbee. 1976. High sodium-low potassium environment and hypertension. *Am J Cardiol* 38(6): 768–785; Freis, E. D. 1976. Salt, volume and the prevention of hypertension. *Circulation* 53(4): 589–595.
21. http://zerodisease.com/archive/Dietary_Goals_For_The_United_States.pdf
22. Harper. Dietary goals—a skeptical view. 310–321.
23. Simpson, F. O. 1979. Salt and hypertension: a sceptical review of the evidence. *Clin Sci (Lond)* 57(Suppl 5): 463s–480s.
24. Swales, J. D. 1980. Dietary salt and hypertension. *Lancet* 1(8179): 1177–1179.
25. Preuss, M. B., and H. G. Preuss. 1980. The effects of sucrose and sodium on blood pressures in various substrains of Wistar rats. *Lab Invest* 43(2): 101–107.
26. Yamori, Y., et al. 1981. Hypertension and diet: multiple regression analysis in a Japanese farming community. *Lancet* 1(8231): 1204–1205.
27. http://content.time.com/time/covers/0,16641,19820315,00.html.
28. Rebello, T., R. E. Hodges, and J. L. Smith. 1983. Short-term effects of various sugars on antinatriuresis and blood pressure changes in normotensive young men. *Am J Clin Nutr* 38(1): 84–94.
29. Hodges, R. E., and T. Rebello. 1983. Carbohydrates and blood pressure. *Ann Intern Med* 98(5 Pt 2): 838–841.
30. Boon, N. A., and J. K. Aronson. 1985. Dietary salt and hypertension: treatment and prevention. *BMJ (Clin Res Ed)* 290(6473): 949–950.
31. Intersalt: an international study of electrolyte excretion and blood pressure. Results for 24 hour urinary sodium and potassium excretion. Intersalt Cooperative Research Group. *BMJ.* 1988. 297(6644): 319–328.
32. Dustan, H. P., and K. A. Kirk. 1989. Corcoran lecture: the case for or against salt in hypertension. Arthur Curtis Corcoran, MD (1909–1965). Tribute and prelude to Corcoran Lecture of 1988. *Hypertension* 13(6 Pt 2): 696–705.

33. Law, M. R., C. D. Frost, and N. J. Wald. 1991. By how much does dietary salt reduction lower blood pressure? III—Analysis of data from trials of salt reduction. *BMJ* 302(6780): 819–824.

34. The fifth report of the Joint National Committee on Detection, Evaluation, and Treatment of High Blood Pressure (JNC V). *Arch Intern Med.* 1993. 153(2): 154–183.

35. Alderman, M. H., et al. 1995. Low urinary sodium is associated with greater risk of myocardial infarction among treated hypertensive men. *Hypertension* 25(6): 1144–1152.

36. Graudal, N. A., A. M. Galloe, and P. Garred. 1998. Effects of sodium restriction on blood pressure, renin, aldosterone, catecholamines, cholesterols, and triglyceride: a meta-analysis. *JAMA* 279(17): 1383–1391.

37. Sacks, F. M., et al. 2001. Effects on blood pressure of reduced dietary sodium and the Dietary Approaches to Stop Hypertension (DASH) diet. DASH-Sodium Collaborative Research Group. *N Engl J Med* 344(1): 3–10.

38. Vollmer, W. M., et al. 2001. Effects of diet and sodium intake on blood pressure: subgroup analysis of the DASH-sodium trial. *Ann Intern Med* 135(12): 1019–1028.

39. Harsha, D. W., et al. 2004. Effect of dietary sodium intake on blood lipids: results from the DASH-sodium trial. *Hypertension* 43(2): 393–398.

40. Raben, A., et al. 2002. Sucrose compared with artificial sweeteners: different effects on ad libitum food intake and body weight after 10 wk of supplementation in overweight subjects. *Am J Clin Nutr* 76(4): 721–729.

41. Brown, C. M., et al. 2008. Fructose ingestion acutely elevates blood pressure in healthy young humans. *Am J Physiol Regul Integr Comp Physiol* 294(3): R730–R737.

42. Perez-Pozo, S. E., et al. 2010. Excessive fructose intake induces the features of metabolic syndrome in healthy adult men: role of uric acid in the hypertensive response. *Int J Obes (Lond)* 34(3): 454–461.

43. Stolarz-Skrzypek, K., et al. 2011. Fatal and nonfatal outcomes, incidence of hypertension, and blood pressure changes in relation to urinary sodium excretion. *JAMA* 305(17): 1777–1785.

44. Malik, A. H., et al. 2014. Impact of sugar-sweetened beverages on blood pressure. *Am J Cardiol* 113(9): 1574–1580.

45. Te Morenga, L. A., et al. 2014. Dietary sugars and cardiometabolic risk: systematic review and meta-analyses of randomized controlled trials of the effects on blood pressure and lipids. *Am J Clin Nutr* 100(1): 65–79.

46. Adler, A. J., et al. 2014. Reduced dietary salt for the prevention of cardiovascular disease. *Cochrane Database Syst Rev* (12): Cd009217.

47. Graudal, N., et al. 2014. Compared with usual sodium intake, lowand excessive-sodium diets are associated with increased mortality: a meta-analysis. *Am J Hypertens* 27(9): 1129–1137.

48. http://health.gov/dietaryguidelines/2015-scientific-report/pdfs/ scientific-report-of-the-2015-dietary-guidelines-advisory-committee.pdf

49 Mente, A., et al. 2016. Associations of urinary sodium excretion with cardiovascular events in individuals with and without hypertension: a pooled analysis of data from four studies. *Lancet* 388(10043): 465–475.

50 Kelly, J., et al. 2016. The effect of dietary sodium modification on blood pressure in adults with systolic blood pressure less than 140 mmHg: a systematic review. *JBI Database System Rev Implement Rep* 14(6): 196–237.

51. http://zerodisease.com/archive/Dietary_Goals_For_The_United_States.pdf

52. https://thescienceofnutrition.files.wordpress.com/2014/03/dietary-goals-for-the-united-states.pdf

53. http://www.health.gov/dietaryguidelines/1980thin.pdf

54. http://www.health.gov/dietaryguidelines/1985thin.pdf

55. http://www.health.gov/dietaryguidelines/1990thin.pdf

56. http://www.cnpp.usda.gov/sites/default/files/dietary_guidelines_for_americans/1995DGConsumerBrochure.pdf

57. http://www.health.gov/dietaryguidelines/dga2000/dietgd.pdf

58. http://www.nal.usda.gov/fnic/DRI/DRI_Energy/energy_full_report.pdf

59. http://www.health.gov/dietaryguidelines/dga2005/document/pdf/dga2005.pdf

60. http://www.health.gov/dietaryguidelines/dga2010/dietaryguidelines2010.pdf

61. http://health.gov/dietaryguidelines/2015-scientific-report/pdfs/scientific-report-of-the-2015-dietary-guidelines-advisory-committee.pdf

62. http://zerodisease.com/archive/Dietary_Goals_For_The_United_States.pdf

63. https://thescienceofnutrition.files.wordpress.com/2014/03/dietary-goals-for-the-united-states.pdf

64. http://www.health.gov/dietaryguidelines/1980thin.pdf

65. http://www.health.gov/dietaryguidelines/1985thin.pdf

66. http://www.health.gov/dietaryguidelines/1990thin.pdf

67. http://www.cnpp.usda.gov/sites/default/files/dietary_guidelines_for_americans/1995DGConsumerBrochure.pdf

68. http://www.health.gov/dietaryguidelines/dga2000/dietgd.pdf

69. Trumbo, P., et al. 2002. Dietary reference intakes for energy, carbohydrate, fiber, fat, fatty acids, cholesterol, protein and amino acids. *J Am Diet Assoc* 102(11): 1621–1630.

70. http://www.health.gov/dietaryguidelines/dga2005/document/pdf/dga2005.pdf

71. http://www.health.gov/dietaryguidelines/dga2010/dietaryguidelines2010.pdf

72. http://health.gov/dietaryguidelines/2015-scientific-report/pdfs/scientific-report-of-the-2015-dietary-guidelines-advisory-committee.pdf

Medikamente, die den Salzbedarf erhöhen können

1. Luft, F. C. 2015. Clinical salt deficits. *Pflugers Arch* 467(3): 559–563; Shihab, F. S., et al. 1997. Sodium depletion enhances fibrosis and the expression of TGF-beta1 and matrix proteins in experimental chronic cyclosporine nephropathy. *Am J Kidney Dis* 30(1): 71–81.

2. Saleh, M. 2014. Sepsis-associated renal salt wasting: how much is too much? *BMJ Case Rep.* doi:10.1136/bcr-2013-201838.

3. AlZahrani, A., R. Sinnert, and J. Gernsheimer. 2013. Acute kidney injury, sodium disorders, and hypercalcemia in the aging kidney: diagnostic and therapeutic management strategies in emergency medicine. *Clin Geriatr Med* 29(1): 275–319; Vroman, R. 2011. Electrolyte imbalances. Part 1: Sodium balance disorders. *EMS World* 40(2): 37–38, 40–43; Khow, K. S., and T. Y. Yong. 2014. Hyponatraemia associated with trimethoprim use. *Curr Drug Saf* 9(1): 79–82.

Danksagungen

Ich danke meiner Frau Megan; du hast immer an mich geglaubt und hast mich am meisten unterstützt. Du warst bei jedem Schritt des Weges da und ohne dich wäre dieses Buch nie entstanden. Ich liebe dich von ganzem Herzen und bin so dankbar, dich zur Frau zu haben.

Meinen wunderbaren Kindern AJ und Emma; ihr zwei bereitet mir so viel Freude. Danke, dass ihr mich anfeuert und mich daran erinnert, die kleinen Dinge des Lebens wertzuschätzen. Ich werde nie vergessen, wie eure beiden kleinen Gesichter vor Stolz strahlten, als ihr rieft: „Wir gratulieren!“, als ich mein „Arbeitsbuch“ fertigstellte. Ich liebe euch beide so sehr.

Meinen tiefsten Dank und meine Dankbarkeit möchte ich allen Beteiligten ausdrücken, die mir geholfen haben, dieses Buch Wirklichkeit werden zu lassen.

Meiner Agentin Bonnie Solow; durch Ihren Glauben an mich ist dieses Buch möglich geworden. Ich kann Ihnen gar nicht genug danken für Ihre Kompetenz und Unterstützung.

Mariska van Aalst; danke, dass Sie die Forschung in mein Leben gebracht haben. Ohne Ihre Arbeit wäre dieses Buch nicht das, was es ist.

Donna Loffredo, Heather Jackson, Diana Baroni, Rebecca Marsh, Stephanie Davis und dem ganzen Team bei Harmony Books, Crown Publishing Group und Penguin Random House, dafür, dass Sie an dieses Projekt geglaubt und es verwirklicht haben. Ich kann Ihnen nicht genug danken.

Meinem Freund David Harris; vielen Dank für deine persönliche Anekdote und dafür, dass du mich immer zum Lachen bringst.

Meinen Kollegen Jose Carlos Souto, Sean Lucan, Dmitri Vasin und David Unwin, die zu diesem Buch beigetragen haben, indem sie meiner Forschung durch persönliche Anekdoten eine menschliche Note verliehen. Vielen Dank.

Meinen Kollegen Dr. James O'Keefe und Dr. Chip Lavie; ihr habt mich jahrelang beraten und unterstützt, wofür ich immer dankbar sein werde.

Meinem Cousin und Freund Ryan DiMillo; für die Einführung in Website-Entwicklung und digitales Marketing und dass du mich dabei immer wieder zum Lachen brachtest.

Meiner Mutter und meinem Vater; danke für eure stetige Unterstützung und dafür, dass ihr mich zu dem Menschen gemacht habt, der ich heute bin. Ich bin so dankbar, euch als Eltern zu haben.

Meiner Familie und meinen Freunden; ohne eure unerschütterliche Liebe und Unterstützung hätte ich das nicht geschafft. Vielen, vielen Dank.

Stichwortverzeichnis

F

G

H

I

J

K

L

M

N

O

P

R

Über den Autor

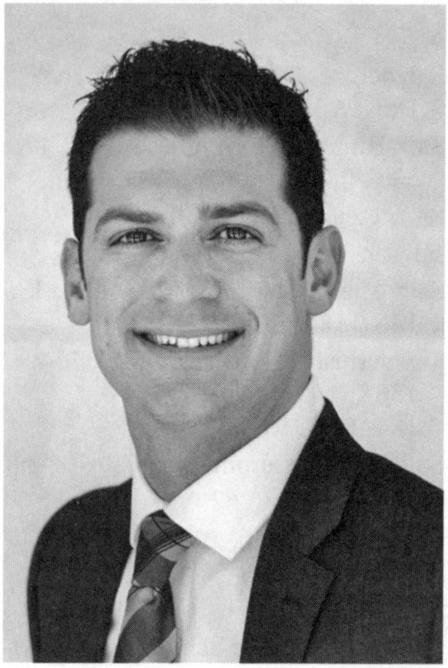

© Megan DiNicolantonio

James DiNicolantonio forscht als Wissenschaftler auf dem Gebiet der Herz-Kreislauf-Erkrankungen und ist Doktor der Pharmazie am Saint Luke's Mid America Heart Institute in Kansas City, Missouri. Als angesehener und international bekannter Experte für Gesundheit und Ernährung leistet er einen umfassenden Beitrag zur Gesundheitspolitik. Er hat mehr als 200 wissenschaftliche Artikel in der medizinischen Literatur veröffentlicht. James DiNicolantonio sprach vor dem kanadischen Senat über die Einflussfaktoren für Fettleibigkeit und die schädlichen Auswirkungen raffinierter Kohlenhydrate und Zucker auf unsere Gesundheit. Er veröffentlichte zahlreiche viel beachtete Artikel über Ernährung, etwa in der *New York Times, Forbes* und *U. S. News & World Report*. Er ist Mitherausgeber von *BMJ Open Heart*, einer Zeitschrift, die in Zusammenarbeit mit der British Cardiovascular Society herausgegeben wird. Außerdem ist er im Redaktionsbeirat mehrerer anderer medizinischer Zeitschriften tätig, z. B. *Progress in Cardiovascular Diseases, Journal of Insulin Resistance* und dem *International Journal of Clinical Pharmacology and Toxicology*. Er lebt in Fairport, New York.

F. Batmanghelidj:

Sie sind nicht krank, Sie sind durstig!

Heilung von innen mit Wasser und Salz

Leseprobe: www.vakverlag.de

Der Titel des Buches ist wörtlich zu verstehen: Wassertrinken ist so wichtig, weil unser Körper nicht mehr richtig funktionieren kann, wenn er nicht genügend davon erhält. Hier erläutert Dr. Batmanghelidj eindringlich, warum Krankheitssymptome (wie Diabetes, Krebs, beeinträchtigte Gehirnfunktionen bis hin zum chronischen Müdigkeitssyndrom) als Schreie des Körpers nach Wasser zu verstehen und auch so zu behandeln sind.

208 Seiten, 11 Abbildungen, Paperback (13 x 20,5 cm)
ISBN 978-3-86731-119-9

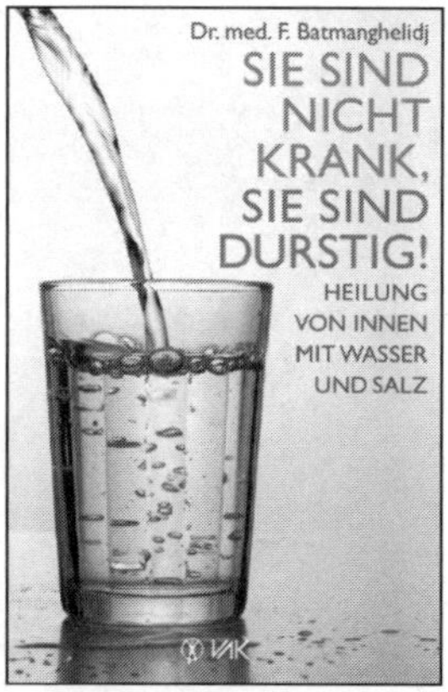

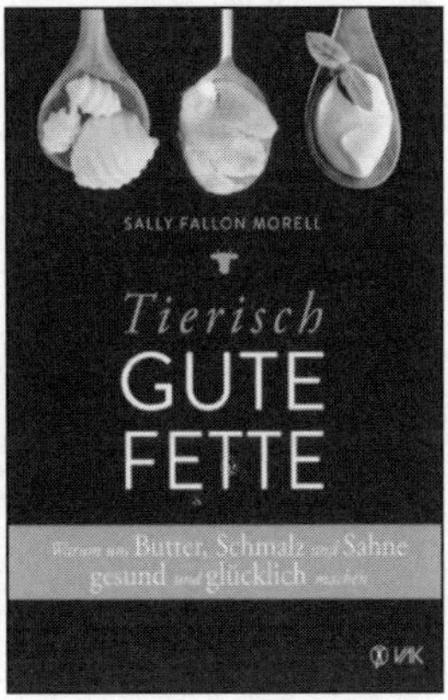

Sally Fallon Morell:

Tierisch gute Fette

Warum uns Butter, Schmalz und Sahne gesund und glücklich machen

Leseprobe: www.vakverlag.de

Im Jahr 2004 belegte eine Studie aus Schweden, dass der Verzehr von Milchfett – das in Butter enthalten ist – das Herzinfarktrisiko, anders als lange fälschlich angenommen, gar nicht erhöht. Denn nicht die gesättigten Fettsäuren aus tierischem Fett machen uns das Leben buchstäblich schwer, sondern die chemisch gehärteten Transfettsäuren aus industriell verarbeiteten Lebensmitteln.
Sally Fallon Morell vermittelt leicht verständlich die gesundheitlichen Vorzüge der tierischen Fette und bietet zudem viele leckere Rezepte.

320 Seiten, 20 Abb., zahlr. Tabellen, Paperback (17,5 x 24 cm)
ISBN 978-3-86731-199-1

Sally Fallon Morell, Kaayla T. Daniel:

Die Super-Suppe

Nährstoffwunder Knochen- und Fleischbrühe
Jahrhundertealtes Ernährungswissen und neue Rezepte

Leseprobe: www.vakverlag.de

Traditionelle Knochen- und Fleischbrühen sind nicht nur lecker, sondern außerordentlich gesund. Steht die „Kraftbrühe“ regelmäßig auf dem Speiseplan, lindert sie nicht nur Erkältungskrankheiten und Infekte, sondern hilft auch bei chronischen Erkrankungen wie Osteoporose, Arthrose, Psoriasis, Sklerodermie und Erkrankungen des Magen-Darm-Traktes. Dafür sorgt ihr hoher Gehalt an Mineralstoffen und Aminosäuren, der sich günstig auf die Gesundheit von Knochen, Gelenken, Sehnen, Haut und Zähnen auswirkt.

352 Seiten, zahlr. Abb., Klappenbroschur (17,5 x 24,5 cm)
ISBN 978-3-86731-173-1

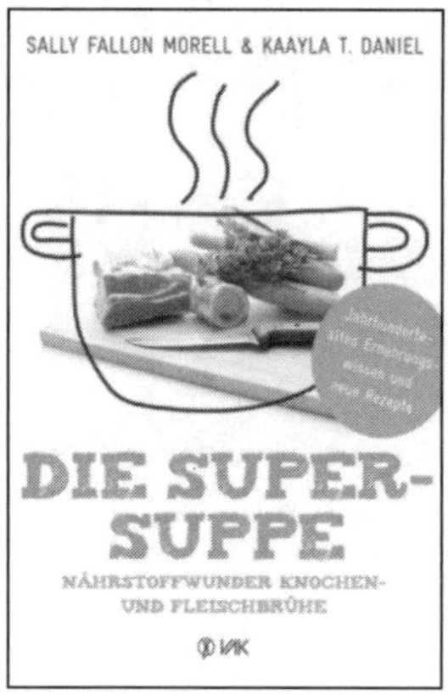

Abonnieren Sie unseren Newsletter (gratis) unter: www.vakverlag.de